高次脳機能障害 第2版

その評価とリハビリテーション

[編著]

文京認知神経科学研究所所長 **武田克彦**

順天堂大学大学院リハビリテーション医学特任教授 **長岡正範**

中外医学社

■執筆者（執筆順）

武田克彦　文京認知神経科学研究所所長

長岡正範　順天堂大学大学院リハビリテーション医学特任教授

水野智之　高仁会 戸田病院精神科・神経科

渡邉　修　東京慈恵会医科大学附属第三病院リハビリテーション科教授

本田哲三　前 昭和伊南総合病院リハビリテーション科科長

衛藤誠二　鹿児島大学大学院リハビリテーション医学講師

川平和美　鹿児島大学大学院リハビリテーション医学前教授

早川裕子　横浜市立脳卒中・神経脊椎センターリハビリテーション部担当係長

鈴木匡子　山形大学大学院医学系研究科高次脳機能障害学教授

板東充秋　東京都立神経病院脳神経内科部長

海野聡子　浴風会病院内科・リハビリテーション科

岩永　勝　東筑病院リハビリテーション科部長

蜂須賀研二　労働者健康安全機構九州労災病院門司メディカルセンター院長

穴水幸子　国際医療福祉大学保健医療学部言語聴覚学科講師

三村　將　慶應義塾大学医学部精神神経科学教授

前島伸一郎　藤田保健衛生大学医学部リハビリテーション医学II講座教授

大沢愛子　国立長寿医療研究センターリハビリテーション科

藤原加奈江　東北文化学園大学医療福祉学部リハビリテーション学科教授

宮﨑裕子　宮﨑ゆうこクリニック院長

浦上裕子　国立障害者リハビリテーションセンター病院第1診療部医長

2版のまえがき

　2012年に本書が上梓されて4年が経過しました．局所診断学として発展してきた狭義の高次脳機能障害と広汎な病巣に伴う新しい定義の高次脳機能障害とが広く医学の中で認められてきています．治療についてはまだ，手探りのものが少なくありませんが，評価については多くの施設で実施可能になっています．今回の改訂を経てさらに多くの読者に，患者さんの神経心理学的反応を踏まえた医療サービスが展開できるようになること，本書がその一助となることができれば幸甚と考えます．

　2016年4月　茶崖にて

長 岡 正 範

まえがき

　高次脳機能障害とは，失語・失行・失認を指す言葉であると従来考えられてきた．失語症に関する Broca の研究では，脳の機能（その障害）とそれを担う脳の構造の対応を示しており，脳の局在論について重要な方向性を示した．失語症以外でも，失行，失認についても臨床病型の分類とそれを説明する脳の局在論が繰り広げられた．一方，これらの症状が回復するのかどうかという点では，大きな進展はなく医学的な興味は，診断学・症候学のレベルでとどまっていた．

　脳の器質的病変がもたらす脳の働きについて，失語・失行・失認の古典的な高次脳機能障害以外にも問題が指摘されていた．小児科領域では，学習上の問題や認知機能の問題が，高齢者の領域では，認知症にからんで記憶障害が，外傷性脳損傷では古典的神経心理症候群の範疇に収まらない広範囲の認知機能障害や社会的な行動障害が話題となっていたことがそれである．

　医学では病因－病理－発現の因果関係のなかで病因を治療する方法が採られてきた．一方，リハビリテーションでは，機能障害（臓器がもたらす症状）の回復が困難と考えられた場合には，代償機能や環境を調整して能力低下（個人が通常行っている機能の制限）の軽減を図る方策が取られていた．最近では，生活機能を高め社会的な役割をどう再獲得するかを目的とする対応まで取られるようになった．

　このような時代の変化に伴い，大脳連合野の機能障害についてもリハビリテーションの対象とする下地が形成されてきた．診断学・症候学として蓄積された診断法や理論的解釈を用いて，症状自体は治癒しないまでも，どのような対応を個々の患者で検討すべきか，残された機能を用いて生活をどのように営むことができるかといった広い視野に立った治療の段階に至ったということができる．

　昨今，「高次脳機能障害」をタイトルに冠する医学書がたくさん発行されている．本書では，局在症状の理解，評価方法，その治療法（リハビリテーション）を具体的に記述している．何よりも，障害を負った患者が示すであろう心理学的な反応まで踏み込んだアプローチ－神経心理学的アプローチが述べられている．高次脳機能障害は，内科医・神経内科・精神科医・脳神経外科医・小児科医など医師や看護師，リハビリテーションに関わる理学療法士・作業療法士・言語聴覚士・臨床心理士・医療ソーシャルワーカーなどたくさんの職種が関与する必要のある問題である．これまで何の苦労もなく行ってきたことが，突然，上手くゆかなくなって戸惑っている患者さんが，再び居場所を見出すことができるような対応が可能なレベルまで，我が国の医療サービスの質が変化してきたことは感慨深いものがあり，本書の内容が関連職種の方々の日々の仕事に少しでも役立てば幸である．

　外傷性脳損傷患者の広範な高次脳機能障害のリハビリテーションに関わってきたが，武田克彦先生から本書の企画について相談を受け，このような形で実現できたことに深謝します．

　　　　2012 年 8 月　茶崖にて

　　　　　　　　　　　　　　　　　　　　　　　　　　　　　　長 岡 正 範

目次

§1. 神経心理学の歴史

〈武田克彦〉

A. Broca 以前 ……………………………………………………………… 1

B. Broca …………………………………………………………………… 2

C. Broca 以後の局在論 …………………………………………………… 2

D. 全体論について ………………………………………………………… 3

E. その後の展開 …………………………………………………………… 4

§2. リハビリテーションの歴史

〈長岡正範〉

A. リハビリテーション全般の歴史－高次脳機能障害との関連で ……… 7

B. 医学モデル，障害モデルから国際生活機能分類へ ………………… 7

　　① 医学モデル ……………………………………………………… 7

　　② 障害モデル ……………………………………………………… 8

　　③ 国際生活機能分類 ……………………………………………… 8

C. リハビリテーションの定義 ………………………………………… 10

D. 高次脳機能障害のリハビリテーションに関する歴史 ……………… 10

　　① 欧米での取り組み ……………………………………………… 11

　　② 我が国の取り組み ……………………………………………… 12

§3. 神経心理学とは，神経心理学的アセスメントとは

〈武田克彦〉

A. 神経心理学の学問的な目的 ………………………………………… 14

B. 病巣研究 ……………………………………………………………… 15

C. 認知神経心理学 ……………………………………………………… 16

D. 認知神経心理学における仮定 ……………………………………… 17

E. 単一症例の重視 ……………………………………………………… 17

F. 神経画像研究 ………………………………………………………… 18

G. 神経心理学の臨床的な目的 ………………………………………… 19

H. 神経心理学的アセスメント ………………………………………… 20

　　① 実際の場面 ……………………………………………………… 20

i

●　目　次

- ② 患者から病歴をとる………………………………………………… 20
- ③ 神経学的診察………………………………………………………… 21
- ④ 神経心理学的診察…………………………………………………… 21
- ⑤ 神経心理テスト……………………………………………………… 24

§4. 高次脳機能障害リハビリテーションの考え方 ▶ ▶ ▶ ▶

〈長岡正範〉

- A. 欧米でのシステム—モデル事業で手本にした仕組み……………… 28
- B. 高次脳機能障害は回復するのか？
  　—高次脳機能障害者支援モデル事業の成績から………………… 29
- C. モデル事業で実施された訓練の内容について……………………… 32
  - ① 異なるセッティングでのリハビリテーション………………… 33
  - ② 医学的管理がどのプログラムでも大切………………………… 33
  - ③ 具体的な訓練の内容……………………………………………… 33
  - ④ 医学的リハから生活訓練，職能訓練への移行………………… 40
- D. モデル事業以降のわが国における成果……………………………… 43

§5. 高次脳機能障害を生じる疾患 ▶ ▶ ▶ ▶

〈水野智之〉

- 1. 脳血管障害……………………………………………………………… 44
  - ① 無症候性脳血管障害……………………………………………… 44
  - ② 一過性脳虚血発作………………………………………………… 45
  - ③ 脳出血……………………………………………………………… 45
  - ④ くも膜下出血……………………………………………………… 46
  - ⑤ 脳梗塞……………………………………………………………… 47
  - ⑥ 血管性認知症……………………………………………………… 48
  - ⑦ 高血圧性脳症……………………………………………………… 49
- 2. 頭部外傷による脳損傷……………………………………………… 49
  - A. 外傷性頭蓋内血腫………………………………………………… 49
    - ① 急性硬膜外血腫………………………………………………… 49
    - ② 急性硬膜下血腫………………………………………………… 50
    - ③ 慢性硬膜下血腫………………………………………………… 50
    - ④ 外傷性脳内血腫………………………………………………… 51
    - ⑤ 外傷性くも膜下出血…………………………………………… 51
  - B. 脳挫傷……………………………………………………………… 52
  - C. びまん性脳損傷…………………………………………………… 52
- 3. 脳炎……………………………………………………………………… 53

4. 低酸素脳症 …………………………………………………	54
5. 脳腫瘍術後 …………………………………………………	54
6. 変性疾患 ……………………………………………………	55
1 アルツハイマー病………………………………………	55
2 前頭側頭葉変性症………………………………………	55
3 びまん性レビー小体病…………………………………	57
4 多系統萎縮症……………………………………………	57

§6. 高次脳機能障害のための画像診断 ▶▶▶▶

〈渡邉　修〉

A. ブロードマン Brodmann の脳地図と脳回 ……………………… 59

B. 前頭葉損傷が主体となる高次脳機能障害……………………… 61
    1 前頭葉挫傷例…………………………………………… 61
    2 下垂体腫瘍術後例……………………………………… 61

C. 頭頂-側頭葉損傷が主体となる高次脳機能障害 ……………… 63
    1 右下頭頂小葉を中心とする挫傷例…………………… 63
    2 左中大脳動脈領域の梗塞例…………………………… 64

D. 視床損傷が主体となる高次脳機能障害………………………… 64
    脳底動脈解離例………………………………………… 64

E. 被殻損傷が主体となる高次脳機能障害………………………… 66
    左被殻出血例…………………………………………… 66

F. 離断症候群による高次脳機能障害……………………………… 67
    前大脳動脈の閉塞による脳梁離断例………………… 67

§7. 注意障害のリハビリテーション ▶▶▶▶

〈本田哲三〉

A. 「注意」障害の分類 ……………………………………………… 69
    1 選択性注意と障害……………………………………… 69
    2 容量性注意と障害……………………………………… 70
    3 持続性注意と障害……………………………………… 70
    4 注意の転動性（変換）と障害………………………… 70

B. 注意の評価法……………………………………………………… 70
    1 臨床的評価法…………………………………………… 70
    2 机上評価法……………………………………………… 70

C. 注意障害のリハビリテーション………………………………… 73
    1 全般的刺激（6 週間プログラム）…………………… 73
    2 注意に特化した訓練プログラム……………………… 74

目　次

③　代償的介入法 ………………………………………………………………… 75

④　環境調整 …………………………………………………………………………… 76

§8.　知覚障害のアセスメント，リハビリテーション ▶▶▶▶

〈衛藤誠二，川平和美〉

A.　感覚経路と体性感覚野 …………………………………………………… 79

B.　感覚の検査 ………………………………………………………………………… 81

C.　触覚失認について ……………………………………………………………… 81

D.　末梢神経損傷後の知覚リハビリテーション …………………… 82

E.　中枢性感覚障害のリハビリテーション ……………………………… 82

§9.　失認のアセスメント，リハビリテーション ▶▶▶▶

〈早川裕子，鈴木匡子〉

A.　失認のアセスメント ………………………………………………………… 85

①　失認であることの確認 ……………………………………………… 86

②　失認の特徴を掘り下げる …………………………………………… 87

③　失認の検査 ………………………………………………………………… 89

B.　失認のリハビリテーション ……………………………………………… 90

①　視覚性失認の回復経過 ……………………………………………… 90

②　失認そのものへの治療的介入 ……………………………………… 90

③　残存能力の利用・代償的方法の導入 ………………………… 91

④　環境の調整 ………………………………………………………………… 92

§10.　失行のアセスメント，リハビリテーション ▶▶▶▶

〈板東充秋〉

A.　失行のアセスメント ………………………………………………………… 94

①　失行の定義 ………………………………………………………………… 94

②　検査方法 …………………………………………………………………… 97

③　合併症状 …………………………………………………………………… 105

④　行為の知識と失行 …………………………………………………… 105

⑤　失行の分類法 …………………………………………………………… 108

B.　リハビリテーション ………………………………………………………… 112

§11.　記憶障害のアセスメント ▶▶▶▶

〈海野聡子〉

A.　記憶の過程とその分類 …………………………………………………… 115

B.　記憶の神経基盤 ………………………………………………………………… 116

C. 記憶障害の臨床像……………………………………………………………… 119

    1 記憶障害の症候………………………………………………………… 119

    2 病変部位による記憶障害の内容……………………………………… 120

D. アセスメントの手順……………………………………………………………… 122

    1 記憶障害はあるか？…………………………………………………… 122

    2 記憶障害の内容は何か？……………………………………………… 123

    3 記憶障害の重症度はどうか？………………………………………… 126

§12. 記憶障害のリハビリテーション ▶▶▶▶

〈岩永　勝, 蜂須賀研二〉

A. 記憶障害のリハビリテーションの実施概要……………………………… 130

B. 記憶障害のリハビリテーション・ストラテジー………………………… 131

    1 環境調整………………………………………………………………… 131

    2 学習法の改善…………………………………………………………… 131

    3 代用手段の利用………………………………………………………… 132

    4 グループ訓練…………………………………………………………… 134

§13. 遂行機能障害のアセスメント, リハビリテーション ▶▶▶▶

〈穴水幸子, 三村　將〉

A. 遂行機能障害とは………………………………………………………………… 137

B. 遂行機能障害のアセスメント………………………………………………… 138

C. 遂行機能障害の認知リハビリテーション………………………………… 140

    1 TTT 訓練の教示の与え方 …………………………………………… 142

    2 TTT 訓練の作品, 言語による説明 ………………………………… 143

§14. 半側空間無視のアセスメント, リハビリテーション ▶▶▶▶

〈前島伸一郎, 大沢愛子〉

A. 無視の検出法……………………………………………………………………… 146

B. 日常生活活動の観察……………………………………………………………… 147

    1 視野障害と半側空間無視……………………………………………… 148

    2 無視の病巣……………………………………………………………… 148

    3 無視の機能予後………………………………………………………… 148

    4 無視のメカニズム―無視のタイプ………………………………… 149

C. リハビリテーション……………………………………………………………… 149

    1 トップダウンとボトムアップ………………………………………… 149

    2 無視を呈する患者のリハ……………………………………………… 150

§15. 言語障害のアセスメント，リハビリテーション

〈藤原加奈江〉

- A. 失語症のアセスメント……………………………………………………… 152
  - 1 インテーク面接………………………………………………………… 152
  - 2 鑑別診断検査…………………………………………………………… 152
  - 3 掘り下げ検査…………………………………………………………… 154
  - 4 訓練効果のアセスメント……………………………………………… 155
- B. 失語症のリハビリテーション…………………………………………… 156
  - 1 急性期のリハビリテーション………………………………………… 156
  - 2 回復期のリハビリテーション………………………………………… 156
  - 3 維持期のリハビリテーション………………………………………… 158
- C. 小児失語症のアセスメントとリハビリテーション…………………… 159
- D. 発語失行のアセスメントとリハビリテーション……………………… 159

§16. 読み書き障害のアセスメント，リハビリテーション

〈宮﨑裕子〉

- A. 読みの障害………………………………………………………………… 162
  - 1 臨床神経心理学的分類………………………………………………… 162
  - 2 認知神経心理学的分類………………………………………………… 166
  - 3 読み障害のリハビリテーション……………………………………… 170
- B. 書字の障害………………………………………………………………… 172
  - 1 臨床神経心理学的分類………………………………………………… 172
  - 2 認知神経心理学的分類………………………………………………… 174
  - 3 書き障害のリハビリテーション……………………………………… 174

§17. 高次脳機能障害のリハビリテーションの遂行などに影響を与える精神症状

〈浦上裕子〉

- A. 急性期の意識障害の症状と対応，治療………………………………… 181
  - 1 症状……………………………………………………………………… 181
  - 2 対応……………………………………………………………………… 181
- B. 情動と認知機能の神経基盤……………………………………………… 182
- C. 脳損傷による情動と認知機能の変化…………………………………… 183
- D. 回復期にしばしば出現する精神症状：評価と治療…………………… 184
  - 1 精神症状………………………………………………………………… 184
  - 2 社会的行動障害という考え方………………………………………… 187

|3| 器質性精神障害という考え方……………………………………………… 187

|4| 障害認識とかかわる症状…………………………………………………… 188

E. リハビリテーションの考え方と対応……………………………………… 190

|1| 認知機能障害の一部として生じる場合…………………………………… 190

|2| 包括的に対応することの重要性…………………………………………… 190

索引 …………………………………………………………………………………… 193

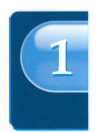

神経心理学の歴史

A Broca 以前

　神経心理学の歴史は，ある機能が脳の中で局在しているかということがその時代時代でどのように考えられてきたのかの歴史であるとみなしてよいだろう[1]．ここでいう局在とは，脳の異なる部位が，行動に異なる仕方で関与するように特殊化されているということである．

　すでにギリシャの時代に，デモクリトスやプラトンは心臓ではなく，脳の中に知的な，あるいは理性が宿ると考えていた．ガレンは，想像，理性，記憶が知性の基礎的な要素であるとリストし，その3つは，それぞれ単独に脳の損傷によって障害されうると述べたという．しかしガレンは，脳室が動物精気を作りだしたり，また貯蔵したりする，その動物精気が脳に入り，さらに神経系の隅々まで達するということを考えていた．ガレンはそれを確認したというわけではないが，想像，理性，記憶をそれぞれが異なる脳室に局在するという考えがその当時あった．

　このような脳室を重視する考えはその後1000年以上ずっと支持された．だがヴェザリウスは，脳室は動物の種により大きく異なることはないことを見出した．脳自身を解剖学的に明らかにするヴェザリウスらの研究が，脳室を重視する考えを次第に弱めていった．

　脳における局在を考える上では，Gall の貢献が大きい[1-3]（ただし Swedenborg の貢献も忘れてはならない[1]）．Gall は，大脳が心（mind）の器官であると述べた．この意味は，個人が生物学的に決定されるということである．それまでの多くの考えは，確かに脳は大事だがそれは単なる，いってみればピアノで，それを操るピアニストが別にいるという考えであった．Gall は脳自体がピアノを演奏するとしたのである．Gall はさらに，いくつかの能力に固有の神経の座がある，複数の大脳機能と同数の特別な装置から大脳は構成される，たとえば単語の記憶（名称の記憶）と言語能力（たくみな言語使用）が，どちらも前頭葉の異なる領域によって営まれると述べた．Gall は，より動物的な機能（生殖本能，凶暴さなど）は，脳の後ろの方（頭頂葉）や小脳が司るとした．そして主に外から触ってわかる，脳のさまざまな部分のサイズは，それが携わる機能の相対的な強度を示すという，骨相学の考えを示した．

　Gall 以後も長い間，脳の異なる領域が異なる精神機能を担うのか，あるいは脳は機能において1つとして働くのかという議論が，Broca の出現まで続いた．Gall の説に誤りも多かったことがその理由にあげられる．精神機能を 27（子孫に対する愛など）に分けたが，その根拠は薄弱であった．また，脳の各部は同じ機能をもち補い合うとする Flourens など有力な学者の反対にあった．Flourens は，実験にはハト，ウサギなどを用い，観察する機能としてはきわめて限定的なリストを作ったためと思われるが，大脳を取り除くと，知覚すること，意欲が障害されると述べている．

　Gall を支持する人たちもいた．Bouillaud は以下のことを述べた．発話はできないが運動障害のな

●　1．神経心理学の歴史

い例がある．大脳の前頭葉に障害があれば発話に障害がある．その逆も成り立つ．また障害が前頭葉以外にあれば発話は障害されない．大脳は多くの特殊な器官からなる．それぞれは特別な運動を司る．発話運動は特別で明確な独立した中枢に支配される．この中枢は前頭葉を占めるなどである．

B　Broca

Broca は，発話が局在を示すことを仮定した最初の人である．そして彼は，左右の脳が機能において異なることを確立した．以下の論考は文献 1）～8）によった．

Broca は，言語能力は局在するという考えの 1 人である Auburtin の講演を聞いた．数日後 Broca は 1 人の患者 Leborgne を診察した．下肢の広範囲な蜂窩織炎の患者である．どのような質問にも，いろいろな身振りをしつつ "tan, tan" とだけ繰り返した．ここ 20 年の間で認められた唯一の発話であったため，Leborgne は Tan 氏とよばれていた．Broca が診察した時，Tan 氏はいわれたことは理解しているようだった．彼の示す行動はその場その場でよく合っていた．Broca は Tan 氏を注意深く診察して，少なくとも患者の行動から判断すれば，患者の非言語的コミュニケーションは障害されておらず，理解はよいと考えた．この診察のすぐ後で患者は死に，1861 年の 8 月に Broca はその患者についての詳細な神経解剖学的所見の報告を人類学会にて行った．Broca は，患者 Tan 氏は構音言語に特有な運動を秩序立てる機能，すなわち語を構音するのに必要な操作の記憶を失ったとした．Broca はその状態を aphémie とよび，その解剖学的所見を示した．現在でもこの Broca が診察した Tan 氏，Leborgne の脳は割面が入れられていない．構音言語の能力が発揮されるのには第三（下）前頭回が健全であることが必要であると Broca は述べた．

Broca は，言葉と前頭葉との関係を見出しただけではない．左脳と言葉との関係を見出した．Tan 氏の場合，病変は左前頭葉の後外側にあった．1861 年の時点で Broca は病変が左側にあるという重要性をまだ認識していなかった．その後 8 例の失語患者を次々に研究した．8 例の失語患者はすべて同様の言語の障害を有していた．彼らの自発話はきわめて貧弱で，時に 1 つの表現（tan, lelo）にとどまっていた．それら 8 例がすべて左側の脳の障害であることに Broca は気づいた．

第三（下）前頭回は語の運動イメージの貯蔵庫であることと，左脳が発話において優位脳であることの確信を Broca はもつに至った．その部位（現在では Broca 領として知られている）の病変は，発話の消失を生じるであろうと述べ，1865 年に "我々は左脳で話す" と Broca は宣言した．言語野とは，一般にその部分が破壊されて言語の障害が生じる通常は左脳の大脳皮質をさす．その考え方からいえば，Broca は確かに言語野を発見したといってよいだろう．

C　Broca 以後の局在論

Wernicke について述べる．Wernicke は，Broca が見出したタイプの失語とは異なる 2 例の失語の例を記載している[9, 10]．両例ともに強い理解障害があった．話すことにも困難があったが，その話す障害は，Broca 失語の表出面の障害とその性質が明らかに異なった．発話は少ないことはなく，停止や努力がみられなかった．流暢でイントネーションも正常であったが，発話は意味をなさなかった．患者は音や語の選択に誤りを示し，そのため患者の話そうとすることを検査者が理解することが難しかった．1 人の患者が亡くなった．剖検で，左上側頭回の後半部分に梗塞が認められた．

2

Wernicke は，この部分（Wernicke 領とよばれる）が皮質の聴覚領に近いことから，話された言葉の理解をしている責任領域であると記載した．

さらに Wernicke は，脳に基盤をおく失語のモデルを提唱した．彼の先生である Mynert と時代先端の生理学的および解剖学的観察の両方に依拠して，ローランド溝より前に位置する脳の領域は運動領域であり，後ろの部分は感覚領域であると指摘した．運動の記憶は前頭葉にあり，Broca 失語（運動失語）は Broca 領の病変—この領域は舌や口の運動領域に近い—によって生じる．同様に，語の聴覚イメージが蓄えられている聴覚投射領域に近い脳の後方に位置する部分（Wernicke 領）の障害は，理解の障害を伴う感覚性失語を生じうると述べたのである．

それでは Wernicke のモデルに従えば，たとえば発話はどのような仕組みでなされるのか．Wernicke によれば発話の基礎は Wernicke 領にある．ついで Wernicke 領と Broca 領を結ぶ回路（弓状束と考えられている）を経て Broca 領にその情報は達する．このように，言語と脳との関係についての Wernicke のモデルは，聴覚領，Wernicke 領，Wernicke 領と Broca 領の連結，運動野を含んでいる．その後 Lichitheim は，Wernicke のモデルの拡張を提案し，概念がつくられ貯蔵される概念領域という考えを導入した[8]．

脳の局在論は，Fritsch と Hizig の研究などによって支持された[11]．大脳の前頭部に運動性の部分がある．後頭部分はそうではない．運動性の部分を電気的に興奮させると，身体の反対側で一部の筋が収縮する．非常に弱い電流を使うのなら，これらの筋収縮を狭い範囲の筋群に局在させることができる．興奮性の領域と非興奮性の領域があるという区分けこそが，皮質表面での機能局在を指示する有力な実験的根拠となった．またこの区分けによって局所の破壊実験が方向づけられた．刺激のデータを参考にして，イヌの興奮性の領域を摘除したところ，イヌは損傷の対側で運動障害を示した．このことは，サルを用いた Ferrie によっても，すぐに確認された．脳の破壊実験はいくつかの進歩をもたらした．たとえば Munk は，サルやイヌの実験から視覚と後頭葉を関係づけた[1]．

D　全体論について

言語の能力に結びついている別々の解剖学的中枢や，それら同士の結合が存在するという考えが局在論である．それへの批判を行った人たちの考え方は全体論とよばれた．全体論学派の支持者は，失語患者は言語の境界を越えた障害を示す．失語は言語だけの障害ではなく，もっと中心的な機能—たとえば知能—を反映した表現である，あるいは言語は脳全体の処理による結果であると論じた．ここでは，Broca について批判を行った Marie と Jackson の立場だけを述べることとする．

Marie は Broca の主張を否定し，第三（下）前頭回は言語機能に何ら特別の役割をはたしていないと述べた[12]．Marie は，Broca 領の損傷は anarthrie，構音のコントロールの特殊な障害，すなわち運動機能としての言語障害が起きるに過ぎないと述べた．Broca の報告した 1 例目については，患者 Tan 氏を Broca は 6 日間しか診察していないと批判している．また Broca のとった病歴では，「病院に入院した時，彼は身体的に健康で，知能も正常，言語理解も正常である．10 年たって，彼は右片麻痺を起こし，彼の知的な能力もやや低下した．」とある．これについても人からのまた聞きで確実なものではないと述べた．剖検所見では，Sylvius 裂の全域（Wernicke 領を含む）にわたって複雑な軟化がみられた．Broca がもっとも深く侵された場所が言語中枢であるというのは，最初から前

頭葉が重要とする思い込みがあったからだと批判した．2例目についても，第三（下）前頭回には何らの損傷はなかった．また臨床的に失語ではないと述べた．Marie は，運動失語と感覚失語の区別に反対した．Broca 失語の病像は，構音不能（anarthrie）と Wernicke 失語の合併である．失語はただ1つ Wernicke 失語があるだけである．しかしそれは語の聴覚イメージが失われたことによって起きるのではない．何らかの理解障害は常に失語に伴う．知能が失われた状態が失語であるという[12]．

次に Jackson のことを述べる[13, 14]．Jackson の主張をまとめると以下のようになる．行動には，随意的でない自律的な機能から，もっと随意的で意図的な機能までという複雑な重なりがある．言語も，さまざまなレベルの意図で用いられる．攻撃する言葉や記憶された話しというのは最も自動的である．命題的な言語というのはもっとも意図的である．失語では，高い段階にある命題を形成することに障害がある．命題とは，ある構造をもち物事の関係を表現している．それはまた新しい情報を伝え，我々の考えを表現することを可能にする．失語患者はある状況で，怒ったり，さようならといったりできるかもしれないが，外界の状況によらずに自分の意図や考えを伝えることができない．このことが命題化する能力が障害されているということである．

Jackson によれば，（運動）失語を，Broca が述べるように語記憶の喪失とすることは誤りである．（運動）失語患者はことば（語）を失ったのではなく，それをまとめることができない．脳の右と左に関して Jackson は，左脳の大きな梗塞による重い失語の患者も，怒りの言葉や祈りの言葉をいったりすることができると述べた．Jackson は，言語の自動的な用いられ方は右脳が．言語の意図的な側面だけが左脳によって営まれるとしたのである．叙述には語句の無意識的喚起が先行する．これは右脳によっても営まれる．左脳はことばの叙述的な使用において指導的役割を示すとしている．

Jackson の述べる自動的なものからもっと随意的なものへというカテゴリーは，単純から複雑へという神経中枢の進化を反映している．自動的な機能は，中枢神経系のより原始的な構造によってなされ，随意的な，刺激によって誘発されない機能は進化過程でより進んだ構造によってなされる．下位の階層は生まれた時から比較的固定した仕方で形作られるが，より上位の階層は生涯の遅くまで発達しながらより柔らかな構成を保つという．

E　その後の展開

Sperry らの研究が神経心理学に与えた影響が大きい．それについて簡単に触れる[15-17]．

脳梁が切断されると，左右の大脳の連絡が絶たれる．脳梁損傷が神経心理学的症状に関係していることを示す初期の論文に Liepmann と Maas の論文がある[18]．失行とは，いろいろな動作（敬礼，げんこつをつくる）を命令されても，異なる動作をすることである．左手の運動を司っているのは右脳運動中枢である．脳梁の損傷（この場合は血管障害が原因であるが）のため，言語を司る左脳と右脳運動中枢との連絡は断たれている．いろいろな命ぜられた動作を正しく行うことはできなくなると考えられる．そういう症例を Liepmann らは報告したのであるが，その主張は50年にわたって無視されてきた．その理由としては脳の障害の範囲が大きければいろいろな障害が起きるのであって，脳のある局所の障害が重要なのではないという全体論の考えが強かったことがまずあげられる．脳梁の先天的な欠損の例では，そのような症状を示さないこと，また1940年代にてんかん例に対して脳梁の切断術が行われたが，その患者の検索からも，脳梁は脳の高次機能に何ら役割をはたしていない

と思われてきたのである.

しかし Sperry らは, ネコなどを用いた動物実験を工夫して行い, 視交叉に加えて脳梁が切断されると, 片側の眼にて行われた視覚弁別課題の学習が, 他の眼にては行えない. 1つの脳にて行われたことが, 他の脳にと移送されないことを示した. この動物における研究について詳しく知りたい方は, たとえば文献 19) などを参照されたい.

分離脳患者とは重度のてんかんの治療のために, 左右の大脳を結ぶ神経線維の束 (脳梁) を切断した患者のことである. 離断症候群とは, 同一脳内, あるいは, 左右大脳脳間を連絡する線維の損傷によって生じる症候群である. 1960 年代カルフォルニアで Bogan らによって手術され, Sperry らのグループにより調査された患者群がある. 難治性のてんかんの患者を受けもったレジデントであった Bogen は, その治療として 1940 年代の一時期行われた脳梁の切断術をもう一度行ってみようと考えた. いろいろな理由で前に行われた手術は成功しなかったのであり, もう一度試してみる価値があると考えたのである. Bogen は, Sperry の動物実験などについてもよく知っていた. そのため, 手術する前後でその患者を調べることが行われた. この患者の中でも, LB, NG という患者が重要と考えられる. 手術後の急性期には無言状態となり, 左手の使用が困難となり, 両手が拮抗する動きをみせることがあるが, しばらくすると消失した. その時には, 日常生活においては, 健常者とほとんど変わらないようにみえた. しかし, Sperry らが左右の脳の働きを独立してみるための方略としてタキストスコープを用いると, さまざまな症状が観察された[15]. タキストスコープを用いると, 左視野にだけ刺激を提示すると右脳に入力され, 右視野にだけ刺激を提示すると左脳に入力される. 瞬間的に刺激を提示すると, 片方の大脳脳に入力された情報は, 脳梁を通じて対側の大脳脳には到達しないことになる. 右視野に提示された刺激は, 文字ならば左脳で音読が可能であり, それを右手で選択でき, 物品ならば呼称が可能であり, 左脳はそれ自身で言語の理解や表出の能力をもっていることが示された. 一方, 左視野に提示された刺激は, 文字の場合, 右脳では音読できず, 物品の呼称も不可能であった. 失語患者などから推定されていた, 左脳が発話, 理解, 書字などに大きな役割をはたすということが確かめられた. その後 Geschwind らによる症例検討などによって, 失行などの症候についての古典的な考えの復興がなされた.

さらにその後新しい研究方法が編み出された. たとえば時間空間解像度に優れる機能的 MRI などの手法である. その手法は, ある部位に病変を有する患者の検討から健常人における脳の働きを推定するという病巣研究方法とは異なっていた. それらの手法を用いて, たとえば Broca 領というのは何をしているのかという問いをたてて, それを検証する研究がなされている. Broca 領は, ある行為を観察する, またそれを遂行するという行為の連合を行うという考え方, 複雑な統語の入力処理を行うという考え, 言語におけるワーキングメモリーという考えなどが提出されている. また, 逆に, このような研究方法は, 心理学的活動と脳の部位の対応という心理学からの, 問題設定や発想を可能にした. また, その心理学的活動をさらに細かく分けることにより, それぞれの下位活動と脳の部位をより無理なく対応させる可能性が垣間みえるようになった.

ただ脳機能の最新の機器を用いて脳の血流の増加している部位を測定している研究に対しては, それは現代の骨相学であるという批判もある. その増加している部位が, たとえばある認知機能を営むときに本当に活動しているのかということは断定できない. 増加を示さない他の部位がそれをしてい

● 1. 神経心理学の歴史

る可能性も否定できないためである．しかしそれらの研究方法が，まだ未熟でそれぞれ固有の限界があるものの，Broca らの病巣研究結果に新たな説得力を与え，また「社会と脳」というようなまったく新しい観点の研究を開始したことも確かである．

■文献

1) Finger S. History of Neuropsychology. In: Zaidel DW, editor. Neuropsychology. San Diego: Academic Press; 1994. p.1-28.

2) 岩田　誠. 脳とことば　言語の神経機構. 東京: 共立出版; 1996.

3) 杉下守弘. 言語と脳. 東京: 講談社; 2004.

4) ブローカ P. 萬年　甫, 訳. およびその解説. 失語症の一例にもとづく構音言語機能の座に関する考察. In: 秋元波留夫, 大橋博司, 杉下守弘, 他編. 神経心理学の源流　失語編　上. 東京: 創造出版; 1982. p.21-45.

5) ブローカ P. 萬年　甫, 訳. およびその解説. 第三前頭回の病変によっておこった失語症 (aphemie) の新しい症例. In: 秋元波留夫, 大橋博司, 杉下守弘, 他編. 神経心理学の源流　失語編　上. 東京: 創造出版; 1982. p.46-56.

6) 杉下守弘. 解説　ブローカ失語. In: 秋元波留夫, 大橋博司, 杉下守弘, 他編. 神経心理学の源流　失語編　上. 東京: 創造出版; 1982. p.64-107.

7) Goodglass H. Historical perspective on concepts of aphasia. In: Boller F, et al, editors. Handbook of Neuropsychology. Vol 1. Amsterdam: Elsevier Science Publishers; 1988. p.249-65.

8) Basso A. Aphasia and its therapy. New York: Oxford University Press; 2003 (武田克彦, 他訳. 失語症—治療へのアプローチ. 東京: 中外医学社; 2006).

9) Wernicke C. Der aphasische Symptomencomplex. Breslau: Max Cohn & Weigert; 1874.

10) 倉知正佳. 解説　ウェルニッケ失語. In: 秋元波留夫, 大橋博司, 杉下守弘, 他編. 神経心理学の源流　失語編　上. 東京: 創造出版; 1982. p.137-63.

11) Fritsch G, Hizig E. Uber die elektrische Erregbarkeit des Grosshirns. Archiv für Anatomie. Physiologie. 1870; 37: 300-32.

12) Marie P. Révision de la question de l'aphasie: La troisième circonvolution frontale gausche ne joue aucun role spécial dans la function du langage. Semaine Médicale. 1906; 26: 241-7.

13) Jackson JH (Taylor J, editor). Selected Writings of John Hughlings Jackson. London: Hodder & Stoughton; 1932.

14) 波多野和夫. ジャクソニズム. 失語症臨床ハンドブック. 濱中淑彦, 監修, 波多野和夫, 藤田郁代, 編. 東京: 金剛出版; 1999. p.104-6.

15) Sperry RW, Gazzaniga MS, Bogen JE. Interhemispheric relationships the neocortical commisures: syndrome of hemisphere disconnection. In: Vinken PJ, et al, editors. Handbook of Clinical Neurology Vol IV: Elsevier Science. Amsterdam: North Holland; 1960; p.273-90.

16) 杉下守弘. 脳梁切断例からみた大脳半球の lateralization. 神経研究の進歩. 1980; 28: 565-79.

17) 杉下守弘. 左右大脳半球離断症候群. 神経研究の進歩. 1980; 28: 1099-109.

18) Liepmann H, Maas O. Fall von linksseitig: Agraphie und Apraxie beui rechtsseitiger Lähmung. J Psychol Neurol. 1907; 10: 214-30.

19) Berlucchi G. Commissurotomy studies in animals. In: Bollers F, et al, editors. Handbook of Neuropsychology Vol 3. Amsterdam, North Holland: Elsevier Science; 2001. p.9-47.

〈武田克彦〉

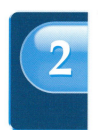
2 リハビリテーションの歴史

A リハビリテーション全般の歴史－高次脳機能障害との関連で

　一般に，リハビリテーション（以下，リハと略す）といえば，脳卒中や骨関節疾患を対象とするイメージが強いであろう．その歴史となると，古代エジプトの歴史にもポリオやカリエスを扱った記録が残されていることから明らかなように，きわめて長い歴史がある．おそらく，人類の歴史と同じようにヒトが生きてきたのと同じ長さにわたってリハの考え方は培われてきたものと思われる．ヒトが生活する上で，怪我はつきものであるし，そこから発生する障害に対処しようと工夫が行われてきたはずである．

　脳卒中の片麻痺，骨折は，急に発生した病態であり，その結果，患者は自分の日常生活活動が遂行できなくなり，場合によっては，介助を要するようになる．この困難な状況を改善する技術がリハであるという考え方はわかりやすい．一方，パーキンソン病や変形性膝関節症などは，症状の出現は緩徐であり，正確に発症時期を特定することが困難なことが多い．結局，日常生活活動を損なうことになるが，その改善のためにリハが利用される．しかし，パーキンソン病や変形性骨関節症では，症状は緩徐進行性であり，脳卒中や骨折の場合と異なり，一時的な改善がみられたとしても，長期的には進行性である．したがって，脳卒中とパーキンソン病のリハでは，考え方に違いがあるはずである．このように，リハの考え方は，対象となる疾患・病態によって変更されることが想像される．

　実際にリハビリテーションを行うにあたり，目の前の患者の困難に直接対応すればよいことであるが，特徴的な疾患・病態のリハをより効果的に実施するためには一定の考え方（モデル）が有効である[1]．

B 医学モデル，障害モデルから国際生活機能分類へ[1]

　リハの近年の進歩は，第2次世界大戦によって発生した傷痍軍人の機能訓練や義肢・装具の開発，社会参加に向けた法律の制定などが大きく貢献している．困難な問題に直面した場合に，その原因と結果を図示して理解しやすくするものをモデルとよぶ．リハの考え方の中にも時代とともに異なるモデルが導入されている．

1 医学モデル

　古代から中世を経て疾病を次のように考えるようになった．

　　疾病（disease）：〔病因（etiology）─ 病理（pathology）─ 発現（manifestation）〕

　この図式が医学モデルである．細菌（病因）が肺に炎症病変（病理）を生じ，発熱・咳嗽・喀痰（発現）などの症状を呈する．発熱と咳嗽の患者をみれば，肺炎を疑い，原因である細菌感染を治療する．これがこのモデルの使い方であり，疾病に対する解決方法である．多くの感染症がこのモデル

● 2. リハビリテーションの歴史

によって人間の社会から駆逐されているという事実から，現在も，有効なモデルである．

　リハでもこの考え方が中心に使われた時期がある．電気療法，水治療，温泉療法，運動療法とマッサージなど物理療法を用いて病気を治そうという対応である．整形外科を中心とする対応は，手術や装具によって病理を直すことで病気を治癒させることを主にめざしていた．

　この時期に高次脳機能障害がどのように扱われたかの歴史的な記載はないが，病理の明らかでない精神障害や認知機能障害は，おそらく医学モデルでは検討の対象にならなかったと考えられる．

　一方，精神障害者の治療に作業療法が用いられていたことから[2)]，現在のリハビリテーションに近い扱いがすでに行われていた可能性がある．

2 障害モデル

　病気のために障害をもち，失ったものへ対処しようとする考え方が導入された．1980 年，WHOは国際障害分類（ICIDH：International Classification of Impairments, Disabilities and Handicaps）を発表した．この考え方は次のように疾病とその結果生ずる状態について考えるものである．

　〔疾病/変調（disease/disorder）：機能障害 ― 能力低下 ― 社会的不利〕

　疾病/変調には，身体的疾病と精神障害が含まれる．このモデルに至って，病理学的変化の証明されない疾患，すなわち，ある種の精神疾患や頭痛・てんかんなど機能的疾患も検討の対象とすることができるようになった．

　機能障害は，疾病から直接生じる心理的，生理的，または解剖学的な構造や機能の欠損あるいは異常である．臓器のレベルの障害である．

　能力低下は，人間にとって普通に行われる活動能力の制限を示す．個人レベルの障害であり，日常生活活動（ADL）の制限がこれにあたる．

　社会的不利は，その個人の社会的役割に対する制約であり，社会的レベルの制限である．機能障害と能力低下にはある程度の因果関係がみられる．社会的不利にとって能力低下が影響するかどうかは一定しない．

　高次脳機能障害を生ずる原因はさまざまである．外傷性脳損傷であっても，頭部 CT で画像上明らかな病変がみつからない症例もある．病理変化を必ずしも伴わなくても，機能的に大脳機能が損なわれているような高次脳機能障害は，障害モデルの導入によって，はじめてリハの対象として取り上げられるようになったと考えることができる．

3 国際生活機能分類[3)]

　障害モデルは，疾病や変調に基づくさまざまのレベルでの問題，具体的には，臓器レベル，個人レベル，社会的レベルにおいてとらえることができリハの治療を考える上では，重要な考え方である．一方，20 世紀後半には，障害（disability）は個人に原因があると考えるのではなく，むしろ障害は社会的に構成された概念であると取られる考え方が示されてきた．すなわち，屋外で車椅子を利用する脊髄損傷者にとって，エレベータのない駅では，両下肢麻痺が直ちに障害をもたらす．したがって，障害は社会的に構成されているという考えである．

　このような ICIDH に批判的な考え方のもとに，WHO により国際生活機能分類（ICF：International Classification of Functioning, Disability and Health）が提案された（図 2-1）．ICIDHから ICF への変換には，病気のもたらす状態，ある場合はそれを障害とよんでいるが，これをど の

2. リハビリテーションの歴史

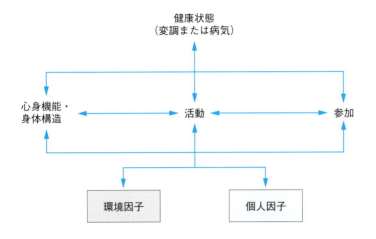

図2-1　ICFの構成要素間の相互作用（WHO 2001）

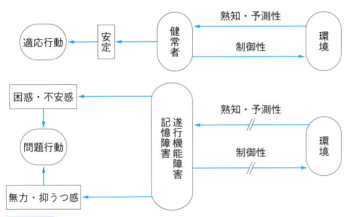

図2-2　基本的学習形態と情動状態と行動の関係

健常者は環境をよく知って，環境を制御することで，安定して適応行動をとることができる．一方，高次な認知機能に障害をもった人は，環境を十分に理解したり，先を予測できないために，困惑と不安な感情が起きてくる．また，自分で環境をうまく制御できないために，無力感や抑うつ感が生じる．それらの結果として問題行動が起きる．

図は，遂行機能障害，記憶障害など高次脳機能障害をもつ患者が，問題行動を生ずる過程について説明している．認知障害をもつ患者が，失敗を繰り返して問題行動に至るまでに，能力を高めるための訓練と患者の状況をよく理解した周囲の対応が必要である．また，対人関係を良好にするような生活技能訓練も必要になる（坂爪一幸．遂行機能障害，記憶障害の認知リハビリテーションにおける学習理論の役割—馴化型・予測型・制御型学習の困難を例として—，認知リハビリテーション．1998; 3(2): 9を一部改変）．

ように考えるかの変遷が反映されている．障害モデルのもつ「患者-障害者」というネガティブな考え方に対して，障害を生物学的，心理的，社会的にとらえようとする動きである．ここで述べている社会的なとらえ方（社会モデル social model）は，精神医学領域ではすでに用いられている考え方（モデル）である．社会モデルでは，個人の日常生活を作り上げている集団の構成員との結びつきに注目する．その結果である人間関係の異常が症候になる．家族内の問題，転居，失業などの社会的出来事に関連して症候が出現すると考える．その場合，治療は患者個人に対してだけ行われるのではな

● 2. リハビリテーションの歴史

く，社会的関係を調整することによって行われ，人間関係を上手く処理できるようになるよう社会生活技能を向上させることが目標になる．

　図2-2は，遂行機能障害，記憶障害など高次脳機能障害をもつ患者が，問題行動を生ずる過程について説明している[4]．認知障害をもつ患者が，失敗を繰り返して問題行動をとるに至る以前に，能力を高めるための訓練と患者の状況をよく理解した周囲の対応をとることが必要である．また，対人関係を良好にするような生活技能訓練も必要になる．このようにみてくると高次脳機能障害者のリハを考える上で，ICFはもっと活用されるべきモデルと思われる[5]．

C リハビリテーションの定義[1]

　これまでに述べたように，リハに用いられる概念には変遷がある．その当時の重要な病因（疾患や外傷）が何であったか，人生に対する考え方なども反映している．リハビリテーションの定義をいくつか掲げる．

　「リハビリテーションとは，障害者（handicapped）を，彼のなしうる最大の身体的，精神的，社会的，職業的，経済的な有用性を有するまでに回復させることである．」（全米リハビリテーション評議会，1942）

　「リハビリテーションは，できるだけ早く，障害者が普通の生活を取り戻せるような状態へと回復させる全過程を意味する．」（連合王国の調査委委員会報告，1956）

　「リハビリテーションは，個人に，彼らの機能障害（生理学的あるいは解剖学的な欠損や障害）および環境面の制約に対応して，身体，精神，社会，職業，趣味，教育の諸側面の潜在能力（可能性）を十分に発展させることである．」（DeLisa, 1998）

　リハビリテーションにおける医学的な関与を，疾病/変調：機能障害—能力低下—社会的不利と障害モデルに従って考えることは，リハビリテーションに関与する医師・訓練士にとって，治療の目標が立てやすく，結果を評価しやすく現実的な対応の上でわかりやすい．一方，ICFの考えは，病気-障害というネガティブなとらえ方だけではなく，健康や健康関連状況をも記述して，医療・福祉・保健・行政といった関連職種の共通言語化という面があり大切なことである．一方，ICFがもたらす効果については，現在広く検討が行われているという状況でもある．そこで，我々がどのような態度で臨むべきかについては，中村の述べる次の状況を理解して対応することが現実的であろう[1]．

　「狭義のリハビリテーションあるいは医学的リハビリテーション，リハビリテーション医学では，障害モデルに立脚して，個々の障害者を対象として，個人の生活機能の向上を図る．他方，障害を除去するために，物理的環境や社会的環境からバリア（barrier）を除去することなど，政策や社会制度の変更を推進する障害者施策は，社会モデル（social model）あるいは権利モデル（rights model）に立脚して，障害者集団を対象としていると言えよう．」（文献1. p.10）

D 高次脳機能障害のリハビリテーションに関する歴史

　江藤は，高次脳機能障害リハビリテーションについて歴史的な展開を概説している[6]．19世紀の失語・失行・失認の古典的神経心理学症候群としての関心から，20世紀になって医学に限定された興味から神経心理学，行動心理学，認知心理学としての研究対象へと移行してきた．脳活動の複雑さゆ

えに医学的な関心が少なくなっていたこの分野にも，PET や fMRI など新たな研究方法が導入され再び注目を浴びるようになっている，と述べている．

失語症のさまざまの病態から大脳皮質の機能障害の複雑さに触れた時代から，肢節失行や視覚失認の病態を通じて，行為や認識について考えた時代，画像診断法が臨床に応用されて病変部位との関連を議論していた時代，局在論に対して全体のネットワーク理論の導入，最近の fMRI がもたらす知見へと，個人的にも 30〜40 年間に大きな変遷があった．

1 欧米での取り組み[7]

1980 年代，交通外傷による脳損傷，脳血管疾患あるいは低酸素脳症がもたらす高次脳機能障害に関心が集まった．記憶障害，注意障害，遂行機能障害，社会的行動障害をもつ患者に対して，日常生活における機能的状態の改善，個人の情報処理能力の改善を目標として認知リハビリテーションが必要であると主張された．1990 年代には，狭い意味の認知機能障害だけではなく患者への心理学的配慮も念頭に置いた神経心理学的リハビリテーションが重要であるといわれている．

Prigatano は，彼の著書 "Principles of neuropsychological rehabilitation" で，次のような人物を歴史的に重要であるとして取り上げている[8]．

■ヒューリング・ジャクソン（1835-1911）

当時のダーウィンの進化論を脳の機能と構造の研究に導入した．最も上位レベルの中枢（「精神機能 mental center」）は，最も下位レベルの中枢と比較して，最も複雑ではあるが，あまり組織化（organization）されていない．すなわち，生命維持に必要な下位レベルの中枢は，神経結合がきわめて強固に作られているのに対して，学習や注意，記憶，知覚，言語の機能を担う上位中枢のニューロン網の配列は，脳内に広範に表現されている，と述べている．

また，回復過程について，運動機能の回復は，機能の回復（restrative mechanism）というよりも代償機序（compensatory mechanism）によって生じていると指摘している．

組織化に関するジャクソンの考えは，その後の高次脳機能障害のリハビリテーションに可能性を与えている．

■カール S. ラシュレー

「脳機構と知能」においてラットに作成した脳病変と行動障害の関係を論じて，学習された行動の遅延は病変の大きさと比例すること（量作用の法則），また，高次の機能統合は，局在的構造分化に依存するのではなく，大脳全体のより広範囲でダイナミックな組織化の一機能であると述べている．「中枢神経病変後の回復の制限要因について」の講演で，機能喪失は，不可欠な構造の破壊，細胞における一時的な病的変化，ショックや遠隔機能障害（diaschisis），代謝障害，あるいは持続性活動の低下などの複数の原因が関与する可能性があり，したがって個々の症例で回復の機序は異なるであろうと述べている．

このことから，機能回復の神経学的基礎がわかっていない現在，われわれは，異なった機序に対して，異なったリハビリテーションを提供していく必要があることが示唆される．

■クルト・ゴールドシュタイン

彼は，症状の一部は脳の特定病変から生ずること，たとえば，感覚運動皮質の病変が不全片麻痺を生ずること，患者は自分の問題を正確に認知できないため社会的状況で不適切に行動してしまうこ

と，これらの反応は代償的および防御的要素をもっていること，状況によっては破局反応（catastrophic reactions）と表現されるような行動も生じうることを述べている．彼は，高次脳機能障害者に実践的なリハビリテーションを行ったことでも知られている．その際に，患者自身が自分の能力を感じられるような方法をリハに取り入れたこと，また，患者のパーソナリティに基づくさまざまな反応を記載したことなどが重要である．

■ レオナード・ディラーとイェフダ・ベン–イシャイ

ニューヨークのディラーとベン–イシャイは，現代の神経心理学的リハの実践において重要な役割を担っている．ディラーは臨床的な問題をどのように科学的に解決するかの方法を示したことが重要である．リハビリテーションや再訓練プログラムでは，沢山の専門家によって治療やケアが分担されている．リハビリテーション科医師，言語聴覚士，リハビリテーションカウンセラー，作業療法士，理学療法士や訪問看護師などである．それぞれの専門職は，患者の神経心理学的現症（状態）に関する評価を臨床心理士に求めており，その情報によって，治療にかかわる専門家は，患者のニーズや能力が，リハの過程で変化していっても，それに対してプログラムや目標を適応させることができる．患者の欠落的行動についての神経心理学的評価が，リハ担当者に患者の精神能力に関する情報を提供する．患者がどのようにして失敗したかの情報はさらに重要である．この情報によって治療者は，患者がどうしたら問題の領域において失敗しないようにさせられるかを説明する[9]．

ディラーの同僚であるベン–イシャイは，少人数での訓練を通じ患者が自分の欠損を改善するための体系的取り組みが可能であることを示し，多くの高次脳機能障害患者のリハを実践している．

2 我が国の取り組み

我が国のリハビリテーション医学では，高次脳機能障害をどのようにとらえてきたのであろうか．1963年にリハビリテーション医学の学会誌が刊行され，掲載された論文あるいは学会報告は，失語・失行・失認のいわゆる古典的な高次脳機能障害が中心のテーマであり，現在までその傾向は続いている．一方，大脳皮質のもつ広い機能とその障害を扱う視点として3つの流れがある．1つは，小児科領域であり，「痙直型脳性麻痺では，不随意運動型に比べて視覚認知能力が劣る」，「麻痺以外の高次脳機能障害が，学童期において学習面での支障となり，多くの子どもにとって特殊教育が必要となっている」といった記載がある[10]．2つ目は，痴呆や記憶障害に対する治療としてリハビリテーションを用いた報告である[11, 12]．3つ目は，外傷性脳損傷（頭部外傷あるいは脳外傷）に関する報告である[13, 14]．広い範囲にわたる認知機能障害や社会的行動障害などの就労に対しての問題の大きさが指摘された．

大橋が外傷性脳損傷患者のリハについて，我が国と米国の比較を行って問題点を指摘したのが1990年である[14]．高次脳機能障害を失語・失行・失認と別にとらえる流れはあったものの，リハの中で大きな進展は得られなかった．その理由の1つは，外傷性脳損傷にみられる注意障害・記憶障害・遂行機能障害・社会的行動障害などの症状は，身体的な障害を扱うリハサービスの法的根拠となる身体障害に含まれていなかったことにある．これらは精神保健および精神障害者福祉に関する法律では，器質性精神病として扱われている[7]．また，障害者手帳では，障害の種類に応じたサービスが提供されるが，精神障害者保健福祉手帳では高次脳機能障害に必要なサービスを受けることができなかった．

欧米諸国での先進的な取り組みを背景に，我が国では2001年度から5年間にわたる厚生労働省事

業として「高次脳機能障害支援モデル事業」が開始された．国立身体障害者リハビリテーションセンターおよび先進的にこの問題に取り組んできた全国12地域の自治体との連携が行われた．その結果，高次脳機能障害診断基準，高次脳機能障害標準的訓練プログラム，高次脳機能障害標準的社会復帰・生活・介護支援プログラムとしてまとめられた．ここに，我が国の高次脳機能障害者の包括的ケアに関する指針が提供された[7]．この包括ケアについて，4章で述べるような効果が報告されて有効であることが示されている．

■文献

1) 中村隆一，監修．岩谷　力，佐直信彦，佐藤徳太郎，他編．入門　リハビリテーション医学．第3版．東京：医歯薬出版；2012.

2) 砂原茂一．岩波新書　リハビリテーション．東京：岩波書店；1980. p.95.

3) 障害者福祉研究会，編．ICF　国際生活機能分類－国際障害分類改定版－．東京：中央法規；2002.

4) 永井　肇，阿部順子．脳外傷者の社会生活を支援するリハビリテーション．東京：中央法規；1999.

5) Scarponi F, Sattin D, Leonardi M, et al. The description of severe traumatic brain injury in light of the ICF classification. Disabil Rehabil. 2009; 31 Suppl 1: S134-43.

6) 江藤文夫．高次脳機能障害とリハビリテーション．高次脳機能障害のリハビリテーション Ver.2.　臨床リハ．2006; 別冊: 6-12.

7) 中島八十一，寺島　彰．高次脳機能障害ハンドブック―診断・評価から自立支援まで．東京：医学書院；2006.

8) 中村隆一，監訳（Prigatano GP 著．1999）．神経心理学的リハビリテーションの原理．東京：医歯薬出版；2002.

9) Lezak MD. Neuropsychological assessment. 3rd ed. New York: Oxford University Press; 1995.

10) 小枝達也．未熟児脳性麻痺における認知障害．リハビリテーション医学．1995; 32 (9): 594-8.

11) 江藤文夫．失行症と痴呆．リハビリテーション医学．1995; 32 (5): 287-90.

12) 江藤文夫．記憶障害のリハビリテーション．リハビリテーション医学．1997; 34 (6): 395-9.

13) 大橋正洋．脳外傷リハビリテーションの課題．リハビリテーション医学．2000; 37 (2): 121-8.

14) 大橋正洋．脳外傷リハビリテーションの問題点―特殊な障害像と米国の先進性―．リハビリテーション医学．1990; 2785: 399-409.

〈長岡正範〉

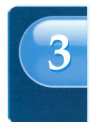

神経心理学とは，神経心理学的アセスメントとは

　脳の損傷によって行動，感情，思考などが障害された患者を，神経心理学的症状を有する患者とよぶ[1-5]．ヒトにおける，行動や，感情，思考とはどのようなものか，それはどのように脳と，特に障害を受けた脳と関係するのかということが，神経心理学の主要な事柄である．現在，神経心理という名称はやや使われなくなり，高次脳機能障害とよばれることが多い．ただ高次脳機能障害という用語には注意が必要である．日本では，同じ高次脳機能障害という用語が2つの意味で用いられている[6]．数ある神経心理学的症状の中で，記憶障害，注意障害，遂行機能障害，社会的行動障害を強調して高次脳機能障害（行政的な）としている場合がある．交通外傷などによって生じた前頭葉の障害によって，明らかな失語・失行・失認などの障害がないのにもかかわらず社会復帰ができない患者がいる．このような患者が福祉行政の谷間におかれ，社会福祉の対象となってこなかったため，厚生労働省が高次脳機能障害支援モデル事業を立ち上げたのである．そこで用いられる高次脳機能障害は，先にあげた主に4つの機能障害により日常生活や社会生活に制約をきたしている者を対象とし，従来の身体障害者手帳制度で対象となる失語・失行・失認に限定した障害をもつ者は除外している．しかし従来から用いられている，いわば医学的用語としての高次脳機能障害は，当然ながら失語・失行・失認を含んでいる[6]．

　神経心理学は学際的な学問領域である[5]．神経内科だけでなく，精神科，リハビリテーション科，脳外科，耳鼻科などの医師が参画している．医師だけではなく，ST，OT，PTはむろんのこと，心理学を志す人も参加している領域である．神経心理学を実践するものは，脳の損傷（それがどのような病理学的基盤をもっているか），その結果として生じる症状という神経学的興味をもち，さらに高次脳機能の分析という心理学的興味をも有している．そうではあるが，参画している人の出身母体の神経心理学に対する考え方は少しずつ異なる．たとえば神経内科医は，神経系の病気の内科的側面を担当する．神経内科医は一般に，臨床的な症状や徴候を重視するが，それはそれらを引き起こす病理学的基盤に興味があるからである．脳によってもたらされる神経心理学的症状，さらに健常な高次機能そのものには興味が少ないのがふつうである．一方心理学者は，ヒトの高次脳機能の研究からヒトの心の働きを極めようとする．主に健常者を対象としている．たとえば異なる課題についての反応時間を正確に測定して，その反応時間の違いから，行動のもとにある仕組みがどう異なるかを知ろうとする．患者を対象とすることもあるが，脳のどこに損傷があるか，脳の病気（特にその病理学的基盤）がどうであるかなどには必ずしも興味がない．

A 神経心理学の学問的な目的

　神経心理学には，臨床的な目的と学問的な目的とがある．最初に学問的あるいは神経心理学の科学的な面について述べたい．学問的な目的は，脳の損傷された患者の診察，検査等から，健常なヒトの

脳や心がどう働いているのかを知ることである.

神経心理学における2つの研究方法について触れる. 病巣研究と脳の神経画像研究である. 他の論文も参照されたい[7, 8].

B 病巣研究

病巣研究とは, 脳の特定の部位が損傷された患者の行動から, 健常な脳の認知システムの推論を行うということである. 複雑なシステムを知るもっとも単純な方法は, その正常に働くシステムが壊れた状態の観察である. たとえば, テレビが壊れた時, 音は出ないが画像はみることができることがある. その反対に, 画像はみられないが音は出ているということもある. テレビには, 音を出す部分と画像を出す部分があり, それぞれ独立であるということがわかる. テレビの画像はみられるが, 色がついていないということもありうる. ところが色はみられるが, 画像が出ていないということはない. 色というのは, 画像に付帯しているものと解釈できる.

脳が病気で損傷された場合に, 一方に大脳の構造と機能をおき, 他方に行動と心的操作をおいて両者の間にわかりやすい関係を確立しようという試み, これが従来の神経心理学的手法—病巣研究—であるといえよう. 脳の損傷が行動などに及ぼす影響の観察が重視されてきたと考えてよい. その歴史は古く, たとえば第1章で述べた Broca や Wernicke の研究がそれにあたる. ある障害 (例えば書字障害) をもっている患者を調べてその行動上の異常を明確にし, その病変部位を調べる. ある機能 (この場合書字) が, ある病変 (たとえば前頭葉) によって障害されたとしたら, その病変を生じた部位 (前頭葉) にある機能 (書字) が局在するとみなすというものである. しかしこのような考えは, Jackson などによって批判された (第1章参照). その後は, ある限局した病巣によってある神経心理学的症状が認められたとしても, その限局した部位に失われた機能のすべてが担われているとは考えない. 脳の限局した病巣である障害が認められても, その領域はある機能を紡ぎだすのに必要なネットワークを構成する1つの領域であるととらえる考え方がなされるようになった.

X線CTが開発されてからは, 患者の示す臨床症状と病変部位との対応を, 剖検を待たずして行うことができるようになった. またX線CTの開発に用いられた基礎的な数学やコンピュータの利用によってSPECT, PET, MRIなどが出現した. 特にMRI (磁気共鳴画像法) はプロトンから放出される電波信号を使ってイメージを再構築するもので, 解剖学的画像はX線CTを精密度においてははるかにしのぐものである.

ただこの病巣研究には限界がある[9]. たとえばすべての脳の部位が必ず障害されるわけではない. また脳画像の解像度にも問題がある. 今の方法では1mm以下の病巣はわからない. またアルツハイマー病などの変性疾患では, その初期の病巣を見出すことは難しい.

神経心理学的症状と脳の病巣とを対比させるのには, それぞれの病気の病理を知って行う必要がある. 脳梗塞例がもっとも有用であり, ヘルペス脳炎, てんかんの脳外科的手術例などが神経心理学的症状と脳の画像との対比に有用である. 脳出血は, 慢性期と急性期とでは画像が大きく異なる. 出血初期には, 細胞などは破壊され周辺の脳組織を転置される. 慢性期には出血は吸収され, その転置も戻る. 慢性期の出血だった部位は周囲とは明瞭に区別されるが, 急性期よりずっとその体積が減る. 腫瘍が脳の外から発生する, たとえば髄膜腫の場合には, その手術後の画像では正常との境は明瞭で

● 3. 神経心理学とは，神経心理学的アセスメントとは

ある．ただ神経膠腫などの浸潤性の腫瘍では，正常との境は明確でなく，腫瘍の外で画像上正常とみえる部位にも脳腫瘍の浸潤がありうる．また脳腫瘍の進行によって症状も進行することを考えなくてはならない．頭部外傷例では，病変が限局せずいくつも病変がある場合がある．脳炎は，ヘルペス脳炎などの一部を除き多くが限局しない．てんかん手術などで外科的に脳組織を切除する場合は，MRI などで明瞭に境が描き出される．しかし長くてんかんがある場合は，少しずつ脳組織の再編成が起きているという見方があり，神経心理学的症状との対比には慎重を要する．脳梗塞は脳組織が破壊され瘢痕組織などに置きかわるのだが，脳画像によってとらえられ，正常組織との境も明瞭に描き出される．ただ病初期の梗塞の場合は，脳画像では，正常との境が明瞭には描き出せず，脳画像上境されていてもその部分が本当に正常との境かははっきりしない．また病初期には，その病変そのものが症状を起こしているのか，あるいは遠く離れた領域に代謝の低下を引き起こして（diaschisis）症状が生じているのかなどを考える必要がある．まとめると，神経心理学的症状と病巣を対比させる病巣研究の理想は，慢性期の脳梗塞例を対象とすることということになる．

　ここで電気刺激法とアミタールソーダ法について述べる．これらの方法もみかたによっては病巣研究である．電気刺激法とは，直接脳の特定の部位を電気刺激して一時的な病変状態を作り出す方法である．この方法によって，脳の中に言語機能の局在図を作る試みがカナダの Penfield と Roberts によってなされた[10]．たとえば，物をみせてその名前をいわせている時に，脳のある部位を電気刺激する．もしこの時，物の名前をいうことが中断されれば，脳の刺激を加えた部位は何らかの言語機能と関わっていると考えられる．アミタールソーダを左右どちらかの頸動脈に注入したとき，同側の半球は一時的に麻痺する[11]．この方法は創始者の名をとって Wada 法とよばれ，てんかんなどの脳外科手術でできる限り言語領を傷つけないようにするために，個人の言語機能はどちらの半球で司られているかを推定するのに利用される．たとえば左頸動脈にアミタールソーダを注入し，左側の半球を眠らせてしまう．そして，患者の目の前にはさみなどの物品をみせてその名前をいわせる．そうすると患者は意識もしっかりしているのに，それが何であるかいえなくなってしまう[11]．Milner らは，利き手と言語優位半球との関係についてアミタールソーダ法を用いて調べた．言語が左半球で司られている割合は右利きで 96% にのぼり，左利きでも 70% に達することを報告している[12]．

C　認知神経心理学

　さて以上述べた伝統的な神経心理学的手法に，認知心理学的手法をミックスさせた認知神経心理学的手法が生まれ，その線に沿った研究がなされている．認知心理学の重要なゴールは，心がどのように働くかについて明らかにすることである．認知心理学の考え方の一部はコンピュータからの類推であった．計算機は入力，内部処理を経て応答を出力する．このように，人間の心理作用を，情報の取り込み，内部の記憶機構，制御プログラム，外界への運動など，これらを取り揃えた処理システムとみなす．

　認知神経心理学の基本的な目的は，正常認知機能の理論またはモデルを提供し，正常認知機能が 1 つないしいくつか障害されたという観点から脳障害患者の行動を説明することである．そして，脳損傷によって生じた障害を，正常な心的過程における脳組織と脳機能の理解に役立てたいということである．この認知神経心理学については文献 13, 14) などを参照されたい．障害されたシステムを研究

し，正常なシステムの理解に役立てることが可能であるのには，以下に述べる仮定があるからである．

D　認知神経心理学における仮定

　認知システムの機能的構造には個々の重大な変異はないという仮定がまずある．これは普遍性の仮定といえよう．もし機能的構造が個々人で変わっているのなら，1人の患者から他の患者へと推論することは不可能である．

　また正常認知機能が病理的に変化を受けたとしても，新しい認知構造が病巣の結果からは作り出されない．さらに障害された認知システムは，その作用のいくつかが障害されていることを除けば正常システムと同じであるとも仮定される．このことから，この仮定は「引き算の仮定」とよばれる．

　次なる仮定は，健常者がある行為を行う時の脳内の過程は，いくつかの単位となる過程（単位操作，モジュール）からなり立っているということである．モジュールという考えをよく整理したのはFodorである[15]．Fodorは，脳の機構に変換系，入力系，中枢処理系の3つがあり，入力情報はこの流れに沿って流れる．変換系とは，受容器表面に与えられた刺激をほぼ正確にそれに応じて変化する神経記号に変えるシステムである．入力系は変換された情報を解釈し，中央処理系がその情報を利用できるようにする機能をもつ．中央処理系は，たとえば記憶を貯蔵し想起する過程，注意，問題解決のような包括的（あるいは水平）能力などであるという．入力系には，聴覚，視覚，体性感覚，味覚，嗅覚に加えて言語があるという．視覚の場合，色の知覚の機構，形を分析する機構，顔を認識する機構なども含まれるという．この入力系はさまざまな特徴をもつとFodorは述べる．ここでは主要なことのみ述べる．入力系は，一定の神経機構と結びついている．入力系に領域特性がある．これはモジュールはある1つの入力だけに反応することを指す．計算論的に自律性があるとは，他のモジュールと注意や記憶などの全体的な資源を共有しないことを意味する．情報的に遮断されているとは，そのモジュールが，非常に限られた，前から決まっている情報量にアクセスでき，他の部分で行われているプロセスから全く切り離されたそれ自身の処理を行うことを意味する．脳の中で入力系に入った情報をそれ単独で処理できず，たとえばFodorのいう中央演算系などに入って処理を行ってから出力するということでは，処理に時間がかかってきわめて効率が悪い．入力系にこれらの仕組みがそなわっていることは，ヒトの生存にとって重要であると思われる．

E　単一症例の重視

　第1章でみたように，単一症例はこの分野の発展の初期段階で非常に重要だった．第二次世界大戦後，単一症例研究はグループ研究に変わった．患者は症候群や症状の存在や病変部位から選ばれた．そして標準化されたバッテリーで研究された．たとえば失語のタイプ分けをして，患者を非流暢性失語と流暢性失語に分け，その病変部位を知るなどである．ただ，たとえばあるタイプの脳損傷（例：Broca失語）とあるタイプの脳損傷（失名辞失語）とを集めてその病変部位を多数例で検討したとしても，それらの症状は複雑であって多数の要素の障害から成り立つと考えられるため，その合わさった要素が障害された状態と正常な脳機能とは意味ある仕方でつながっていない．そのような病巣研究がどのような意味があるかに疑問が投げかけられた．CaramazzaとMcCloskeyは「障害さ

れた行動パターンからの正常システムの構造について有効な推論は単一症例研究においてのみ可能である.」と書いている[16]. 確かに多数例の検討には, 単一症例の検討より多くの問題がある. 2人またそれ以上の患者の結果を平均することは可能ではない. なぜなら, どんな2人の患者であっても, 障害が機能的には同質であることは保証され得ない. 症状は多数の要素の障害からなり, どの要素が障害されたかは各個人によってさまざまであり, 何か課題を行わせたとしてもその実行はいろいろな理由で実行できなくなる. また多数の患者を選択することにも問題が出てくる. たとえば言語以外のことを, 多数例を対象にして調べようとすると, 失語を有する患者を含めるか含めないかが問題となる.

そして乖離という現象を重視して, 単一症例の検討が正常認知システムについて推測することが行われる. たとえばShalliceは,「二重乖離パラダイムを用い, 単一症例研究によって, それぞれのシステムが独立していることを示すことができた」と述べている[17]. ここでいう乖離とは, 一群の患者または単独の患者が1つの課題では成績が悪く, 他の課題では正常レベルまたははるかによいレベルの成績を示すことをいう. ただ正確にはこれを単純な乖離とよぶ. 二重乖離は, 患者Aが検査Xで障害があり, 検査Yで障害がないあるいはほとんどない. 患者Bが検査Yでの成績の低下と検査Xでの正常の成績というような逆パターンを示すことをさす.

F 神経画像研究[7, 8, 18]

認知神経心理学の患者の検討から, 正常なヒトがもつ神経心理学的要素のプロセスのどの部位に機能的な障害があるかを推定することはできるとしても, その機能的な障害と, 脳の病変部位との関係は間接的であると考えられる. しかし, そのことを払拭すると考えられる神経画像研究(neuroimaging studies) が急速に進歩している. ヒトがある精神活動をしている時の脳の活動を直接視覚化できれば, 脳のどの部位がネットワークで働いているのかどうかが解明できると考えられている. そう考えることが可能であるのには, 普遍性の仮定があることが重要である. また「心の中で何かをしている時, それがたとえ脳の高次機能であっても, 大脳皮質のいくつかの領域が相互に関係しあって働いている」という仮定もある.

神経画像研究とは, 特定の脳機能に関連した神経活動をとらえるために, 実験参加者に刺激や課題を与えて, 特定の脳機能を賦活させ対照実験の場合と比較して差が認められた部位を脳内にマッピングする方法である. この場合課題はいくつかの要素からなるが, そのうちの1つの要素だけを除いた課題を対照の課題とする. そうすると脳内マッピングを行って両者の差がみられた部位こそが, そのいわば除いた1つの要素に対応する脳内処理を行うところということになる. 認知神経心理学で述べた引き算の仮定を用いているわけである. ただこのような考え方では難しい場合もある. 複雑な神経心理学的要素（言語など）の場合, いくつかの過程はこのような直列でなく並列になっているとも予測される. しかも完全に並列ではなく, それらの少なくともある部分同士はお互いに関係があることも考えられる.

計測している対象は大きく分けると2つある. 1つは神経活動を直接示す信号であり. これには脳波（EEG）, 脳磁図（MEG）がある. 神経活動が亢進するに従って2次的に増加する血流代謝の変化を計測する方法として, PETやMRIを用いる手法がある. ここでは主にMRIを用いる方法につい

3. 神経心理学とは，神経心理学的アセスメントとは

て述べる．数多くの画像を同じ条件下でとり続けてその適当な時間帯に知覚刺激を与えたり，動作などをさせたりしてイメージの経時変化を追う方法を functional MRI（fMRI，機能的 MRI）という．すなわち，ある課題中に，脳が活性化し，それに伴って起きる脳血流の変化による MRI シグナルの増減を取り出し脳活性のマップをつくる方法である．

G 神経心理学の臨床的な目的

まず医学の歴史を述べる．ギリシャでは，神殿にお参りにくるのは何らかの身体症状をもっている人たちであった．当時の医者の仕事は，このような人たちの痛みや苦痛を聞き症状を仔細に観察することであった．症状をもとにした疾病の分類，診断が重視されたのである．近代になって，多数の患者の中から一定の症状を有する患者の区分収容ということを行われて，新しい病気が次々に発見された．

神経心理学の主たる役割は，脳損傷患者の医学的診断を補助することにあった．患者の診察からある症候を見出す．そしてその症状を引き起こす脳の部位を推定する．これはいってみれば，ギリシャの医学以来の患者の訴えを聞き，その後診察し，その診察結果から，その訴えを引き起こしている部位や病気の原因を推定することと同じであった．

しかしながら神経心理学的症状の診察をする者の役割は，CT や MRI などの脳画像が出現する前と後ではずいぶん様変わりをした[5]．損傷部位の探索を援助するといういわば"検出型"の役割は今日少なくなった．脳内病変を知るのに，他にもっと優れた方法（神経画像）が出現してくれば，従来の方法だけで脳内の部位を推定しているわけにはいかない．

では現在の神経心理学がはたす役割はどのようなものであろうか[5]．以下に示すように5つあると考えられる．

1）この患者は器質的な脳の病気を有しているかを知る

画像診断が進歩した今でも，その画像検査法だけで眼の前の神経疾患を呈する患者の障害の状態を正しく把握できるわけではない．患者は神経心理学的症状だけを呈するだけのこともある．たとえばアルツハイマー病の初期で，患者がまだ記憶障害を呈するのにとどまっていて，脳の画像においては異常がみられない状態などがあげられる．この場合，うつ病などが鑑別となるのであるが，記憶障害などの診察から，患者が器質的な障害を有しているのかの判断をすることが必要となる．また頭部外傷や中毒などによる脳症などでも，画像の異常がつかまりにくく，神経心理学的症状のみが現れることがある．

2）どのような種類の神経心理学的症状を患者は有しているのかを知る

患者が器質的な障害を有しているとして，その障害の性質はどのようなものなのかというのが第2の点である．たとえば物忘れを訴え来院した患者がいたとして，その患者の示す症状は本当に記憶障害なのか，あるいは（頻度は少ないだろうが）物の名前が思い出せない失語の範疇に入るものかなどである．また，ベッドに戻れないという症状があったとき，それが道に迷うという地誌的な障害なのか，半側空間無視なのか，あるいはベッドに書かれた文字が読めなくなったのかなどである．また脳梗塞の急性期に患者の示す症状が構音障害なのか失語なのかを判断することは，この患者が皮質の障害を示しているかどうかを判断する重要なポイントの1つである．

● 3．神経心理学とは，神経心理学的アセスメントとは

3）それらの障害を有することによって，患者はどのような実用上の問題を示しているのかを知る

ある神経心理学的症状を有しているとわかったとして，どのような日常生活上の不具合を患者は示すのかを検討することが必要である．患者は必ずしも自分の症状をすべて訴えるわけではない．また患者によっては，他人からみると不自由にみえるのだが自分の問題に気づいていないこともある．たとえば，失行を示す患者がいたとして，電車に乗る時に切符を買うなどの動作，入浴などの日常生活動作について家族に問うなどのことが必要である．

また患者は就労が可能なのかなどにおいても，神経心理学的アセスメントが必要となる．

4）その神経心理学的症状は変動するのかを知る

このような症状が変動するのかどうかを調べる必要がある．たとえばアルツハイマー病の場合は，1年くらい離れた2つの時点で知能検査を行ったとすれば，検査の成績の低下が認められる．また認知症と思われる症状が短期間のうちに明らかに変動することがわかった時，アルツハイマー病ではない他の病気を疑って検査を進めることが重要となる．

5）治療によって患者はどう変化したのかを知る

たとえば脳外科医によって手術を受けた時，その前後で患者の神経心理学的症状を詳細に調べることにより，その治療法の効果を確かめることができる．この場合注意が必要である．同じ検査を短期間に繰り返して行うと成績の上昇がみられることが知られている．したがって治療の効果を判定しようとする場合，1つの検査法に2つ以上のバージョンがあるものを用いて，完全に同じ検査を行わないようにするのが1つの方法である．

H 神経心理学的アセスメント

ここでは神経心理テストを含めて，神経心理学的診察などについて述べることにする．

1 実際の場面

外来で神経心理学的症状を有する患者を診察する場合，紹介状を持参してくることが多い．その紹介状は，その脳内の病変部位や病理学的性質などについて，患者の訴える，または患者の示す症状について十分な情報を提供している場合もあれば，ほとんど情報がない場合もある．ただ紹介状は十分に注意してすべてを読まないといけない．病棟においては，多くの場合主治医などからプレゼンテーションがあってそれから診察するということになろう．

2 患者から病歴をとる

患者の家族が一緒にきてこの1年くらいで記憶の低下があると訴える場合と，患者が急に運ばれてきて，日時などを問うても正しく答えられない場合とは，病歴をとるにしても，だいぶ異なる．後者の場合は，覚醒しているか，応答は筋が通っているか，同じことを繰り返したりしないか，構音障害はないか，錯語の有無などをみる．前者では，自分の病気の経過などを話すことができるかなどをみる．すでに紹介状などでよくわかっている場合であっても，知的や運動の発達の段階での障害の有無や，教育歴，職業などについても聞く必要がある．たとえば，色に関する認知機能障害が疑われる例では，先天的な色盲について問うことが必要である．

これは病歴をとる時だけではないが，できるだけ患者をリラックスさせることが肝要である．神経心理学的アセスメントには時間がかかる．またそれを行うことは，本人もあまり気づいていない自身

3. 神経心理学とは，神経心理学的アセスメントとは

の問題をある意味あからさまにすることといってもよい．患者の協力がないと成り立たない．最初の面談で，患者が自身の問題についてどのような考えをもっているのかも明らかになる．

また患者のケアを行っており，患者をよく知る同伴者と面談することも必要である．患者がその場にいると，患者の症状に困惑し，またその患者を傷つけまいとするので，なかなかその同伴者が患者をどうみているかが聞きだせないことがあることに注意が必要である．

3　神経学的診察

神経心理学的診察の前に神経学的診察が行われる．患者の運動機能がふつう最初に調べられる．患者が診察室に入ってきて歩いている様子をみた時に，その異常がわかることも多い．失調性の歩行，片側の麻痺，パーキンソン病などがわかる．また座っている状態を観察すると，たとえば顔面麻痺や不随意運動の有無がわかる．その他，聴力，視力などもおおよそ調べることも必要となる．体性感覚を調べるときに，消去現象の有無について調べるとよい．ある感覚が他の部位に同時刺激を加えることにより消去するか，もとの刺激が知覚されなくなる過程を消去現象（extinction）とよぶ[19]．体性感覚，聴覚，視覚の3つの領域にそれぞれ消去現象があると考えられている．具体的には，手背を左右別々に検査者の指で刺激した場合，両側同時に刺激した場合で比較する．それぞれ別々に刺激した時はほぼ100％正答できるのに，両側の場合には両側に触られたことを30％以下しか答えられず，きまって片側刺激を消去する場合，触覚性の消去現象ありとしている[20]．

4　神経心理学的診察

a）意識状態

1つの神経心理学的症状が観察されたとしても，脳機能のすべての面にわたる全般的な低下によってそれが生じていないのかを判断する必要がある．それらには，意識障害や注意障害などがある．

ここでいう意識の状態は，目覚めた状態でいるという覚醒のレベルである[21]．自分が今置かれた状態を認識している場合意識があるといい，痛みの刺激を与えても覚醒できない状態を意識がないという．ふつう医師は，眼の前にいる患者に意識があるかないかを感じとることができる．そういう機構をヒトがもっているともいえる．この覚醒の機構の詳細については他書を参照されたい．脳幹の網様体が大きな役割を果たすという上行性網様体賦活系理論があることだけを述べておく[22]．

意識障害の程度を表現する方法について簡明に述べる．Japan Coma Scale（JCS）（表 3-1）やGlasgow Coma Scale（GCS）（表 3-2）などがある．これらはたとえば刺激（JCSでは，声かけと痛み刺激）に対する反応の仕方で区分されている．特にJCSは，把握しやすい仕方でその意識障害の程度が書かれているので，総じて使いやすい．一方GCSでは，尺度にあいまいさがなく，運動の側面についての評価があることが重要といわれている．ただこれらの評価スケールがくも膜下出血などのしかも急性期の患者に対して作られていることから，特に慢性期の患者についてこのような表記だけでは意識のレベルを正確に表現しているとはいえない．どのような課題を与えて，どのような反応があったのかということを記載する必要がある．仔細に観察すると軽度の意識障害のある患者は，自分の周囲で起きていることに関心をもたず，たとえばテレビがみたいなどという欲求を示さない．眠っていることが多いなどがみてとれる．

注意障害は先に述べた意識障害と関係がある．御領によれば，注意には覚醒水準，選択機能，容量という3つの特性があるという[24]．意識レベルの低下と注意障害とはこのように直接つながってい

21

● 3. 神経心理学とは，神経心理学的アセスメントとは

表 3－1 Japan Coma Scale（JCS）[23]

覚醒の有無	刺激に対する反応	意識レベル
I 覚醒している	意識清明とはいえない	1 または I-1
	見当識障害がある	2 または I-2
	自分の名前，生年月日がいえない	3 または I-3
II 刺激を加えると覚醒する（刺激をやめると眠り込む）	普通の呼びかけで覚醒する，合目的的な運動もするし，言葉も出るが間違いが多い	10 または II-1
	大きな声または体をゆさぶることで覚醒する，簡単な命令に応じる	20 または II-2
	痛み刺激を加えつつ呼びかけを繰り返すと覚醒する	30 または II-3
III 痛み刺激によっても覚醒しない	痛み刺激に対し，払いのける運動をする	100 または III-1
	痛み刺激に対し，手足を動かしたり，顔をしかめたりする	200 または III-2
	痛み刺激を反応しない	300 または III-3

表 3－2 Glasgow Coma Scale（GCS）[23]

開眼（E） eye opening	自発的に開眼している	4
	呼びかけに応じて開眼する	3
	痛み刺激に対して開眼する	2
	全く開眼しない	1
最良運動反応（M） best motor response	言葉による命令に従う	6
	局所的な痛み刺激に反応する	5
	痛みに反応して四肢を逃避的に屈曲する	4
	痛みに反応して四肢を異常に屈曲する	3
	痛みに反応して四肢を伸展する	2
	全く反応なし	1
最良言語反応（V） best verbal response	見当識正常	5
	会話内容の混乱	4
	短く不適切な言葉	3
	理解できないうなり声やうめき声	2
	全く声を出さない	1

る．注意の容量とは，われわれをとりまく環境には多くの情報が含まれているが，意識的に注意を向けることのできる情報には限界がある．すなわち注意には容量限界があるとする考えが前提になっている．しかし，一方では注意は限界をもたないということもいわれるようになった．すなわち意識的に注意を向けていないものにもいくぶんかの注意が自動的に割り当てられていて，ある段階までは情報の処理がなされているということもわかってきた．注意についてはその機構も含めてまだよくわかっていないことが多い．

3. 神経心理学とは，神経心理学的アセスメントとは

注意障害のある患者は，何となくぼんやりしていて注意の集中が悪く，何の課題であれそれを持続して行うことが難しい．検査中あくびをする．たとえばその間に，他の人が部屋に入ってくるとそちらの方に目を向けてしまって最初に提示された課題からそれてしまう．また呼びかければ答え，意味ある内容のことを話すこともできるが，単語をいい間違えたりする．検査する方法としては，簡単な計算を行わせる，数唱を調べるなどがある．順唱は，ある数字列を読み上げて実験参加者にそのままいわせる．また逆唱は数字列を読み終わったら後尾から復唱させる．これらを行わせ何ケタまで正しくいえるかをみる．順唱は6桁以上が正常，5桁がボーダーライン，4桁以下を異常とすることが多い．また逆唱は，正常範囲は5±2桁としていることが多い．日本における注意障害の検査法としては，標準注意検査法（CAT）がある[25]．

患者が注意の障害を示す場合には，右半球の広範囲な障害であることもありうるので，半側空間無視について調べることも必要となる．簡単な図を模写させる，また線分の2等分を行わせるなどの方法がある．

b）言語

今までのところで，たとえば言語の障害が疑われれば，失語の有無を調べることになる（この本の15章を参照のこと）．ここで，失語を呈しているかどうかを知るために標準的な失語の検査法を行うわけではないということを指摘したい．患者が失語を呈しているかを知るには，話す，聞いてあるいは読んで理解する，物品呼称をする，それらに障害がないかを知ることが重要である[5]．先に患者との面接について述べたが，病歴をとる際，発話の障害について知ることができる．また神経学的診察の時，小脳性失調の有無を調べるために「左手の小指を左の耳にもっていってください」などと検査者がしばしば言う．患者が右手の小指を右の耳にもっていったとしたら，話し言葉の理解障害がある可能性がある．また物の名前を言わせることはふつう神経学的診察では行われない．だが，失語や視覚失認を疑えば必ず施行する．この際，2つか3つの物品をみせてそれでよいというわけではない．たまたまそれらはできたということを考えなくてはならない．失語を疑う際に20くらいの物品を，それも見慣れたものから見慣れないものも含めて呈示して，答えさせることが必要である．物品を20集めることは面倒であるので，物品，動物，などがたくさん描かれた本などを用意しておくとよい．ただ字が書かれていないものを用意する必要がある．なぜなら，図をみせてその名前を答えさせることを調べようとしているのに，横に書かれている字を読んでいたのでは読みの検査になってしまうからである．患者がそれを言えたか言えなかっただけをみるのではない．どのような誤り方をしたのかが大事である．たとえば物品の時計をみせて「めけい」と反応したら，これは失語を呈している可能性が高い．失語があるとわかれば，そのタイプ分けなどを行うために，WAB失語症検査などの検査法が施行されることになる．

失語があるとわかると，他の神経心理学的症状をみようとしてさまざまな課題を行わせる時に注意が必要である．話し言葉の理解に障害があると，それらの症状の有無を調べようとして言語で課題の説明を行った時に，やや長い教示などはよく理解できないこともありうる．その課題の成績の低下はそのためと考えなくてはいけない．たとえば記憶のテストの中には，ある短い物語をきいてそれを後で再生させるという課題がある．これなどは失語があると低得点となる．したがって，失語の有無をあらかじめ知っておいてから行わせないと解釈が間違うこともありうる．

3. 神経心理学とは，神経心理学的アセスメントとは

c) 失行

失行についてはこの本の10章を参照のこと．患者自らが訴えない症状については積極的に疑わないと診断できない．失行の患者がそうであることをここでは述べておきたい．失行を有する患者は右側に麻痺を伴っていることが多い．左側でうまく物品を扱えない症状があって，そのことを診察の時指摘されても，「左では普通物品を扱わないから」などと答える．これなどは訴えないだけでなく，積極的にその症状を否定しているとも理解される．

d) 視知覚の障害

半側空間無視などはこの本の14章を参照のこと．視覚運動失調という症候がある[1]．患者本人はこの障害については気づいておらず，そのことを訴えない．あらかじめ検査する側が，頭頂葉などが損傷されていることが画像をみてわかった時などは，その症状の有無を調べることが必要である．

e) 記憶障害

記憶障害を外来の短時間に診察しようとすると，朝から来院するまでの自分の行動について説明することができるのか？　また日付や今いる病院の名前などについて問う．この場合答えられなかったら，正解を教えて再びそれについて問う．血圧を測っておいてその血圧を教えて，あとで今日は血圧を測ったかを問うなどが有用である

5 神経心理テスト

ただ1つの検査を行って，それで眼前の患者のすべての神経心理学的異常を明らかにするということはおそらくできないということを最初に述べたい．このことは原理的にも難しい．神経心理学的症状といっても，定義が明確で，おそらく脳のある局所の損傷で生じるとわかっているものもあるが，定義は明確であるが局所の損傷によっては生じないと考えられるもの，また定義そのものがよくなされていないものまである．そう考えると，1つのテストでこれらすべてを調べることは難しいと考えられる．ただ The Halstead-Reitan Battery, Luria-Nebraska Battery などは，そのような目的で作成され長大なものである．ここでは詳しく紹介しない．たとえば Lezak などを参照されたい[26]．

実際には，最初の診察などでこのような神経心理学的症状があるだろうと推定し，それに見合った，すなわちそのことを証明できるようなテストを選んで患者に行わせるということになる．

ひるがえって神経心理テストの異常が認められた時，どう考えるべきかに論を進めたい．テストの成績の不良はまったく種類の異なる複数の障害により生じる．詐病の場合，発達障害，さらに手の巧緻運動，視力，眼球運動，聴力，体の痛みなどの運動や感覚の障害によることも知っておく必要がある．また，現在問題になっている病気ではなく，以前患者にみられた神経学的異常が関係していることもある．これはたとえば前に心停止を起こしたことがあって，その時にしばらく意識消失していた既往があれば，現在みられた神経心理テストの成績の低下は，そのことに由来することも考えられる．また現在服用している薬が影響しているということも考えなくてはならない．投薬によっては集中力が低下する症状を起こすものもある．これらをすべて勘案して，やはりこの患者には行動の異常があり，それは器質的疾患が現在あることによるだろうという判断をすることになる．

a) Wechsler の知能検査

神経心理のテストでは，Wechsler の知能検査についてだけ述べる．WAIS, WAIS-R[27], WAIS-

III[28] とあるが，おそらくもっとも用いられている神経心理テストということができよう．それらは脳の病変部位を推定しようとしてつくられたわけではない．このテストの利点は，多数の実験参加者を対象に施行されて，標準化がされている点にある．患者のとった成績をそれと同年齢群の者が獲得した平均得点と比較する方法により，知能水準を定めることができる．知能指数（IQ）の standard deviation（SD）は 15 と考えられている．85-115 の間に少なくとも 68％の人が入り，95％の人が 70-130 の中に入る．2SD より低下している場合，すなわち IQ70 以下は異常である可能性が高い．しかし知能指数が 80 であってもすぐ正常とはいえない．患者が病気になる前に指数がずっと高ければ，80 は異常と判断される．ただ病気になる前にどのくらいの IQ であったのかはわからない．イギリスなどでは，病前の National Adult Reading test などの成績を参考にしている．日本ではそういう検査がないため，周囲の人から情報を得る必要がある．また Wechsler の知能検査はさまざまな下位検査からなるが，その下位検査のうちで成績のよいものをみて，それで病前の成績を推定できるのではということがいわれている．またこの検査はどんなことが患者はできるのかということを示す意味でも有用である．神経心理学的症状を診断していくには，"何々ができない"ということだけを示すのでは不十分である．絶えず"あることができるにもかかわらず，このことができない"ということを示す必要がある．

　この検査の利点の第 2 番目は，通常の診察では見過ごされがちな微妙な異常が指摘される場合があることである．構成の障害は，このテストの中にある積木の検査などを行って初めてわかる場合がある．

　このテストは，少し時間がかかる．また認知症の診断にこのテストを用いる時，この検査には記憶を調べる項目がないことが問題である．また前頭葉の障害によって起きる遂行機能障害の患者はこのテストには異常を示さないことがいわれている．

b）タキストスコープなど

　症状から脳梁の損傷が疑われる場合は，機械を用いて調べる必要がでてくる．1 つはタキストスコープである．外界のある一点を凝視した時，その点より右の視野の情報は網膜の左側に映り，その情報は左半球に入力されることになる．凝視点より左視野の情報は右半球だけに送られる．ただしそれぞれの眼球の網膜の中心に（視角にして約 1°の範囲）提示された刺激は，両半球に伝えられる可能性がある．視野の中心の 1 点を凝視させておいて，その凝視が確実であれば，中心から少し離れて片側の視野（中心点から通常 3°以上離して）に提示した刺激は，左右のどちらか一方の半球だけに呈示される．眼球の運動潜時がおよそ 180 ミリ秒から 200 ミリ秒存在する．実験参加者が中心点を凝視し，どちらか一方の視野におよそ 180 ミリ秒から 200 ミリ秒以下の短い間だけ刺激が提示されれば，予定していない半球へ刺激の情報が洩れることはない．実際には，100 ミリ秒以下の提示時間を用いる実験が多い．短時間刺激を呈示するために特殊な機械が必要で，これをタキストスコープという．現在ではコンピュータを用いることも多い．

　次に両耳分離法について説明する．聴覚における耳と半球の関係は複雑であり視覚のように単純ではない．各耳から入る情報は両半球に伝達される．しかしいろいろな研究から，左右の耳は両半球に均等に接続されているのではなく，反対側の半球とより強くつながっているのではないかと推測されている．日常生活では両方の耳に同じ情報が入力されるのでほとんど問題とはならない．しかし，そ

3. 神経心理学とは，神経心理学的アセスメントとは

れぞれの耳に異なる刺激が同時に入力された時には，劣位である同側経路の情報は優勢な反対側経路の情報と競合するため，同側半球に伝達されないという仮説が成り立つ．脳梁損傷患者の場合，一方の耳だけに刺激を与えるモノーラル聴取では，どちらの耳に与えられた言語情報でも報告することができたが，両耳分離聴呈示では左耳の報告量が，劇的に低下しほとんどゼロに近くなった．これは両耳分離聴では右耳の情報しか左半球に伝達されていないことを示す有力な証拠と解釈できる．

■文献

1) Ogden JA. Fractured minds. A case-study approach to clinical neuropsychology. 2nd ed. Oxford: Oxford University Press; 2005.
2) Evans JJ. Basic concepts and principles of neuropsychological assessment. In: Halligan PW, et al, editors. Handbook of Clinical Neuropsychology. Oxford: Oxford University Press; 2003. p.15-26.
3) Martin GN. Human Neuropsychology. 2nd ed. Harlow: Pearson Prentice Hall; 2006.
4) Walsh K, Darby D. Neuropsychology, a clinical approach. 4th ed. London: Churchill Livingstone; 1999.
5) 武田克彦. ベッドサイドの神経心理学. 改訂2版. 東京: 中外医学社; 2009.
6) 岩田　誠. 高次脳機能と高次脳機能障害. Clin Neurosci. 2003; 21: 742-4.
7) 武田克彦. 神経心理学における病巣研究と activation study. 神経心理. 2003; 19: 138-42.
8) 武田克彦. 今さら神経心理学. In: 武田克彦, 波多野和夫, 編. 高次脳機能障害　その概念と画像診断. 東京: 中外医学社; 2006. p.1-8.
9) Damasio H. The lesion method in cognitive neuroscience. In: Boller F, editor. Handbook of Neuropsychology Vol 1. 2nd ed. Amsterdam: Elsevier Science BV; 2000. p.77-102.
10) Penfield W, Roberts L. Speech and Brain Mechanisms. Princeton: Princeton University Press; 1959.
11) Wada JA, Rasmussen T. Intracarotid injection of sodium amytal for the lateralization of cerebral speech dominance. J Neurosurg. 1960; 17: 266-82.
12) Milner B, Branch G, Rasmussen T. Observations on cerebral dominance. In: AVS Reuck, et al, editors. Disorders of language. London: Churchills; 1964.
13) Seron X. La neuropsychologie cognitive. Paris: Presses Universitairs de France; 1993.
14) Basso A. Aphasia and its therapy. Oxford: Oxford University Press; 2003（武田克彦, 他訳. 失語症―治療へのアプローチ. 東京: 中外医学社; 2006）.
15) Fodor JA. The modularity of mind. Cambridge: MA MIT Press; 1983.
16) Caramazza A, McCloskey M. The case for single-patient studies. Cog Neuropsychol. 1986; 3: 37-76.
17) Shallice T. From neuropsychology to mental structure. Cambridge: Cambridge University Press; 1988.
18) Posner MI, Raichle ME. Images of mind. Scientific American Library; 1994（養老孟司, 加藤雅子, 笠井清登, 訳. 脳を観る. 東京: 日経サイエンス; 1997）.
19) Bender MB. Extinction and precipitation of cutaneous sensation. Arch Neurol Psychiatry. 1945; 54: 1-9.
20) Valler G, Rusconi ML, Bignamini L, et al. Anatomical correlates of visual and tactile extinction in humans: a clinical CT scan study. J Neurol Neurosurg Psychiatry. 1994; 57: 464-70.
21) 山田広樹. 意識障害. In: 武田克彦, 高津成美, 編. Q&Aで考える神経内科診療. 東京: 中外医学社; 2011. p.40-61.
22) MaGoun HW. The waking brain. 2nd ed. Springfield Illinois: Charles C Thomas; 1963（時実利彦, 訳. マグーン: 脳のはたらき. 東京: 朝倉書店; 1967）.
23) 日本神経学会用語委員会, 編. 神経学用語集. 改訂第2版. 東京: 文光堂; 1993.
24) 御領　謙. 注意研究の変遷. サイコロジー. 1983; 40: 12-8.

25) 加藤元一郎. 標準注意検査法（CAT）について. In: 日本高次脳機能障害学会, 編. 標準注意検査法・標準意欲評価法. 東京: 新興医学出版社; 2006. p.19-27.

26) Lezak MD. Neuropsychological Assessment. 3rd ed. New York: Oxford University Press; 1995.

27) Wechsler D. Wechsler Adult Intelligence Scale-Revised（Manual）. New York: The Psychological Corporation; 1981.

28) Wechsler D. Wechsler Adult Intelligence Scale-3rd ed（WAIS-III）. San Antonio: The Psychological Corporation; 1997.

〈武田克彦〉

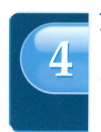
高次脳機能障害リハビリテーションの考え方

　失語・失行・失認のいわゆる古典的な高次脳機能障害に関するリハビリテーションは，本書に詳しく述べられている．本章では，大脳の広範な部位の機能障害に関連した記憶障害・注意障害・遂行機能障害・社会的行動障害など，「行政的に」と強調された症状をもつ人々を対象とするリハビリテーションの考え方について述べる．2章リハビリテーションの歴史（7頁）で述べたように，失語・失行・失認より高次かどうかということではなく，認知症や脳性麻痺患者では，古典的高次脳機能障害の範疇に収まらない症状が存在することはすでに指摘されており，これらの症状も高次脳機能障害と表現されていた．ここでは前述の厚生労働省の高次脳機能障害支援モデル事業（以下，モデル事業と略す）（7～8頁）で得られた知見をもとに説明を行う．

　小数例の個人的経験から，外傷性脳損傷患者のリハビリテーションにおいて，症状は受傷からの時間経過で変化すること，多くの症状は目立たなくなったとしても完全に治癒することは少ないこと，周囲の人との関係において問題が生ずる場合が少なくない，という印象をもっていた．多数例では，長期的には症状がどのように推移するのか，リハビリテーションの効果はあるのか，どのようなリハビリテーションが有効なのか，どのような対応を構築するのがよいのか，これらが当初の疑問であった．

A 欧米でのシステム―モデル事業で手本にした仕組み

　短期間で回復しないとすれば，急性期・慢性期の病院での対応，その後，社会での対応を長期的視点で考える必要がある．

　モデル事業開始当時，我が国には医療機関（急性期，リハビリテーション，精神病院）以外に，身体障害者の更生施設・療護施設・授産所，精神障害者の生活訓練施設・授産所・小規模作業所，あるいは老人福祉施設など社会的なサービスを提供することのできる施設が存在していた．これらの施設に高次脳機能障害者に対するサービスを担ってもらうことを1つの目標とした．当然，これらの施設が直ちに高次脳機能障害者に対応できるとは限らないことから，教育研修を実施する必要も考えられた．また，各地域でこれらのサービスを利用して，途絶えることなく連携した対応ができるように工夫するための検討も行われた．

　図4-1は，オーストラリアの例であり，急性期の外傷センター，リハビリテーションセンターから地域のサービスへの連携が描かれている[1]．

4. 高次脳機能障害リハビリテーションの考え方

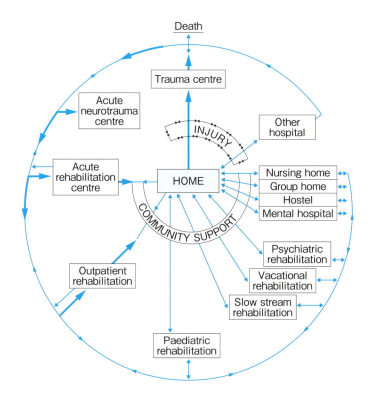

図4-1 高次脳機能障害支援モデル事業で参考にした高次脳機能障害に対応するために提案されているモデル（オーストラリア）[1]

B 高次脳機能障害は回復するのか？
―高次脳機能障害者支援モデル事業の成績から[2-4]

まず，高次脳機能障害にみられる各種の症状がリハビリテーションによって改善しうるかが検討された．そのためにはエントリーする患者の条件を設定する必要があり，このために診断基準が作成された．

年齢18～65歳までの，社会復帰の可能性が考えられる424名が登録された．年齢は20歳代，10歳代が多く，男性は78％を占めていた．原因は，外傷性脳損傷が76％であった．症状は，記憶障害・注意障害・遂行機能障害・病識欠如などが多くみられた（図4-2）．

登録時の症状を評価して，その後，6カ月毎に症状の推移を調べた（図4-3）．記憶障害，注意障害など個々の症状は6カ月後もほとんどの症例で継続していた．しかし，障害尺度（図4-4）として，社会参加の可能性を評価する方法を用いて評価すると，多くの症例で改善がみられた（図4-5）．結局，登録（1回目の評価）から最長2年後まで経過を追うことのできた合計233名中，障害尺度に改善がみられた症例は85例（36.5％）であった．85例中82例（96％）は登録から1年以内に改善がみられた（図4-6）．一部に，障害尺度の点数が低下，すなわち，社会参加の面で低下する症例がみられた（9例，3.9％）．特に，受傷からの期間の長い症例に多かった．

結局，最長2年間の訓練の結果，社会的自立度は何がしかの改善がみられたが，それらの症例で

● 4. 高次脳機能障害リハビリテーションの考え方

も記憶障害や注意障害など個々の症状についての改善はごく軽度であった．機能障害を改善しないまでも，社会的自立度を改善するにはどのような訓練あるいは対応が必要であろうか．

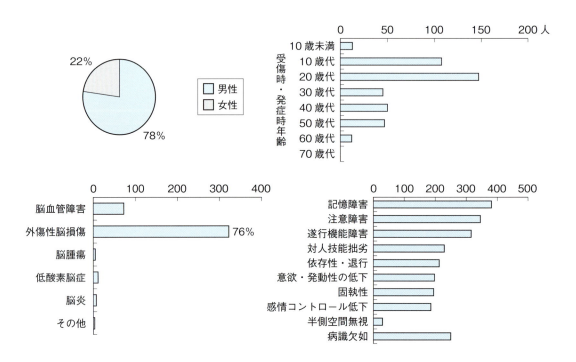

図4-2　高次脳機能障害モデル事業の登録者の特徴

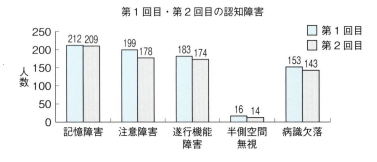

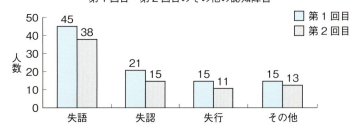

図4-3　モデル事業の成績　訓練による症状の変化
　　　　第1回目は登録時のデータ，第2回目は登録から6カ月後のもの．

4. 高次脳機能障害リハビリテーションの考え方

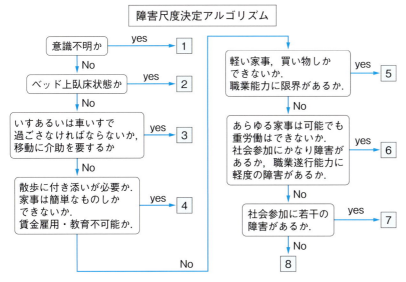

障害尺度	内容
1	意識不明
2	1の状態ではないがベッド臥床
3	2の状態ではないが、いすあるいは車いす使用で過ごし、自宅内の移動は介助者の手助けによって初めて可能
4	3の状態ではないが、賃金雇用は不能．教育も継続困難．老人は付き添われて遠足や散歩する以外は自宅にとどまる．主婦は、いくつかの簡単な家事がわずかに可能
5	4の状態ではないが、選ぶことのできる職業やその能力には限界がある．主婦や老人は軽い家事しかできないが、買い物には行かれる．
6	5の状態ではないが、社会参加にかなりの障害／職業遂行能力の軽度の障害を有する．重労働以外のあらゆる家事を遂行可能
7	6の状態ではないが、社会参加に軽度の障害がある．
8	能力低下はない．

図4-4 モデル事業で用いた障害尺度

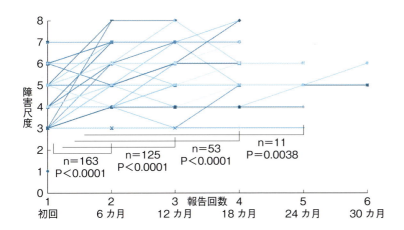

図4-5 モデル事業による訓練効果の推移
（訓練データの解析結果）

● 4. 高次脳機能障害リハビリテーションの考え方

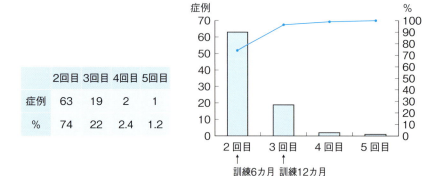

図 4-6 モデル事業による訓練プログラムの成果（障害尺度スコアの変化）

C モデル事業で実施された訓練の内容について

　モデル事業で実施された訓練は，次のようなものであった．最適なリハビリテーションの方法かどうかは，今後，検討が必要であるが，この時点で先進的に取り組んできた諸施設で行われていた共通

表 4-1 モデル事業で対象者が訓練を行った施設の内訳

対象者の現状：入院・在宅の区分

	人数（人）
入院・入所	147
在宅	266
記入なし	11
計	424

	人数（人）
一般病院	80
リハビリテーション病院	158
精神病院	6
身体障害者更生施設	91
身体障害者療護施設	1
身体障害者授産施設	15
地域利用施設	23
精神障害者生活訓練施設	1
精神障害者授産施設	1
小規模作業所	20
グループホームなど	2
老人福祉施設サービス（老健施設を含む）	1
老人福祉施設サービス	2
その他	23
計	424

の訓練内容として，どの地域，病院・施設でも実施可能にすることに大きな意義があると考える（表4-1）．

1 異なるセッティングでのリハビリテーション

どのような環境（セッティング）でリハビリテーションを行うかについては図4-7を念頭に置いた．それぞれの環境で，リハビリテーションに関する訓練の内容は異なってくる可能性がある．発症・受傷からの相対的な期間と目標によって次の3つの訓練を検討した．

- 医学的リハビリテーションプログラム
- 生活訓練プログラム
- 職能訓練プログラム

医学的リハビリテーション（以下，医学的リハと略す）には，個々の認知障害の対処をめざす（認知リハビリテーション）以外に，心理カウンセリング，薬物治療，外科的治療なども含まれる．一方，生活訓練プログラム，職能（職業）訓練プログラムでは，認知障害が大きな問題であったとしても，訓練の対象は認知障害そのものより，日常生活や職業で必要と考えられる技能を獲得することに主眼が置かれる（図4-7）．

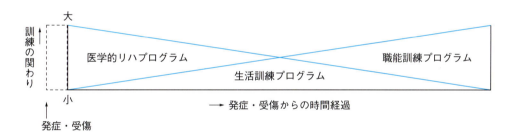

図4-7

2 医学的管理がどのプログラムでも大切

医学的リハプログラムは，これが実施される場所が病院であれば当然，医師の指示によって行われる．しかし，福祉サービス，職業サービスの環境あるいは地域の連携の中で対応することを考える場合でも，医学的情報ならびに医師との連携は重要である．患者あるいは高次脳機能障害者がもっている症状や生活上の問題について，担当者間で共通認識をもってはっきりとした目標に向かって訓練することが重要である．

3 具体的な訓練の内容

a）訓練にかかわる職種は

医師：リハビリテーション科，神経内科，脳神経外科，精神科，内科など．

医師以外：心理担当者，作業療法士，理学療法士，言語聴覚士，看護師，リハビリテーション体育士，医療ソーシャルワーカーなど．生活訓練や職能訓練は，生活指導員や職能指導員が行っている．いずれの機関でも多数の職種を用意することは必ずしも容易ではなく，専門性の壁を越えた協力体制

4. 高次脳機能障害リハビリテーションの考え方

が必要なことがある.

＊専門職間の連携が必要

高次脳機能障害者のもつ多面的な障害に対して多くの専門職がかかわる必要がある．その訓練内容は、専門性の高いものの他、職種間で共通の問題をとり扱うものも混在している．たとえば、ある患者の注意障害について、作業療法士、言語聴覚士、臨床心理士（心理担当員）、看護師がそれぞれの立場で取り組んでいる場合に、理学療法士は、通常行う歩行訓練やバランス訓練以外に、一般道路での歩行、交差点での横断といった訓練（応用歩行）を注意障害の観点から訓練することも場合によっては必要となる．

b）訓練時間

はじめから長時間の訓練ができることは少ない．発症・受傷からの時期や状況（ケースの体力、集中力など）によって訓練時間は調整が必要である．

モデル事業では、複数職種の関与（評価・訓練等）を合計すると週65単位（1単位は20分、したがって21時間）、各職種では週11単位から22単位（4時間から8時間弱）で、平均で週16単位（5時間20分）であった．

c）訓練の期間

モデル事業では、次のような訓練期間が推奨された．
- 医学的リハビリテーションプログラムは最大6カ月実施する．
- 種々のサービスを連携して合計1年間の訓練が望ましい．

現在、「高次脳機能障害診断基準」に基づいて高次脳機能障害と診断された場合、診療報酬の対象とされ、180日を超えて訓練を受けることが可能になっている．

ここに示した訓練期間の根拠は以下のような分析に基づいている．

モデル事業の報告では、訓練を受けた障害者で障害尺度（図4-4）に改善のみられたケースの74％が6カ月で、97％は1年でその成果が得られた（図4-6）．認知機能のそれぞれの項目に注目した医学的リハプログラムは、開始から最大6カ月実施する．その後は、必要に応じて生活訓練・職能訓練を加えて連続した訓練を実施する必要がある．もちろん、症状が軽症の場合、重症であっても改善がみられる場合はこの限りではない．

d）訓練の進め方（図4-8）

リハビリテーションでは、疾病の診断・治療だけでなく、疾病がもたらす機能障害、機能的制限（能力低下）の評価およびケースの生活歴や社会経済的環境と家庭環境を考慮して、将来目標を立てる．その目標実現のために必要な計画、具体的プログラムを立て、実施し、一定期間後に再評価し、

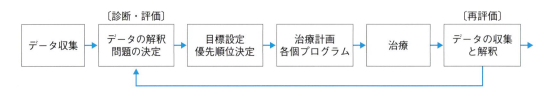

図4-8　医学的リハビリテーションの進め方

4. 高次脳機能障害リハビリテーションの考え方

必要に応じて目標・プログラムに修正を加え，最終的な目標に到達するという過程をとる．

e) 評価について

高次脳機能障害にとり上げられている種々の症状について，それが認められるか，認められないか簡単には判断ができない．たとえば，指示された課題が完了しなかった場合，その原因は，記憶障害により課題を忘れていた可能性，言われた際に注意が散漫であった可能性，課題の途中でどのように処理したらよいか迷ってしまった場合（遂行機能障害）などさまざまなことが考えられる．これらの障害が複合していることも考えられる．

単一の検査で，器質性脳疾患が診断できるような方法についても，多くの努力にもかかわらず，みつかっていない．Lashley や Chapman と Wolff は，脳損傷は測定可能な多面的現象であり，それを評価するには多面的な検査が必要であるという[5]．脳損傷患者に行動上みられる後遺症は，その病変の性質，程度，部位，持続時間によって変化する．1 人の脳損傷患者が示す欠損のパターンが，解剖学的にそして機能的に異なる部位の損傷をもつ別の患者と異なるだけではなく，同様の病変をもつ患者でも機能障害のパターンは異なっている．また，異なる部位の損傷がある患者でも似た欠損を示すことがあることを理解する必要がある．

次のように高次脳機能障害の評価を行う．

A. 行動観察：視点を決めて観察する．その上で，高次脳機能の何が問題であるかを推定して，適切な神経心理学的検査を選択する．

B. 神経心理学的評価：平均値，分散のわかっている検査が望ましい．点数だけでなく取り組み方も重要な手がかりである．

C. 課題を用いた評価

評価にあたって次のような検討が必要である．

- **受傷・発症前の生活歴，知的レベル，行動特性の聴取（脳の器質病変によって生じたものか）**：家族，職場の仲間，教師などの生活や仕事の場での情報が重要である．特に，脳損傷病変が画像診断上明らかでない，受傷歴が明らかでない場合には，器質性疾患かどうかの判断が必要になる．

- **日常生活や仕事における具体的な問題点を明らかにする**：訓練実施場所においては，看護師，各専門職などからの情報が必要である．その上で，どのような認知障害の特徴があり，どれが生活の困難の原因として関与している可能性があるかの見当をつける．先の宿題が完了しなかったケースであれば，記憶障害が中心の問題かどうかといった判断を行う．

- **場面，状況を考慮する**：検査に当たっては検査を実施する場所，騒音などの環境，課題の難易度など十分に配慮する必要がある．

- **総合的に判断する**：次に，特定の機能に対応した神経心理学的検査方法（表 4-2）[2] を行う．人の認知機能は多面的であり複数の検査によって総合的に判断する必要がある．

● 4. 高次脳機能障害リハビリテーションの考え方

表 4-2　神経心理学的検査一覧

モデル事業に参加した 13 拠点施設が行っている検査の一覧を示す．（◎使用している施設の多い項目）

測定する能力		検査名	市販	基準値	所要時間	特徴
知的機能		◎ WAIS-R（WAIS-III）成人知能診断検査	有	有	90分	言語性，動作性，全検査の知能指数を算出，下位検査項目の比較
		コース立方体組み合わせテスト	有	有	30分	積木構成による非言語性知能の測定
注意	視覚	◎かな拾いテスト	無	有	5分	選択的注意と処理速度を測定
		◎ TMT（トレイルメイキングテスト）	無	一部有	10分	視覚探索と注意の転換を測定
		D-CAT	有	有	5分	数字抹消により，注意の維持と焦点化，処理速度を測定
	聴覚	◎ PASAT	無	一部有	10分	聴覚的な注意の配分を測定
記憶	言語	◎三宅式記銘力検査	有	有	15分	単語の聴覚記銘力を測定するが，意味記憶の学習能力も予測
	非言語	◎ REY 図形	無	一部有	10分	複雑な図形の視覚記銘力を測定
		ベントン視覚記銘力検査	有	有	15分	簡単な図形の視覚記銘力を測定
	両方	WMS-R（ウェクスラー記憶検査）	有	有	40分	言語，非言語などさまざまな種類の記憶を測定
	行動記憶	◎ RBMT（リバーミード行動記憶検査）	有	有	30分	日常的な行動に関係の深い検査で生活レベルの記憶を予測
遂行機能		◎ WCST（ウィスコンシンカードソーティングテスト）	有	一部有	30分	概念の形成とその転換を測定，2種類のテスト法がある
		BADS	有	有	30分	遂行機能症候群の行動評価
		Stroop test	無	無	10分	反応の抑制について評価
言語機能（失語症）		◎ SLTA（標準失語症検査）	有	有	60分	言語症状のプロフィールや重症度を算出
		WAB 失語症検査	有	有	60分	失語指数とタイプを算出
自己認識		PCRS	無	無	10分	本人と家族の認識ギャップを測定
社会生活力		社会生活困難度評価	無	無	15分	社会生活上の困難を家族や支援者がチェックリストで把握

基準値の記載されている参考書
1) ルリア，著，西村　健，監訳．神経心理学的検査法．東京：医歯薬出版；1988.
2) Zoltan B. 著，河内十郎，監訳．失行・失認の評価と治療．第 3 版，東京：医学書院；2001.
3) Strub R, Back FW, 著，江藤文夫，訳．高次脳検査法－失行・失認・失語の本態と診断．第 3 版．医歯薬出版；1995.
4) 中野光子．高次脳機能診断法．東京：山王出版；2002.
5) 神経心理学的評価の手引き．In：蒲澤秀洋，阿部順子，編．脳外傷者の社会生活を支援するリハビリテーション　実践編．事例で学ぶ支援のノウハウ．東京：中央法規；2003. p.193-207.

f) 計画

　高次脳機能障害に関する評価結果に基づいて目標を設定する．一般的には，対象者のニーズが考慮されるが，高次脳機能障害では本人の判断や認識が必ずしも適切でないこともある．本人，家族，学校や職場と十分な話し合いを通じて，障害の程度にあった現実的な目標を定めることが重要である．

目標としては，復職，復学などがあげられるが，高次脳機能障害の回復過程を考えると，発症後初期には達成することができるかどうか判断の困難な場合もある．したがって，意欲を失わないように，本人がイメージしやすく，短期間である程度実現が可能な目標を設定するのがよい．訓練実施には，各スタッフの意思統一を図って実施することが重要である．連続したサービス構築の観点から，早期から支援コーディネーターも加えた訓練・支援体制を確立することも必要である．

g）目標

本人が容易にイメージできる現実感のある目標がよい．具体的には，身体面では，トイレ動作の自立，歩行の自立などはイメージしやすく訓練の必要性についての理解も得やすい．高次脳機能障害は，本人が自覚していないことも多く，訓練を実施することについて本人の納得が得られにくいことがある．評価に基づいて，その結果を適切にフィードバックし，日常生活，職場，学校などでの問題点を明らかにし，この問題点を本人に理解してもらうことが大切である．カンファレンスを通じて関連職種の意思統一を予め図っておく必要がある．スケジュールを立ててそれに基づいて行動できる，小遣い帳をつけて金銭管理ができる，料理の献立を考えて必要なものを揃えることができる，パソコンの操作ができる，など実生活に即した目標で，能力に見合ったものを本人，家族等と相談して設定する．

h）留意点

訓練の実施に当たって下記に注意する必要がある．

- **課題の選択**：本人の興味や関心がある内容で，現実的で達成感がえられるもの，難易度に注意して．
- **訓練の進め方**：段階的に，フィードバックを用いて意欲を高める．
- **環境**：騒がしい環境は避ける．
- **一般化**：訓練した内容が，家庭や職場でも使えるように．

i）訓練の基本的戦略

認知障害自体の改善が最も期待されるが，必ずしも完治しない現状では，いずれの症状に対しても，次のような戦略をとることが必要である．

① 認知障害に対する改善（狭義の認知リハビリテーション）

② 代償手段の獲得

③ 障害の認識を高める

④ 環境調整（家族へのアプローチを含む）

①は，高次脳機能障害者のもつ注意障害，記憶障害といった特定の認知障害に対する訓練法で，狭義の認知リハビリテーションに該当する．このような訓練が有効でない場合は，残された機能を用いた代償手段②を訓練する．たとえば，記憶障害で言語的記憶に比べて，視覚的記憶が残されている場合に，絵で描かれた手がかりを活用するようなことである．一方，障害者自身が自らの機能障害を認識することができると，種々の代償手段が活用しやすくなる（③）．したがって，実際の検査・実施結果をその場で提示して，あるいは，ビデオ記録を行い再生して本人にフィードバックするといった方法をとることがある．障害によって起こる不都合が少しでも少なくなるように周囲の環境を整えるといった手段④も講ずる．たとえば，家族に障害を説明し理解してもらい，障害者が混乱に陥る前に

●──── 4. 高次脳機能障害リハビリテーションの考え方

適切なタイミングで援助を依頼する，大切なものをみつけやすいように整理する，身につけておくなどがこの方法である．

j) 各症状に対する具体的な対応

1) 注意障害

次のような観察が行われた場合には，注意障害の存在を考える．

- 昼間，いすや車いすで寝ていることが多い．
- 周囲の状況にかまわずに行動を起こそうとする．
- 人の話や周囲の動きに気が散ってしまい，集中できない．

  注意には次のような特徴が知られている．

  多方向性（配分性）：複数のことに気配りできる．

  選択性：特定の情報を見極めることができる．

  転換性：必要に応じて注意の向きを切り替えることができる．

  持続性：注意の集中を一定期間持続できる．

【注意障害を観察するポイント】

・覚醒度のチェック

・作業中の観察

・神経心理学的検査（点数だけでなく実施している時の様子）

【訓練のポイント】

- 発病・受傷から期間が短く，意識障害の影響が残っている．

  刺激を抑える必要がある可能性もある．

- 刺激を加える時には，簡単なものから複雑なものへ．

  短い時間から次第に長く．

  静かな環境から，賑やかな環境で課題を行う．

  決まった担当者から，不特定の担当者に．

2) 記憶障害

次のような症状の場合に，記憶障害を疑う．

- 約束を守れない．
- 大切なものをどこにしまったかわからなくなる．
- 他人が盗ったという．
- 何度も同じことを繰り返して質問する．

【観察のポイント】

記憶について，どのような記憶の障害か（時間：即時・長期・展望），種類（意味記憶，エピソード記憶，手続き記憶），型（言語的，視覚的），記憶の段階（符号化，貯蔵，検索），引き出し方（再生，再認），記憶された時期（逆行性，前向性）など明らかにする必要がある．神経心理学的検査として，

- 全般的記憶検査：WMS-R　ウェクスラー記憶検査
- 言語性記憶検査：三宅式記銘力検査

4. 高次脳機能障害リハビリテーションの考え方

- 視覚性記憶検査: ベントン視覚記銘力検査, REY 図形テスト
- 日常記憶検査: RBMT　リバーミード行動記憶検査

などがある.

【訓練のポイント】

反復して記憶訓練を行っても定着させること, 他の場面への一般化が困難であるなど限界が多い. 外的記憶補助具の使用（道順を示す矢印, カレンダー, 日記帳, システム手帳など）は, 自分の記憶障害について意識のある患者には有効なことがある. 記憶障害の意識の少ない患者では, 手帳をもっていることもどのような場合に使用するかの習慣化も難しいことがある. 特殊な記憶方法の訓練（イメージ法: 人の名前を顔の特徴で覚える, PQRST 法など）などが用いられる.

3) 遂行機能障害

症状の特徴として, 次のようなものがある.

- 約束の時間に間に合わない.
- 仕事を約束通りに仕上げられない.
- 仕事を途中で投げ出してしまう.

【観察のポイント】

遂行機能には次のような機序が含まれていると考えられる. したがって, 作業をよく観察し, 失敗や誤りの起こり方から特定の機序を探る必要がある.

- 自己認識
- ゴールセッティング
- プランニング
- 発動性
- 自己モニタリング

特定の機序が関与すると判断される場合は, 訓練に次のような検討を行う.

- 作業過程を分解し, それぞれの過程をルーチン化する.
- ルーチンの連続を訓練する.
- 一定の過程で失敗が起こる場合は, その部分を介助する.

4) コミュニケーションの障害

症状の特徴として, 以下の点がある.

- 話のまとまりがない.
- その場に不適切な会話や多弁すぎる.
- テンポの速い話にはついていけない.
- 冗談やいやみ, 比喩が理解できない.

訓練は, グループディスカッションで, 自己紹介, 近況説明, 特定の話題についの議論, グループで実施する課題（活動）の企画をするなどを通じて, コミュニケーションにおける問題点が明らかになればこれを指摘して修正する.

5) 病職欠落

患者は,「何か困っていることは？」という質問に,「何も困っていることはない」, うまくいかな

39

● 4. 高次脳機能障害リハビリテーションの考え方

いことがあれば，それは「自分のせいではなく，相手のせいだ」と考えている．

【訓練のポイント】

本人のプライドに注意しながら，不適切な行動や言動を指摘・修正する．グループの活動の中では，他人の失敗をみて自らの障害を理解できるように工夫する．

6) 社会的行動障害

症状の特徴として，

- 気に入らないことがあると，興奮する，大声をだす，暴力をふるう．
- 他人につきまとって迷惑なことをする．
- 不潔行為やだらしない行為．
- 周囲の人に付き合えと強要する．

などがある．

【観察のポイント】

日常生活での観察の他に，反社会的行動，退行については適応行動尺度（ABS），S-M 社会生活能力検査などの評価法がある．

【訓練のポイント】

■ 環境調整

環境の調整は大切であり，周囲の音や人の出入りなど刺激が過剰にならないよう，疲れさせない環境に配慮する必要がある．

■ 行動療法的対応

- 正の強化：褒める，励ます，注意をひくなど強化する．
- 中断（time-out）：不適切な言動がみられたとき，そのような行動を無視して担当者はその場からしばらく姿を消す．あるいは患者を訓練室の外に数分間置いておく．
- 反応コスト：行動に対価を与えて，行動を抑制できたら対価は高く，特定の品物と交換できる．

社会的行動障害の発生に関する仮説から，失敗を繰り返すことによって困惑・不安感，無力・抑うつ感が増強し問題行動に結びつくと考えると，失敗を繰り返さないような工夫が必要になることが理解できる．

4 医学的リハから生活訓練，職能訓練への移行

医学的リハプログラムから生活訓練，職能（職業）訓練への移行は，認知障害が依然存在するとしても，日常生活や職業で必要と考えられる技能の獲得が重要と判断された場合には生活訓練，職能訓練に移行する（表4-1）．また，医学的リハプログラム中であっても，必要があれば生活訓練や職能訓練の内容を加味する．また，生活訓練の結果，改めて医学的リハプログラムを受ける場合もあり，訓練の流れは医学・生活・職能と一方向性とは限らない．訓練の継続・終了は1～3カ月毎の評価によって決定する．高次脳機能障害で指摘される各症状の軽減，身体機能，ADL，神経心理検査，障害尺度変化などを参考にする．

次に述べる訓練は，本人がその必要性を認識できるかどうかに大きなポイントがある．うまくできた時の気分のよさ，充実感，実施状況をフィードバックするなど，種々の方法を講じて，必要性を納得してもらうこと，その上で，本人も参加した上で具体的な目標やプログラムを立てることが重要で

ある.

a）生活訓練の内容は

1）生活リズムの確立

入院患者の場合，訓練のない自由時間をどう過ごすか自分でスケジュールを考えることが困難で，ベッドで過ごす時間が長くなり，昼夜逆転の生活パターンになるということが多くみられる．規則正しい生活習慣を身につけることによって日中の活動性を高めるように働きかける.

- わかりやすいスケジュール作り.
- ポイントを短く箇条書きにする.
- 課題をスタッフで共有して，適切なタイミングで声を掛け生活リズム作りを促す.
- 1人1人の耐久性も異なるので，適切な量・訓練内容にする.
- 自宅で生活している高次脳機能障害者では，病院や施設のように管理することはできないが，上記の方向で1日，1週間のスケジュールを作り生活リズム作りを行う.

2）生活管理能力

ⓐ　日課の管理：予定の管理，服薬や金銭管理が目標になる．1）で作成した日課にそって自ら行動することができるように，スケジュール帳作成，代償手段の獲得を図る．朝の打合，夕方の集まりによって課題の実施状況を毎日確認することが重要である.

ⓑ　服薬管理：1日渡しから1週間渡しと自己管理の可能な期間を延長していく．ポケットケースや薬ボックスが有効である.

ⓒ　金銭管理：どの程度の金額を渡すか，小遣い帳の記載，金銭出納の定期的な確認が必要である.

- 1人1人適切な時間の幅があり，実施できていることを確認しながら次第に延長していくことが必要である.

3）社会生活技能

地域での生活，買い物，市街地での移動，公共交通機関を利用した外出訓練，家事訓練（調理，洗濯など）などが対象になる．グループホームのような一戸建ての建物を利用した生活体験実習が有効である．本人と相談して立てた計画にそって実施するが，うまくいったかどうかの評価方法を考える必要がある．病院や施設のように，高次脳機能障害者を取り巻く環境を予めコントロールできる場合とは異なり，突然の変更や判断が迫られることもありうる．そのような状況変化への対応が適切に行われたかどうか，確認する方法も検討する.

4）対人技能の向上

独りで生活している時には問題にならなくても，多くの人が集まっている集団の中では対人関係の問題が生ずることが少なくない．擬似的な集団を作ってその中で議論したり，課題に対して共同で取り組んだりすることによって，対人関係の問題の発生を調べる．問題があればその場で状況を説明して，望ましい行動を指示することが必要である.

5）障害の自己認識

病気や外傷による病変をCT・MRIなど画像データで示すと，高次脳機能障害者は比較的よく覚えている．その上で，生活上で記憶や注意の障害，遂行機能障害がどのような問題を起こすのか予測し

4. 高次脳機能障害リハビリテーションの考え方

て対応する．この部分での自己認識の問題が大きい．

1）〜4）の訓練を通してフィードバックが重要であるが，Lezak の述べているように[5]，同じプログラムを実施していても，患者のもつ高次脳機能障害の内容によって，訓練の効果には相違が生ずる．障害の自己認識性が良好かどうかが，高次脳機能障害のどのような症状に対しても改善の見込みを判断する重要な条件になる．

b）職能訓練の内容は？

職業生活に要する技能を職能とよぶ．職能訓練には，準備訓練，技能訓練である職業訓練が含まれる．高次脳機能障害者の多くは，受傷・発症後にそれまでの職業を失うことが多いという現実がある（図 4-9）．そのため，症状に応じて職業に関連する準備が必要になると考えられるが，一方，早すぎる復職によって適応障害を生ずるケースも少なくない．患者の能力と要求される職業上のニーズをよく検討する必要がある．

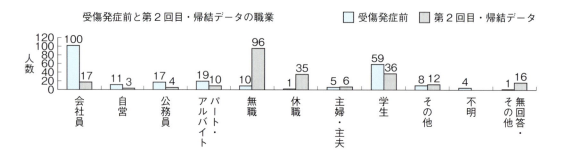

図 4-9 高次脳機能障害モデル事業対象者の就職状況—受傷前後の比較

1）準備訓練

すでに就労していた人であれば，その仕事がどのようであったか，内容，仕事に関連して必要な能力や技能が何であるかを検討する．

未就労の人であれば，職業に就くための基本的な生活パターンが守れるか，といった点から検討が必要になる．また，どのような職業につくことが可能でそのための具体的な対応方法を検討する．

2）作業遂行面の検討

記憶力，注意力のほかに，判断力や遂行機能も障害されていることがあり，課題を通じて，どのような仕事が可能か検討する．

- ミスの量がどうか
- 速度はどうか
- 注意箇所が複数ある場合に，ミスをせずに実施可能か
- 効率や判断はどうか
- 優先順位がつけられるか

3）対人関係が円滑に構築できるか

- 対人技能は，生活訓練でも検討されているが，職業に関してはさらに重要である．
- 高次脳機能障害の特徴である社会的行動障害（感情・欲求のコントロール低下，依存性・退行な

ど）が原因になり，対人関係に問題を生ずることが少なくない．

- 図2-2（9頁）に示すように，失敗に伴う困惑・不安感，無力・抑うつ感が問題行動を助長する可能性もある．

- 高次脳機能障害者にとって，その職場環境が適切であるか，職種が適切であるかの検討も必要である．それほど困難でない職場であるとすれば，行動分析を行い課題が何であるかを把握し，その解決のための対応を行う．ジョブコーチのような存在も重要である．

- 就労形態には，「一般雇用」「在宅就労」「保護雇用」「福祉的就労」などがある．必ずしも，発病・受傷前の一般雇用にこだわらず，「働きたい」という意欲を大切にしてその人にあった就労形態を選ぶことも重要である．

生活訓練や職能訓練は，発症・受傷から早期に行わないということではない．入院中であってもここに述べた一部の内容は実施すべきものもあり，その量についても患者1人1人について検討することが大切である．

本章の内容は，高次脳機能障害支援モデル事業の結果をまとめたものであり，内容の多くは文献2）から引用した．

D モデル事業以降のわが国における成果

モデル事業はわが国における高次脳機能障害を扱う医療機関相互の知識・技術の標準化に有効であったと考えられる．また，米国で取り入れられている入院から外来に及ぶ包括的集中リハビリテーションの導入が，神経心理学的検査の改善，自立度や復職をふくむ社会参加の促進に有効であることが浦上らによって示されている[6]．また，その効果に関して高次脳機能障害を生じた原因が関与することも指摘されており外傷性脳損傷や脳血管障害に比べて脳炎や低酸素脳症では就労率に差が見られた[7]．

■文献

1) Burke DC. Planning a system of care for head injuries. Brain Inj. 1987; 1: 189-98.
2) 中島八十一，寺島 彰，編．高次脳機能障害ハンドブック―診断・評価から自立支援まで．東京：医学書院；2006.
3) 国立身体障害者リハビリテーションセンター．高次脳機能障害支援モデル事業中間報告書．国立身体障害者リハビリテーションセンター．2003.
4) 国立身体障害者リハビリテーションセンター．高次脳機能障害支援モデル事業報告書―平成13年度～平成15年度のまとめ．国立身体障害者リハビリテーションセンター．2004.
5) Lezak MD. Neuropsychological Assessment. 3rd ed. New York, Oxford: Oxford University Press; 1995.
6) 浦上裕子，飛松好子，江藤文夫，他．脳損傷後の高次脳機能障害に対する包括的集中リハビリテーションの効果．Jpn J Rehabil Med. 2010; 47: 232-8.
7) 浦上裕子，山本正浩，中島八十一．高次脳機能障害のリハビリテーション 診断，治療，支援のエビデンス 高次脳機能障害のリハビリテーション 帰結調査からみた医療と福祉の連携．Jpn J Rehabil Med. 2013; 50: 536-42.

〈長岡正範〉

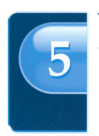

5 高次脳機能障害を生じる疾患

　高次脳機能障害とは，広義には，記憶，言語，計算，判断，遂行など複雑で抽象度の高い脳機能が脳損傷により障害されること，およびそうした状態，というきわめて広範囲な対象をさす用語である．

　これに対し厚生労働省が 2001（平成 13）より 2005（平成 17）年度まで行った「高次脳機能障害支援モデル事業」において高次脳機能障害という用語は，「確認された脳の器質的病変による記憶障害，注意障害，遂行機能障害，社会的行動障害などの認知障害のせいで日常生活または社会生活に制約がある状態」と定義された[1]．

　行政の意図は従来の公的支援で救済し切れなかった患者群を救済することなので，身体障害や難病など従来の支援の対象になっている患者は原則として対象としない．また対象が際限なく広がるのを防ぐため先天性疾患，周産期異常，発達障害，進行性疾患によるものは除外されている．したがって広義の高次脳機能障害を生じる疾患には新皮質およびそれに関連する構造に損傷をもたらすほとんど全ての疾患が含まれるが，厚生労働省の意味での高次脳機能障害をきたす疾患はほぼ脳血管障害，頭部外傷による脳損傷，低酸素脳症，脳炎，脳腫瘍術後に限られる．そのなかで症例数としては脳血管障害と頭部外傷による脳損傷が多数を占める．

　本稿では脳血管障害と頭部外傷による脳損傷を中心に記述し，さらにその他の脳疾患と広義の高次脳機能障害との関連について述べる．

5-1. 脳血管障害 （表 5-1）

1 無症候性脳血管障害

表 5-1 脳血管障害の分類（NINDS-III）

A. 無症候性
B. 局所性脳機能障害
　1. 一過性脳虚血発作
　2. 脳卒中
　　脳出血
　　くも膜下出血
　　脳動静脈奇形に伴う頭蓋内出血
　　脳梗塞
C. 血管性認知症
D. 高血圧性脳症

【どんな疾患か？】
1. 症状がないかきわめて軽微であるような脳梗塞，脳出血，脳動静脈奇形
2. 虚血症状を引き起こしてない脳動脈狭窄および頸動脈狭窄・閉塞
3. 未破裂脳動脈瘤

を包括する概念である．

【高次脳機能障害との関連】
　将来高次脳機能障害を引き起こす基礎的状態として重要である[2]．

　無症候性脳梗塞の多くはラクナ梗塞であり，まれに

5. 高次脳機能障害を生じる疾患

分水嶺梗塞である．ラクナ梗塞は放置すれば多発し，血管性認知症を発症することがある．分水嶺梗塞の基礎には脳動脈，頸動脈の狭窄が基礎にあることが多い．主要動脈の境界域（分水嶺）の損傷では脳機能の局在の関係上，損傷の大きさに比べ明らかな症状が出現することが少ない．

血腫自体が小さくても周囲への影響があるため，脳出血が無症候性に生じることは脳梗塞に比べれば頻度が低い．それでも臨床的には無症候で経過する例は存在する．原因は高血圧が最も多くほかにアミロイドアンギオパチー，脳動静脈奇形などがある．部位は通常の高血圧性脳出血と同じく被殻が多い．

微小脳出血（cerebral microbleeds）という語はグラジエントエコーT2*MRIで描出される脳実質内の円形均質で微小な低信号領域を指すもので，その本態は微小な出血から生じたヘモジデリンを貪食したマクロファージ塊と考えられている[3]．高齢，高血圧，脳卒中の既往，アミロイドアンギオパチーなどとの相関がある．微小脳出血は単独では無症候と考えられているが，多発すれば認知機能の低下をもたらす．

症状を起こしていない動脈狭窄・閉塞および未破裂脳動脈瘤に関しては，その状態にとどまっている限り，単に高次脳機能障害の危険因子という認識でよい．

2 一過性脳虚血発作

【どんな疾患か？】

単一の脳動脈領域の虚血に基づくと考えられる症状が突然出現し24時間以内に完全に消失するものを一過性脳虚血発作（TIA）と呼ぶ[4]．通常は数分間持続するものが多い．TIAの多くは動脈由来の血小板血栓が下流に流れて塞栓を形成し局所症状を呈するが短時間で崩壊することによる．その他の機序として血行力学的理由による短時間の虚血，心原性塞栓，血管攣縮などが考えられている．TIAは非可逆的な障害を残す脳梗塞の予兆として重要である．TIA後90日以内に脳梗塞を起こす危険は10％程度とされる．

【高次脳機能障害との関連】

TIAでは症状が永続しないので行政的な意味での高次脳機能障害が生じることはない．脳梗塞で生じうる大半の症状がTIAによっても出現しうるが，前述したとおり多くの場合数分間で症状が消失するため詳細な記載は事実上困難である．

3 脳出血

【どんな疾患か？】

脳卒中としての脳出血はほぼ高血圧性脳出血のことである．脳動静脈奇形からの脳出血も脳卒中として別に分類されているが，血腫の影響としては高血圧性脳出血と大差ない．

高血圧性脳出血の好発部位は被殻，視床である．皮質（下），橋，小脳，尾状核の脳出血はそれより頻度が低い．中脳出血もまれながらある．

発症は通常突然であるが，ときに症状が軽く発症がいつだか正確にはわからない場合もある．意識障害は脳幹および視床出血で出やすいが，他の部位でも血腫が大きければ起きる．橋出血では著明な縮瞳がみられる．視床や小脳の出血でも中等度に縮瞳するが，他の部位の出血では必ずしも縮瞳はみられない．出血部位に応じて局所症状が現れる．大脳皮質に影響をきたしうる血腫ではてんかん発作が続発することがある．血腫が大きく脳圧が亢進すれば頭痛がする．くも膜下に血腫がもれ出た場合

5. 高次脳機能障害を生じる疾患

血液による髄膜刺激のため頭痛が出現する．視床出血が脳室に穿破した場合には頭痛，嘔吐，意識障害などの症状が強く現れることが多い．

CTでは血腫は当初高吸収域を示す．ヘモグロビンが吸収されるにつれて等吸収域から低吸収域へと変化する．MRIでは発症直後はT1強調画像で等信号，T2強調画像で低信号となる．発症数日後からT1，T2強調画像ともに中心部が低信号域，周辺部が高信号域となる．発症2週間から1ヵ月後あたりはT1，T2ともに高信号域になる．

急性期は適切な降圧が必要である．脳浮腫に対しマンニトール，10%グリセロール液の点滴静注が用いられる．症状が進行する小脳出血，皮質下および被殻出血で血腫除去手術が行われることがある．また脳圧亢進し脳ヘルニアの危険があるとき開頭外減圧術が行われる．視床出血の脳室穿破時，脳室ドレナージが行われることがある．慢性期には再発予防のため血圧を脳梗塞の場合より厳密にコントロールするべきである．

【高次脳機能障害との関連】

出血の部位に対応して高次脳機能障害が出現する．

出血の場合，これらの症状は同程度の大きさの梗塞に比べ発症当初は重症であるが，長期間かけて回復していき後遺症は比較的軽微となることが多い．

4 くも膜下出血

【どんな疾患か？】

脳卒中としてのくも膜下出血の大半は脳底のウィリス動脈輪動脈瘤が破裂して起きるものであり，少数例がより末梢の動脈瘤破裂および動静脈奇形からの出血である．血行力学的ストレス，遺伝的因子，生活習慣などを背景に成長してきた動脈瘤が最終的に血行力学的イベントを機に破裂すると考えられている．血腫自体は周囲に細胞障害性があるほか，脳圧を急激に亢進させて死に至らしめる場合もある．血腫が脳室に穿破すると水頭症をきたし二次的に脳圧が亢進する．出血後1週間前後にピークを迎える脳血管攣縮がひどい場合には虚血により脳梗塞と同等な状態が起きることがある．

発症時激しい頭痛を訴える．重症の場合痛みを訴えて間もなく意識障害に陥る．髄膜刺激のため項部硬直，Kernig徴候を認める．頭蓋内圧亢進のため嘔気，嘔吐，うっ血乳頭がある．出血1週間後頃から血管攣縮により片麻痺，失語などの局所症状が出ることがある．

頭部CTで脳底のくも膜下腔に血腫が確認されれば動脈瘤破裂によることがほぼ確実である．脳表の動脈瘤からの出血では脳底に血腫がなく脳表の局所にしか血腫が認められないので注意が必要である（図5-1）．破裂動脈瘤の同定には血管造影が必要となる．CT，MRIにて脳室内血腫およびそれに伴う水頭症が明らかになることがある．

急性期治療は脳外科的治療が中心である．再出血防止のため最初の出血から72時間以内に脳動脈瘤の開頭ク

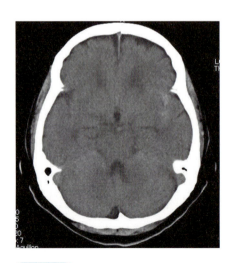

図5-1　動脈瘤破裂によるくも膜下出血

リッピング術を行うことが多い．症例によっては血管内治療が選択される．開頭クリッピング術の際，脳血管攣縮の予防のためその原因となる血腫を早期に外科的に除去するとともに脳槽ドレナージを留置し血腫の排出を図る．オザグレルや塩酸ファスジル点滴，チクロピジン内服も血管攣縮予防に効果があるとされる．血管攣縮による症状が出てしまった場合，triple H 療法とよばれる治療が行われることがある．昇圧剤により人為的高血圧（hypertension）を起こし，輸血やアルブミン投与で循環血漿量増加（hypervolemia）をさせ，3000mL/日以上の輸液を行って血液希釈（hemodilution）を図るものである．また血管攣縮に対し血管内治療が行われることがある[5]．

【高次脳機能障害との関連】

血管攣縮による脳梗塞が起きなかった場合でも，水頭症や血腫の直接的侵襲により認知症的な後遺障害が残ることがある．血管攣縮による脳梗塞が起きてしまった場合，損傷部位に対応した高次脳機能障害が起きる．

5 脳梗塞

【どんな疾患か？】

脳梗塞とは脳血管の狭窄，閉塞により血流が局所の代謝需要を満たさなくなり脳組織が不可逆的に障害されること，あるいは血圧低下などの血行力学的な理由により局所血流が低下し局所的に脳組織が障害されることをいう．

脳梗塞を発症機序から分類すると血栓性，塞栓性，血行力学性に分けられる．血栓性脳梗塞は動脈のアテローム硬化を基礎に脳動脈に血栓が生じることによる．塞栓性脳梗塞は脳動脈に塞栓子が侵入してくることで起きるが，臨床的に問題になるのは心原性の塞栓である．心原性塞栓をきたす疾患として心房細動，洞不全症候群，心筋梗塞，心筋炎，弁膜症などがある．血行力学的梗塞でよく起きるのが分水嶺梗塞である．脳動脈の主要な分枝が灌流する領域の辺縁部ないし境界部は潜在的に血流不足に陥りやすい領域（分水嶺領域）である．主幹動脈のアテローム硬化による狭窄を基礎として血圧低下などの血行力学的イベントが起きると分水嶺領域が梗塞に陥る．

発症機序による分類ではないが別記すべき梗塞の種類としてラクナ梗塞がある．ラクナ梗塞とは径15mm 以下の小さい梗塞で比較的細い深部穿通枝の灌流域に起きるとされている．好発部位は大脳深部白質，大脳基底核，内包，視床，脳幹などである．

左中大脳動脈の閉塞では右片麻痺，失語，左への共同偏視がみられることが多い．右中大脳動脈閉塞では左片麻痺，左半側空間無視，右への共同偏視がよくみられる．下肢の単麻痺は反対側の前大脳動脈領域病変を疑わせる症状である．同名半盲は反対側の後大脳動脈の障害を示唆する．椎骨・脳底動脈系の虚血では眼位の異常，外眼筋麻痺，眼振，解離性感覚障害，中枢性および末梢性顔面神経麻痺，回転性のめまい，構音・嚥下障害，小脳失調，錐体路徴候などが種々の組み合わせで出現する．椎骨・脳底動脈系の広範な虚血では昏睡，血圧低下，心肺停止がみられ救命が困難な場合がある．ラクナ梗塞は発生部位が深部穿通枝領域に限られサイズも小さいので症状は比較的限られる．1．純粋運動性不全片麻痺，2．純粋感覚性卒中，3．失調性不全片麻痺，4．構音障害・手不器用症候群，の四型が古典的ラクナ梗塞の臨床型とされ頻度も高い．

急性期には MRI 拡散強調画像が有益である．発症 1 時間後くらいから陽性所見が期待できる．MRI T2 強調画像では早くとも発症 6 時間後くらいからしか信号強度の変化を検出できない．CT で

● 5．高次脳機能障害を生じる疾患

は発症後 2，3 日たたないとはっきりとした低吸収域を指摘できない．ただし大きな梗塞で浮腫の強い場合，比較的早期から MRI T1 および T2 強調画像や CT でもその変化を検知できる．血腫の有無の判断には MRI より CT の方が有用である．

　急性期には血圧が正常を超えていても通常降圧する必要はないが，あまりにも高血圧が著明であったり，高血圧が望ましくない合併症がある場合，慎重な降圧治療を行う．脳浮腫があればマンニトール液やグリセロール液の点滴静注を行う．脳浮腫が著明で生命の危険がある場合開頭外減圧手術が行われることがある．発症 3 時間以内でかついくつかの要件を満たす症例でアルテプラーゼ経静脈投与による血栓溶解が行われる．そのほか急性期から亜急性期の治療としては，低用量ヘパリン，抗トロンビン剤のアルガトロバン，トロンボキサン A_2 合成酵素阻害剤のオザグレル，フリーラディカルスカベンジャーのエダラボンの経静脈投与が行われる．再発予防に関しては血栓症における抗血小板療法，心原性塞栓症における抗凝固療法は非常に重要である．また危険因子の除去も同様に重要である．

【高次脳機能障害との関連】

　損傷部位に対応する高次脳機能障害が出現することは他の疾患となんら変わりない．ただし各脳動脈の灌流域は多少の個人間のばらつきを除いて一定しているため，その動脈病変によって起きる梗塞域はその灌流域に規定される．したがって脳梗塞による損傷域は病変のある動脈の灌流域から極端にかけ離れたものにはなりえず，大体決まった形状になる．高次脳機能障害に限らず脳梗塞の症状は病変のある動脈に対応して大体決まったものあるいはその組み合わせ（症候群）になる．一例として左後大脳動脈病変による純粋失読をあげる．これは左一次視覚野と半球間交連線維がセットで損傷を受けやすいため生じる非失語性失読である．残存する左視野からの文字の形態情報が左半球の言語領域に到達しにくいため字が読みにくい．

6 血管性認知症

　脳血管障害が原因（脳梗塞とは限らない）で起きる認知症のことである．血管性認知症の責任病変を大きく分けると，

1. 多発した比較的大きい病変（多くの場合多発脳梗塞）
2. 視床や基底核などのある特定の核や線維を障害する梗塞（strategic infarct）
3. 皮質下の多発ラクナ梗塞
4. 側脳室周囲の広範な病変

などである．

　操作的診断の代表格である DSM では最新版の DSM-5 になって dementia という語を廃止して neurocognitive disorder という語を用いるようになった．血管性認知症に当たるのは vascular neurocognitive disorder である．neurocognitive disorder の診断基準は 1 つ以上の認知能力が以前より低下しそのため日常生活に支障をきたしていて，かつそれが譫妄あるいは neurocognitive disorder 以外の精神疾患によるものでないこととされている．ここでは進行性の経過および記憶能力の低下は必須とされていない．vascular neurocognitive disorder の診断基準は，まず neurocognitive disorder の診断基準を満たし，かつ 1．脳血管障害イベントと認知能力低下との間に時間的関連性があるか，2．認知能力の低下が複雑な注意あるいは前頭葉遂行機能の領域で著明である，のどちらかの条件を

5. 高次脳機能障害を生じる疾患

満たし，さらに脳血管障害の客観的な証拠があること，とされる．もちろん他の疾患で認知能力が低下している可能性が否定される必要がある．DSM-5 では日本でいうところの脳血管障害による高次脳機能障害と血管性認知症とを区別しない形となっている．日本では両者の区別は少なくとも行政的には一定の意味をもつので，当面は記憶の障害があり，かつ 1 つ以上の他の認知能力低下があることを必要とするという，DSM-Ⅳ の診断基準を踏襲していくこととなると思われる．

臨床的には脳卒中の既往，脳血管障害を示す画像所見，局在徴候は血管性認知症の診断を支持する．脳卒中の発症後遠からぬ時期に出現した認知症は血管性である確率が高い．逆に脳卒中の発症前から認知症症状がある場合には血管性認知症の診断には慎重になるべきである．

抗血小板薬は脳梗塞の予防を介して血管性認知症の進行抑制に効果があるが脳出血のリスクがある場合投与には注意する．一般に高血圧のコントロールは血管性認知症にもよい結果をもたらす．

7 高血圧性脳症

【どんな疾患か？】

正常の代償機能が働いていればありえないほど高い静水圧が著しい高血圧により脳毛細血管にかかるため，血液脳関門が破綻し細胞障害が生じる病態である．高血圧が持続することにより細動脈の損傷・壊死が続発し広範な脳浮腫・脳圧亢進が起こり，意識障害，認知能力低下などの神経症状が出現する．通常降圧により脳症も改善する．未治療では死亡や重大な後遺症の恐れがある．多くはコントロールの悪い高血圧症の患者に起こるが，高血圧の既往のない例では薬物による高血圧を疑い病歴を聴取する．

【高次脳機能障害との関連】

局所障害は少ない．後遺症としては認知症的障害が多い．

5-2. 頭部外傷による脳損傷

外傷性一次性脳損傷には表 5-2 のような分類がある．

A 外傷性頭蓋内血腫

急性，亜急性，慢性の区別がある．受傷 3 日以内に発症するものを急性，4 日から 20 日以内に発症するものを亜急性，21 日以後に発症するものを慢性とする一応の区別がある．実際にはそれほどはっきりいえない場合もある．

1 急性硬膜外血腫

【どんな疾患か？】

硬膜と頭蓋骨内板との間に血腫ができた状態である．

衝撃により頭蓋骨から硬膜がはがれ硬膜の血管が損傷するか，頭蓋骨骨折により骨折端で硬膜血管が損傷あるいは骨内の血管（板間静脈）が損傷することにより発症する．交通事故によるものが最も多く転落がこれに次ぐ．部位としては側頭部の直撃損傷によるものが多い[6]．大半の症例で受傷後 2

表 5-2　外傷性一次性脳損傷の分類

局所性脳損傷
1. 硬膜外血腫
2. 硬膜下血腫
3. 外傷性脳内血腫
4. 外傷性くも膜下出血
5. 脳挫傷
びまん性脳損傷
1. 軽症脳振盪
2. 古典的脳振盪
3. びまん性軸索損傷

5. 高次脳機能障害を生じる疾患

時間以内に血腫の増大は止まり，ほとんどの症例で7時間を超えて血腫が増大することはない．

意識障害が強いものほど血腫が大きく予後が悪い．受傷直後から意識障害がつづく場合もあるが，受傷直後の意識障害に続いて意識清明期（lucid interval）が現れ再び意識障害となる場合がある．意識清明期が短いほど予後が悪い．硬膜下血腫の合併例も予後が悪い．症状は頭痛，嘔気，嘔吐などの頭蓋内圧亢進症状，意識障害，血腫と反対側の片麻痺，同側の散瞳が多い．

脳CTでは両側凸のレンズ状の血腫を認める．

治療は開頭血腫除去，外減圧である．

【高次脳機能障害との関連】

意識障害のない軽症例では後遺症状を残さず治癒することが多い．重症例では急性期に意識障害があることが多いのでこの時点での高次脳機能障害の評価は困難である．回復期に高次脳機能障害が明らかになってくることがある．血腫に圧迫された皮質部位の損傷に対応する症状が出現する．

2 急性硬膜下血腫

【どんな疾患か？】

硬膜下血腫とは硬膜とくも膜との間に血腫ができた状態である．急性硬膜下血腫の発症機序としては矢状面に沿う回転加速度により脳と頭蓋骨との間に剪断力が生じた結果としての架橋静脈損傷と，脳表の挫傷による小動脈の破綻とがある．前者の機序によるものの方が軽症であることが多く意識清明期が伴うことも多い．後者の機序によるものではしばしば血腫除去後に急速な脳腫脹が生じることがある．部位は側頭部から前頭部が多い．まれに（3〜6％）半球間に硬膜下血腫ができることがあるがこの場合の発症機序は剪断力によるものに限られ，従って軽症であることが多い．

症状は意識障害，片麻痺，動眼神経麻痺，痙攣などである．

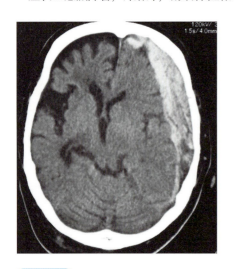

図5-2　急性硬膜下血腫

脳CTでは大脳半球外側面にある血腫は三日月状を呈する．半球間血腫ではどちらかの大脳半球と大脳鎌との間に細長い血腫を認める．急性硬膜下血腫ではしばしば一側性半球腫脹（hemispherical swelling）を合併し正中線は対側へ大きく偏倚する．

治療は大開頭による血腫除去が基本である．外減圧，バルビツール，低体温療法も行われる．

【高次脳機能障害との関連】

重症例急性期には意識障害があることが多く高次脳機能障害の評価は困難である．疾患の性質上局所的な皮質の損傷は起こしにくく，対側半球も多少とも圧迫損傷を受けるので，慢性期に高次脳機能障害を残すことがあったとしても認知症的なものになりやすい．

3 慢性硬膜下血腫

【どんな疾患か？】

硬膜とくも膜との間に，新生被膜に包まれた血腫が生じた状態である．

原因としては外傷性と特発性とがある．外傷性のものがほとんどで特発性は10％程度である．外

傷性のものでは発見時に受傷から 3 週間以上経過していることが多い．発症機序的には硬膜下に生じた微小な血腫が徐々に成長し，それにつれて被膜（脳表側を外膜，脳実質側を内膜という）が形成され血腫を包むようになると考えられている．血腫の成長機序については，皮膜に覆われた血腫内での赤血球崩壊による血腫内高浸透圧説と外膜の血管からの反復出血説とがある．

最初の血腫ができる契機は外傷性であれば外傷であるが，特発性では不明である．ただいずれの場合も危険因子が存在することが多い．危険因子としては脳萎縮，アルコール多飲，凝固能低下などがある．部位的には前頭・頭頂部が多く，まれに半球間に生じる．一側性であることが多いが 10〜30％で両側性である．高齢者では両側性の比率が増す．

症状は歩行障害，片麻痺が多く，若年者では頭痛など頭蓋内圧亢進症状，高齢者では認知症で気づかれやすい．

比較的新鮮な血腫は脳 CT で高吸収域として認めるが，陳旧化するにつれ等吸収から低吸収域化する．ときに高吸収域と低吸収域が混在した像を示すことがある．しばしば両者の間に鏡面形成（niveau）を認める．血腫の形は三日月状のこともあるが両側凸のこともある．脳実質は血腫によって圧排され脳質の変形，正中線の反対側への偏位をみる．

軽症では保存的治療でよい．外科治療は穿頭洗浄術が一般的である．再発例に対し硬膜下腔-腹腔シャントが行われる．

【高次脳機能障害との関連】

比較的予後のよい疾患であるが高齢者では予後が少し悪く，後遺的に高次脳機能障害も出現しやすい[7]．

4 外傷性脳内血腫

【どんな疾患か？】

外傷によって脳実質内に血腫が生じた状態である．

発生機序としては以下の 3 つの説がある．

1. 外傷によって脳内の小血管が破綻する．
2. 脳損傷により脳血管の調節機構が障害される．
3. 損傷周辺部の小血管へ過酸化脂質が沈着して血管が脆弱化する．

部位によって表在型と中心型に分けられる．表在型は皮質あるいは皮質下白質に，中心型は基底核，深部白質に血腫が発生するものである．表在型における損傷の機転は並進加速度によるもので対側損傷の方が直撃損傷より多い．中心型における損傷機転は回転加速度による．表在型はしばしば脳挫傷の中に出血したり血腫が脳挫傷と隣接したりするが，脳挫傷と無関係の血腫もある．中心型血腫は脳挫傷とは無関係である．

大部分が受傷後 24 時間以内に発生・完成し，24 時間以後は増大することはまれである．

脳挫傷や硬膜下血腫などの合併が多いので，外傷性脳内血腫がどれほど症状に寄与しているのか必ずしも明らかでない場合も多いが，認められる症状としては意識障害，片麻痺が多い．

脳 CT では血腫は当然高吸収域として現れる．受傷直後の CT では認められず翌日の CT にて確認されることがよくある．しばしば多発する．

血腫が増大傾向，意識障害が強い例などに開頭血腫除去が行われる．

5. 高次脳機能障害を生じる疾患

【高次脳機能障害との関連】

慢性期において高次脳機能障害を起こすこともありうるが，必ずしも血腫の寄与とも言いきれない事情は上述の通りである．

5 外傷性くも膜下出血

【どんな疾患か？】

外傷によってくも膜下腔に血腫が貯留した状態である．出血の機転は脳表の血管の破綻であることが多いが，頭部の回転により椎骨動脈が損傷することによって発生することもある．原因は暴行によることが多く，転落や交通事故によることは少ない．

打撲部位は側頭部や後頭部が多い．

血腫の部位によって4型に分けられる．

- Type 1　脳槽に広範囲に血腫を認めるもの．
- Type 2　大脳半球間裂，テント切痕周囲に血腫のあるもの．
- Type 3　一側のシルビウス槽に血腫が限局するもの．
- Type 4　頭頂部脳表くも膜下腔に血腫を認めるもの．

このうち Type 1 は椎骨動脈からの出血によることが多く予後が悪い．そのほかの Type は脳挫傷や硬膜下血腫の合併がない，あるいは多発性でない限り予後はよく血腫も速やかに吸収される．

頭CTでは脳槽や脳表のくも膜下腔に高吸収域を認める．

【高次脳機能障害との関連】

脳槽に出血している場合はウィリス動脈輪の動脈瘤破裂によるくも膜下出血と大きな差はなく後遺症も同様である．その他のものは予後良好で後遺症も少ない．図5-3に自験例を示す．この例は転倒し左側頭極付近に外傷性くも膜下出血を生じ後遺症として固有名詞に強い失名詞を認めた．こうした例では厳密にくも膜下出血しかないと断定するのは困難で，脳挫傷あるいは脳内血腫などの合併は否定できない．

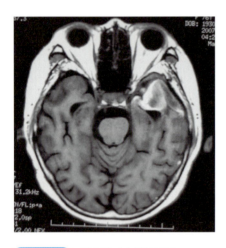

図 5-3　外傷性くも膜下出血

B　脳挫傷

【どんな疾患か？】

外力によって生じた脳実質の挫滅，小出血，浮腫を指す．受傷の機転は並進加速度で好発部位は前頭葉下面，前頭極，側頭葉下面，側頭極である．しばしば多発する．死亡率は50％程度と高率である．

脳CTでは受傷当日には低吸収域の中に一部に高吸収域が混在した像を呈し，翌日には高吸収域が融合していることがある．

【高次脳機能障害との関連】

前頭葉に生じた場合遂行障害，性格変化，行動異常が生じることがある．

5. 高次脳機能障害を生じる疾患

C びまん性脳損傷

【どんな疾患か？】

大脳白質を中心とした広範な脳損傷で頭蓋内に占拠性病変がないものをいう．頭部外傷でもっとも頻度が高いものである．外傷の機転はほとんどが回転加速度によるもので原因は交通事故が多い．軽症型である軽症および古典的脳振盪は永続的症状を残さない．重症型は遷延性昏睡/びまん性軸索損傷とよばれる．びまん性軸索損傷は正中線偏位のない広範な軸索損傷をさす病理学的概念であるが，臨床的には頭蓋内占拠性病変なしに受傷後6時間以上昏睡が続くもの（遷延性昏睡）と同じに扱う．

びまん性軸索損傷の主症状は意識清明期のない昏睡である．半数くらいが死亡する．

画像的には急性期にびまん性脳腫脹を認めることがある．血腫はあってもよいがあまり大きいと定義に反してしまい本症と診断しにくい．正常像のこともある．慢性期には脳室拡大，大脳白質の異常を認める[8]．

【高次脳機能障害との関連】

重症例では救命しえても植物状態となることが多い．回復しても認知症的後遺障害が多い．

5-3. 脳炎

【どんな疾患か？】

病原体あるいは自己免疫その他による脳実質の炎症である．

1）病原体による脳炎

感染性髄膜炎の際にはごく軽微な脳表脳炎が伴っていることは多いが，感染は大抵そこまでで食い止められる．梅毒長期感染により慢性脳炎が起きるが駆梅療法によって最近ではまれである．AIDS患者では真菌，細菌，ウイルスの脳感染は珍しくないが炎症自体は弱い．真菌細菌に比べウイルス性脳炎は比較的頻度が高い．日本脳炎，狂犬病などは予防接種で激減したが麻疹，風疹などはまだ感染も多く脳炎も散発している．西ナイルウイルスなど外来種にも注意が必要である．逆に発生に地域差，季節差がないのがヘルペス脳炎である．側頭葉を中心に出血性脳炎を起こす．記憶・情動・性欲などの異常があって辺縁系脳炎と形容されることがあるが，必ずしもヘルペス脳炎すべてがそうはならない．

2）自己免疫その他による脳炎

SLEなどの膠原病，ベーチェット病，サルコイドーシスなどは全身症状のほかに脳炎も起こす．悪性腫瘍に伴ってあるいは伴わず特異的な抗神経抗体が出現して脳炎，辺縁系脳炎をきたすことがある．肺小細胞癌に伴う抗Hu，抗CV2，精巣腫瘍に伴う抗MA2，卵巣奇形腫に伴う抗NMDA-R，各抗体などが知られている．

【高次脳機能障害との関連】

通常の脳炎の場合，損傷の部位特異性は乏しく前頭葉症状中心の認知症的後遺障害が起こりやすい．辺縁系脳炎の場合，記憶，情動の症状が残りやすい．

● 5. 高次脳機能障害を生じる疾患

5-4. 低酸素脳症

【どんな疾患か？】

呼吸障害や循環障害などにより全脳性の酸素不足が一定時間以上持続することによって生ずる不可逆性の脳障害をさす．酸素不足だけでなく血液が運ぶ物質の不足による障害が同時に起きることが多いので低酸素性虚血性脳症と呼ばれるようになっている．

発症機序は次のように分けられる．

1. 血行の低下・途絶
2. 肺のガス交換の低下
3. 低ヘモグロビンによる脳組織への酸素供給不足
4. 一酸化炭素，シアン化物などによる脳組織の酸素利用阻害

急性期の症状は意識障害，てんかんなどである．回復期に高次脳機能障害，上下肢の麻痺，協調運動障害などが認められる．

急性期には適切な蘇生処置により循環の改善，低酸素の是正を行う．亜急性期に高圧酸素療法，脳低温療法が行われる．

【高次脳機能障害との関連】

脳組織の部位により低酸素への感受性に差があるにせよ，本症の脳障害は全体的であり，したがって高次脳機能障害は相対的に前頭葉に関連した症状が強く出る．大声，易怒性などの脱抑制，行動障害，遂行障害などが多い．記憶障害も出現しうる．あまり重症になると失外套的となる．

5-5. 脳腫瘍術後

【どんな疾患か？】

手術の理由となる脳腫瘍についての詳述はこの項の範囲を超えるので他書に譲る．脳腫瘍術後といえば疾患というよりは状態であるが，高次脳機能障害をきたすことがあるのでその点についてふれる．

【高次脳機能障害との関連】

元あった腫瘍や一緒に切り取った脳組織の部位に応じて神経症状が生じ，場合によっては高次脳機能障害となるのは当然であるが，あまり高次脳機能とは関係がないと思われる部位，例えば下垂体などの術後でも行動障害や幻覚，妄想などの精神症状が生じうる．これは脳腫瘍でなくとも例えば脳動静脈奇形術後でも同じような現象が起きる．はっきりとした結論は出ていないようであるが，脳外科手術がもたらす一般的な侵襲あるいは遠隔部位への線維連絡の遮断と関連があると推測される．

5-6. 変性疾患

1 アルツハイマー病

先進国における認知症の原因の中で最も多い（50〜60％）と推測されている．病理学的特徴は老人斑とアルツハイマー神経原線維変化である．0.1％以下で家族性であり，ほとんどがプレセニリン1および2遺伝子異常である．少数がアミロイド前駆蛋白遺伝子異常による．孤発性のものにも強い遺伝的背景があり，アポリポ蛋白Eのε_4対立遺伝子のヘテロ接合体の人は一般に比べ3倍，ホモ接合体の人は同じく15倍の発症リスクがある．

初発症状は緩徐進行性健忘が多い．物忘れの内容は最近の出来事記憶が主であり，昔の記憶や手続き記憶は比較的保たれる．簡単な図形の模写ができないといったかたちで構成障害が明らかになってくることが多い．計算障害もよくある症状である．進行してくると失語，失行，失認も加わってくる．譫妄は初期から比較的よくみられる症状である．進行すると幻覚妄想もあらわれる．徐々に錐体外路症状が出現進行し，末期には寝たきり，失外套状態となる．

MRIでは初期には側頭葉内側面の萎縮があらわれ，進行期においてそれに加え頭頂葉を中心とした新皮質の萎縮を認める（図5-4）．FDG-PETによって側頭葉，頭頂葉，帯状回後部の代謝低下が明らかになることがある[9]．髄液のマーカーとして総タウ蛋白増加と$A\beta_{42}$の減少とが診断的価値があると期待されている．

日本ではアセチルコリンエステラーゼ阻害剤のドネペジル，リバスチグミン，ガランタミンおよびNMDA受容体阻害薬のメマンチンが軽度から中等度のアルツハイマー病の症状改善，進行抑制に効果があるとして承認されている．精神症状に対しては適宜向精神薬を投与する．

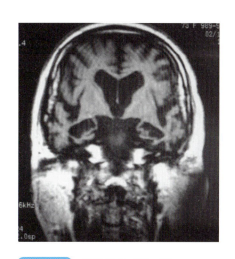

図5-4　アルツハイマー病

2 前頭側頭葉変性症

臨床型として前頭側頭葉認知症，意味性認知症，進行性非流暢性失語を含む概念である．基礎疾患に雑多な疾患を包含している．アルツハイマー病が65歳以降多くなるのに対し，FTLDは65歳以前の発症が多い．

1）臨床型

■前頭側頭型認知症

もっとも多い臨床型である．性格変化，行動異常が初期の中心症状である．全般的に意欲や周囲への関心が低下しわがままになる．少なくとも初期には，記憶障害は軽度であると考えられている．前頭葉眼窩面の萎縮が強いと脱抑制的になり，社会的に不適切な行動，攻撃性の亢進がよくみられる．また，執拗にある特定のものを捜し求めたり，ある特定の行動を繰り返したりする．前頭葉内側面の萎縮が強いと逆に無感情になることが多い．進行すると失語や記憶障害も加わり，知能・人格は全般

5. 高次脳機能障害を生じる疾患

的に荒廃する．

■意味性認知症

言語の意味に関する知識体系が徐々に崩壊していく．左側頭極，中および下側頭回の萎縮がその原因と考えられる（図5-5）．右側頭葉も萎縮し相貌失認がみられることがある．発語量は減少せず復唱・抑揚も保たれ言語は流暢といってよいが，意味性錯語や指示代名詞への言い換えが多い．とくに名詞の間違いが多く，物体失認と考えられる呼称障害も目立つ．動詞は比較的保たれる．初期には記憶障害は軽度である．性格変化や行動異常は必ずしも目立たない．末期には全般的に荒廃する．

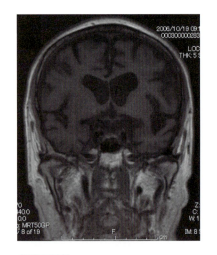

図5-5　意味性認知症

■進行性非流暢性失語

進行性の運動失語を呈する臨床型である．病変は左下前頭回のブロードマン領域44, 45野，いわゆるブローカ領域を中心とする部分である．発語量の減少，抑揚の障害，とくに動詞に強い語想起障害，失文法などがみられる．理解は比較的保たれる．失語がひどいわりには日常生活能力が保たれるのも特徴である．性格変化・行動異常は末期にならないと出現しない．

2) 基礎疾患

i) タウ蛋白病理を有する群[10]

■ピック Pick 病

進行性の前頭葉・側頭葉萎縮，皮質内ピック小体，ピック細胞を特徴とする孤発性の疾患である．萎縮部位では神経細胞が脱落しグリオーシスがある．ピック小体の主成分は過剰リン酸化したタウ蛋白である．前頭側頭型認知症を呈することが多い．

■タウ蛋白遺伝子異常

17番染色体上のタウ蛋白遺伝子の異常で家族性にFTLDが発症することがある．神経細胞とグリア細胞内のタウ蛋白を主成分とする線維状封入体が特徴である．変異遺伝子由来のタウ蛋白は実際に産生されその機能異常が発症に関与していると考えられている．臨床型は前頭側頭型認知症にパーキンソニズムが加わることが多いが，ときに進行性非流暢性失語，皮質基底核変性症または進行性核上性麻痺類似症状を呈することがある．

■皮質基底核変性症

もともとパーキンソニズムと運動に関する皮質症状およびFTLD的認知症を呈する孤発性疾患をさす概念であった．萎縮部位の神経細胞消失，風船状細胞の出現，グリアおよび神経細胞内の特有なタウ蛋白沈着が病理学的特徴である．タウ蛋白遺伝子異常でも本症類似の症状を呈する家系がある．タウ蛋白病理のない疾患であるプログラニュリン遺伝子異常でも本症類似症例があり，そこまで含めると本症は臨床型の一つということになる．

■進行性核上性麻痺

パーキンソニズムと核上性の外眼筋麻痺を特徴としFTLD的認知症を呈する孤発性疾患である．

典型的には基底核と脳幹に病理所見が強いが，皮質にも同様な所見がある．神経細胞の脱落消失，特有のタウ陽性房状星状細胞がみられる．タウ蛋白遺伝子およびプログラニュリン遺伝子のどちらの異常でも本症類似症例が報告されている．本症も広義には臨床型といえる．

ii) ユビキチン陽性封入体を認める群

最近ではタウ陽性封入体を認めない前頭側頭葉変性症はほとんどがこの群に入ると考えられている．タウ陰性ユビキチン陽性封入体の主成分は TDP-43 という不均一核内蛋白である．TDP-43 の遺伝子異常では認知症にならず運動ニューロン疾患を呈する．この群に属する認知症では TDP-43 そのものの異常以外の因子により TDP-43 が沈着する．ただしこの群には前頭側頭葉変性症と運動ニューロン疾患の両方の症状を併せもつ症例があり，TDP-43 の沈着が運動ニューロン疾患から前頭側頭葉変性症までを含む幅広い疾患スペクトラムに関与することを示唆する．

■プログラニュリン遺伝子異常

プログラニュリン遺伝子は 17 番染色体上にあってタウ蛋白遺伝子より 170 万塩基程度セントロメア側にある．プログラニュリンはグラニュリンという成長因子の前駆蛋白である．多くの家系でナンセンス変異依存性分解機構により変異遺伝子由来の mRNA は分解され翻訳されない．これによる蛋白発現量の減少が発症に関与していると考えられている[11]．

3 びまん性レビー小体病

初老期以降に認知症，精神症状，パーキンソニズムを呈する変性疾患である．レビー小体が黒質のみならず大脳皮質にびまん性に出現する．

前頭葉症状主体の認知症があり週から月の単位で症状の変動がある．精神症状は幻覚・妄想が多い．パーキンソニズムは基本的にパーキンソン病のそれと区別しがたいが，重症化はまれである．

CT，MRI で非特異的な大脳皮質萎縮を認める．一部の症例に脳血流 SPECT で後頭葉の血流低下を認める．

本症では精神症状に対し向精神薬を投与するとパーキンソニズムが著明に悪化しやすく，パーキンソニズムに対し抗パーキンソン剤を投与すると精神症状が著明に悪化しやすいので両方とも少量の使用にとどめるべきである．

4 多系統萎縮症

線条体黒質変性症，オリーブ橋小脳萎縮症，シャイ・ドレーガー Shy-Drager 症候群を統一した概念である．この 3 つの病型は共通の病理所見を有している．

【臨床型】

■線条体黒質変性症

多系統萎縮症の中で最も多い（80％）．パーキンソニズムを主徴とする．安静時振戦，症状の左右差はまれである．初期から姿勢反射障害が出やすい．進行は通常速い．L-dopa 内服による症状の一時的な改善が一部の症例にみられる．

■オリーブ橋小脳萎縮症

小脳失調を主徴とするタイプである．多系統萎縮症の 20％くらいといわれている．線条体黒質変性症に比べると進行は遅い．

5. 高次脳機能障害を生じる疾患

■シャイ・ドレーガー Shy-Drager 症候群

排尿障害で発症し著明な起立性低血圧など多彩な自律神経症状を呈するタイプである．ほとんどの多系統萎縮症は早晩自律神経症状を呈してくる．

線条体黒質変性症ではMRI T2強調画像で両側被殻外側に高信号域を認める（図5-6）．オリーブ橋小脳萎縮症ではCT，MRIで小脳，橋底部の著明な萎縮，MRI T2強調画像にて橋底部の高信号（十字サイン）を認める．ティルトテストで20mmHg以上の収縮期血圧降下があれば起立性低血圧といえるが，その際本症では血中のカテコラミンの反応性上昇が乏しい．R-R間隔変動低下，夜間無呼吸，排尿筋反射過剰など自律神経障害を反映した所見がみられる．著明な末梢神経障害はまれであるが，約20％で末梢神経伝導速度検査に異常がある．

L-dopaはパーキンソニズムにのみ有効でその効果は限定的である．起立性低血圧に対しミドドリン，ドロキシドパ，フロリネフなどの薬剤のほか弾性ストッキング，食塩摂取で対処する．

3型とも早晩認知症を呈してくる．最終的には無動無言ないし失外套を呈してくる．

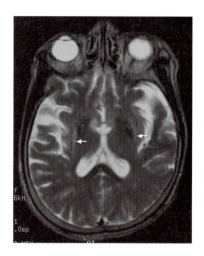

図5-6　線条体黒質変性症

■文献

1) 中島八十一．高次脳機能障害と認知症との概念の相違．Cognition and Dementia. 2012; 11(1): 9-15.
2) Vermeer SE, Longstreth WT Jr, Koudstaal PJ. Silent brain infarcts: a systematic review. Lancet Neurol. 2007; 6(7): 611-9.
3) Fisher M, French S, Ji P, et al. Cerebral microbleeds in the elderly: a pathological analysis. Stroke. 2010; 41(12): 2782-5.
4) Poisson S, Johnston SC. Prevention of stroke following transient ischemic attack. Curr Atheroscler Rep. 2011; 13(4): 330-7.
5) Coppadoro A, Citerio G. Subarachnoid hemorrhage: an update for the intensivist. Minerva Anestesiol. 2011; 77(1): 74-84.
6) Takeuchi S, Takasato Y, Masaoka H, et al. Contrecoup epidural hematoma. Neurol India. 2010; 58(1): 152-4.
7) Dell SO, Batson R, Kasdon DL, et al. Aphasia in subdural hematoma. Arch Neurol. 1983; 40(3): 177-9.
8) Adams JH, Graham DI, Gennarelli TA, et al. Diffuse axonal injury in non-missile head injury. J Neurol Neurosurg Psychiatry. 1991; 54(6): 481-3.
9) Tartaglia MC, Rosen HJ, Miller BL. Neuroimaging in dementia. Neurotherapeutics. 2011; 8(1): 82-92.
10) Bouchard M, Suchowersky O. Tauopathies: one disease or many? Can J Neurol Sci. 2011; 38(4): 547-56.
11) Kocerha J, Kouri N, Baker M, et al. Altered microRNA expression in frontotemporal lobar degeneration with TDP-43 pathology caused by progranulin mutations. BMC Genomics. 2011; 12: 527.

〈水野智之〉

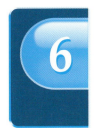

高次脳機能障害のための画像診断

　厚生労働省が定義する高次脳機能障害とは，脳の**器質的病変**に起因する記憶障害，注意障害，遂行機能障害，社会的行動障害などの認知障害を指す[1]．したがって，診断のためには，まず，臨床症状を患者，家族より詳細に聴取し，その後に，その症状を裏づける脳の器質的病変を，MRI, CT, 脳波などにより確認する必要がある．すなわち，表出している高次脳機能障害を説明しうる損傷部位が画像所見として現れていることの確認が診断の上で重要となる．その場合，形態画像としては，CT, MRI が，機能画像としては，SPECT, PET が臨床において利用されているが，高次脳機能障害の内容をより機能解剖学的に厳密に説明するには，空間分解能の高い CT, MRI が後者よりも優れている．ただし，びまん性軸索損傷のように，CT, MRI では描出できない病態および限局する形態変化のみでは説明できない病態には，機能画像を用いて説明を行う．したがって，高次脳機能障害の診断は，臨床症状をもとに，形態画像を主眼とし，機能画像を補助的に利用する．

　本稿では，まず，形態画像を読影する上で必要な基礎的な機能解剖を述べ，次いで前頭葉，頭頂-側頭葉，視床，被殻，脳梁の典型的な損傷例を示し，生じやすい高次脳機能障害を解説する．

A　ブロードマン Brodmann の脳地図と脳回（図6-1, 2）

　前頭葉は，上前頭溝，下前頭溝を境界に上前頭回，中前頭回，下前頭回に分けられ，前頭前野とは，上前頭回と中前頭回の前方部分をいい，後方部分は前運動野である．前頭前野は，①外側前頭前皮質 lateral prefrontal cortex, ②眼窩前頭前皮質 orbital prefrontal cortex（11野，13野，14野に相当し，前頭葉底面を指し，腹内側前頭前皮質 ventromedial prefrontal cortex ともいう），③内側前頭前皮質 medial prefrontal cortex（24野，25野，32野）に分けられる[2]．外側前頭前皮質は，さらに背外側前頭前皮質 dorsolateral prefrontal cortex（9野，46野，8野）と腹外側前頭前皮質 ventrolateral prefrontal cortex（47野，44野，45野）に分けられる．いわゆる Broca 野は，44野，45野に相当する．前頭葉内側面には，脳梁を囲むように帯状回がある．このうち，前部帯状回は24野，25野をいう．帯状回は辺縁葉（脳下葉・帯状回・帯状回狭・海馬傍回・海馬・歯状回を含む）に属し，前頭葉には含まれず，後述するように Papez 回路（海馬回→海馬→脳弓→乳頭体→視床前核→帯状回→帯状束→海馬回）の一部を形成する．脳梁は，前方から吻部，膝部，幹部，膨大部に分けられる．

　頭頂葉は中心後溝の前方の中心後回（1野，2野，3野）と頭頂葉後部（5野，7野，39野，40野）からなる．頭頂葉後部は頭頂間溝を境界に上頭頂小葉（5野，7野）と下頭頂小葉（39野，40野）に分けられ，下頭頂小葉の前方部分が縁上回（40野），後方部分が角回（39野）である．角回は，縁上回とともに視床と両方向性に結合し，長短の連合線維により同側の後頭葉，側頭葉，前頭葉と密接に結合しており，さらに交連線維により対側の半球とも連絡している[3]．図6-1にみるよう

6. 高次脳機能障害のための画像診断

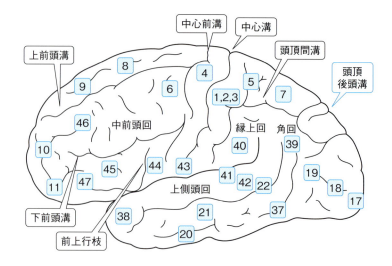

図6-1
大脳半球外側面とブロードマンの地図

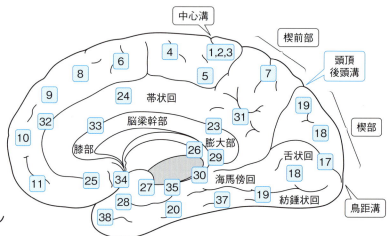

図6-2
大脳半球内側面とブロードマンの地図

に，角回は側頭葉の聴覚連合野，後頭葉の視覚連合野，上頭頂小葉の体性感覚連合野に囲まれた位置にあり，多感覚連合野としての異種感覚間連合（例：視覚性言語の聴覚性言語への変換）を行う．

側頭葉は，上側頭溝，下側頭溝を境界に上側頭回，中側頭回，下側頭回に分けられる．上側頭回は聴覚皮質として機能し，Wernicke野は，上側頭回の後方1/3を占め（22野），聴覚情報の認知に関与する．前述の角回は上側頭溝の延長上の脳回，縁上回はシルビウス裂の延長上の脳回である．

後頭葉は，後頭極から順に17野，18野，19野に相当する．17野は網膜からの視覚情報が視床の外側膝状体を経由して皮質に至る一次視覚野で，主に大脳内側（図6-2）に位置し鳥距溝を囲んでいる．17野からの視覚情報は18野，19野に移行する過程で，対象の空間的な位置と動きの分析に関与する背側経路（後頭葉→頭頂葉：角回への経路で解剖学的には上縦束に対応する）と，対象の認知に関与する腹側経路（後頭葉→側頭葉：下側頭回への経路で解剖学的には下縦束に対応する）に大別される[4]．

図6-3は，以上の解剖学的機能部位とMRI上の投影部位を示す．

6. 高次脳機能障害のための画像診断

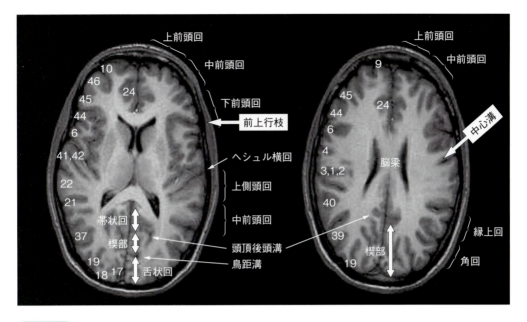

図 6-3　解剖学的機能部位と MRI 上の投影部位

B 前頭葉損傷が主体となる高次脳機能障害

表 6-1 に，臨床的に重要と思われる前頭葉障害による症候と推定される責任部位をまとめた[5]．

1 前頭葉挫傷例（30 歳男性，図 6-4）

本例は，前頭前野が両側にわたって，深部から皮質にかけて挫傷し，外傷性脳内血腫を形成しており，全般性注意障害および遂行機能障害（目的をもった一連の活動を自ら効果的に遂行できる認知能力）がみられた．遂行機能は，注意機構，ワーキングメモリーや自発性，意欲，後述する抑制機能，病識（awareness），自己モニタリングといったさまざまな機能の総括のうえに成り立つものであり，その責任部位は，脳の広い範囲にまたがることが予想されるが，主座は，背外側前頭前皮質（46 野）である．本例では，他に，表 6-1 の背外側前頭前皮質に対応する症状がみられた．

2 下垂体腫瘍術後例（48 歳男性，図 6-5）

本例は下垂体腫瘍に対し，両側前頭開頭術により，前頭葉底より侵入して下垂体腫瘍を摘出した例である．術後，眼窩前頭前皮質および内側前頭前皮質に損傷が及んでいることがわかる．術後，人格変化が出現し，幼稚性，軽薄な言動，自己中心的，暴力，やる気のなさなどが

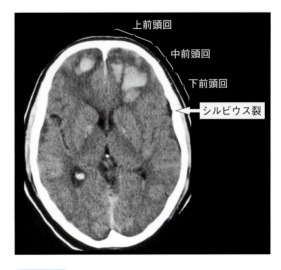

図 6-4　両側前頭葉挫傷例

6. 高次脳機能障害のための画像診断

表 6-1　前頭葉障害による主な高次脳機能障害と推定される責任部位

症候	具体的症状例	推定される障害部位
運動の開始・自発性の障害	運動の開始が障害される，自発的に運動が起きない	補足運動野
Broca 失語	言葉がいえない，言葉数が減る	Broca 野（44 野，45 野）
流暢性の障害	しりとりの語が想起できない	背外側前頭前皮質
遂行機能障害	銀行口座に預金するなどの一連の目的動作ができない	背外側前頭前皮質
ワーキングメモリーの障害	深く考えることができない	背外側前頭前皮質
概念ないし'セット'の転換障害	新しい事柄に思考を切り替えることができない	背外側前頭前皮質
フィルター機能の障害	気が散る，集中できない	背外側前頭前皮質
抽象化の障害	個々の例から共通の特徴を推論することができない	背外側前頭前皮質
運動維持困難	閉眼しながら舌を出し続けることができない	背外側前頭前皮質
注意障害（維持・分散・集中）	気が散りやすい，他に注意が向かない	背外側前頭前皮質，眼窩前頭前皮質
展望性記憶の障害	約束した時刻に待ち合わせができない	背外側前頭前皮質
自発性の低下	一日中，ぼーとしている，やる気がない	両側前頭葉，帯状回
脱抑制	怒りやすい，興奮しやすい	眼窩前頭前皮質
病識（awareness）の低下	自分の障害がわからない，正常だと思っている	両側前頭葉
感情の鈍麻，平坦化	表情は乏しく，感情に変化がみられない	帯状回
うつ状態	気分が落ち込んでいる	前頭葉

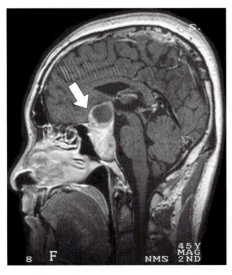 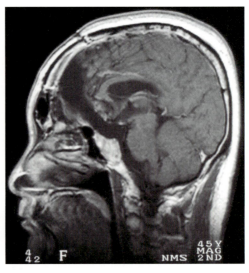

図 6-5　下垂体腫瘍例（矢印），術前（左）と術後（右）

残存した．こうした人格の変容も前頭葉損傷でみられやすい．また，自己認識（self awareness）も前頭前野の機能といわれ，障害を受けやすい．この場合，その大多数において前頭葉は両側性に損傷されており，片側性の病巣では障害は検出されづらい．また，前頭葉損傷例は，本例のように情緒・感情のコントロール障害が現れやすい．情緒，感情は，主に大脳辺縁系（扁桃体，海馬，帯状回，視床下部，乳頭体，側坐核など）が担うといわれてきたが，膨大な動物実験および臨床からの知見から，恐怖感や不安感などの否定的感情は扁桃体が主体となって活動し，扁桃体との線維連絡の強い前頭前野，特に眼窩前頭前皮質は，扁桃体に対する抑制線維として機能しているといわれてきた[5]．また，前頭葉損傷には，他部位の損傷に比べ，相手への気配りに欠ける患者が多い．他者の心的状態を理解する能力を，「心の理論」といい，その責任部位は，本例のように内側前頭前皮質を含むとする意見が多く，重症の脳外傷やくも膜下出血などで損傷を受けやすい部位である．

C 頭頂-側頭葉損傷が主体となる高次脳機能障害

下頭頂小葉（角回，縁上回）は，頭頂連合野を構成し，空間情報の処理に深く関わっている[3]．視空間機能は右頭頂連合野が，左側に比し優位とされているが，言語機能ほどの左右差はない[6]．さらに，左角回は，多くの脳機能画像研究のメタアナリシスより，意味処理の過程に強く関与していることが判明している[7]．

1 右下頭頂小葉を中心とする挫傷例（50歳男性，図6-6）

本例は，左半側空間無視（unilateral spatial neglect: USN）とともに病識の低下および左半側身体失認，構成失行，着衣失行，地誌的障害を呈した．USNは，従来から右下頭頂小葉，特に右角回が責任病巣として重要であるといわれてきた[8]が，さらに下頭頂小葉と関連をもつ大脳白質，被殻，視床などにおける広い損傷例で現れやすい．また，従来から，右大脳半球損傷は，左大脳半球損傷に比べ，病識低下が出現しやすいといわれてきた[9]．病識とは，広くは自己の障害に関する全体像と，その障害の日常生活や家族，社会への影響を指し，狭義には，片麻痺や記憶障害，易怒性などの個々の障害を指す．しかし，右大脳半球損傷内の責任病巣は特定されていない．一方，左半側身体失認は，自己の左側の身体図式や身体部位の認知障害をいう．責任病巣は，右側前運動野，前頭前野と頭頂葉との回路を重視する報告がみられる[10]．構成失行は，幾何学図形の模写や積木の組み立てなどの構成能力の障害である．左右のどちらの大脳半球でも生ずるが，右半球損傷の方が視空間性認知に関与することから顕著となる．着衣失行とは，運動，感覚障害がないのに衣服を着ることができない，あるいは誤った着方をしてしまう症候を指す．これも視空間認知障害に起因する．地誌的障害は，左右の広い地理的空間の中で，自己の位置を客観的に認知することが困難な障害である．右頭頂葉や左右の

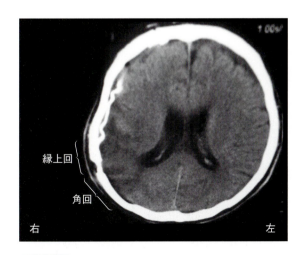

図6-6　右頭頂小葉を主とする脳挫傷例

● 6. 高次脳機能障害のための画像診断

海馬・海馬傍回，舌状回に責任病巣を求める報告が多い．

2 左中大脳動脈領域の梗塞例（60 歳男性，図 6-7）

　本例は，聴覚理解および発語が困難であったが，読字が可能であったことから，筆談によりコミュニケーションを行った例である．梗塞巣は，Broca 中枢の一部を形成する弁蓋部（44 野）と角回から縁上回，上側頭回〜中側頭回に及んでいた．しかし，筆談が可能であったことから，後頭葉から角回に至る経路が一部保たれていたと思われるが，画像では明らかではない．一般に，左角回，左縁上回の損傷では，失行およびゲルストマン症候群（失算，失書，左右失認，手指失認の 4 徴候）が現れやすいが，本例ではみられなかった．一方，失読失書とは，読み書きの重度の障害をいい，後頭葉にある文字の視覚情報の，音韻への変換および音韻から書字運動覚への変換に障害がある．責任病巣は左角回が重視されているが，本例では筆談ができ，この経路は保たれていたと推測される．

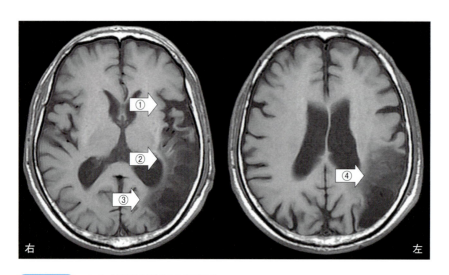

図 6-7　左中大脳動脈領域の梗塞例
①前上行枝の後方部すなわち 44 野が萎縮している．②上側頭回〜中側頭回の梗塞
③④角回，縁上回の梗塞

D 視床損傷が主体となる高次脳機能障害

脳底動脈解離例（28 歳女性，図 6-8）

　本例は，脳底動脈解離により両側視床および両側の舌状回，後部帯状回，楔部に梗塞をきたした例である．脳底動脈は遠位で狭窄し，さらにその遠位で両側後大脳動脈が描出されているが，視床への穿通枝を出す後交通動脈はみられない．高次脳機能障害として，前行性健忘，地誌的障害，注意障害，遂行機能障害がみられた．

　視床は，特徴をもつ複数の核から構成され，それぞれが異なる大脳皮質と線維連絡がある．図 6-9[11]は，左視床に分布する主な 4 本の動脈と主要な核群を示している．Schmahmann のレビュー[12]に基づいてまとめると，①視床灰白隆起動脈は，前腹側核（ventral anterior nucleus: VA）を含む

6．高次脳機能障害のための画像診断

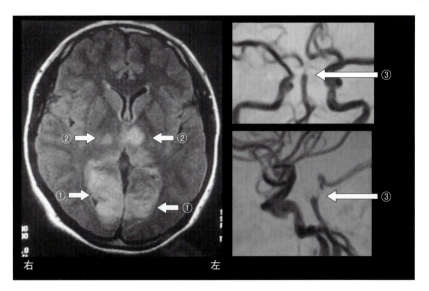

図6-8 脳底動脈解離による梗塞例
①舌状回，楔部，帯状回後部の梗塞　②視床背内側核中心の梗塞
③脳底動脈は上部で閉塞，後交通動脈は描出されていない．

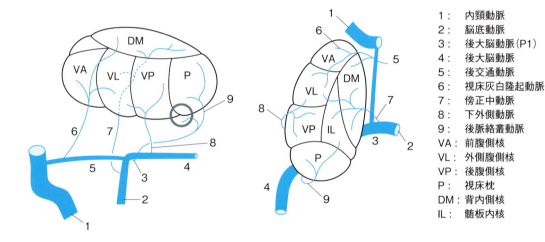

図6-9 左視床の動脈分布と主要な核群（文献11を改変）

視床前部に分布し，この部位は前頭葉との線維連絡があり，記憶や感情の回路といわれるPapez回路（前述）の一部でもあることから，損傷により，前頭葉症状（遂行機能障害，人格障害，発動性低下）や記憶障害，超皮質性運動性失語などを呈する．②傍正中動脈は，背内側核（dorsomedial nucleus: DM）や視床非特殊核を含む視床内側部に分布し，上行性網様体賦活系や記憶のもう1つの回路であるYakovlev回路（扁桃体→視床背内側核→前頭葉底部後方→側頭葉前部→扁桃体）との関連が深く，その障害は，意識，覚醒，全般性注意，記憶の問題を生じる．③下外側動脈は5〜10本の動脈から成り，体性感覚の中継核である後腹側核群（ventral posterior complex: VP）や外側腹側核（ventrolateral nucleus: VL）の一部などに分布し，この領域の損傷では感覚障害が生じる．④後

脈絡叢動脈は内側，外側膝状体および視床枕に分布する．この部位の損傷で視野障害，失語症がみられる．

いわゆる，半側空間無視は，視床病変でもみられることがあり，その責任病巣として，右側の前核群あるいは内側核群，VL核，髄板内核，視床枕などが報告されている[13]．本例では，画像所見より，左側のVA，DM損傷を主体とする高次脳機能障害が現れた．

E 被殻損傷が主体となる高次脳機能障害

左被殻出血例（45歳男性，図6-10）

本例の出血範囲は左被殻を占拠し，さらに前方はBroca野の皮質下へ，後方は角回，縁上回の皮質下に及び，内側は，内包を超え，視床を圧排している．脳浮腫が消失した後も，運動性および感覚性失語，観念失行が残存した．

Chungらは，215例の線条体および内包に発生する高血圧性脳内血腫を血管の分布から，① anterior type（ホイブナー動脈領域に限局した血腫），② middle type（内側レンズ核線条体動脈領域に限局した血腫），③ posteromedial type（前脈絡叢動脈領域に限局した血腫），④ posterolateral type（外側レンズ核線条体動脈の後内側枝領域に限局した血腫），⑤ lateral type（外側レンズ核線条体動脈の外側枝領域に限局した血腫），⑥ massive type（血腫が線条体および内包を完全に占拠している血腫）の6つのタイプに分類（図6-11）し，合併症および予後について検討した[14]．この分類によると，USNを呈しやすいのは，posterolateral typeとmassive type，さらにlateral typeで，いずれも，被殻の外側から後方に，大脳皮質に向けて伸びる血腫である．なお，CTで血腫量を推測する場合，$1/2 \times$（最大血腫長径）$\times$（最大血腫横径）$\times$（最大血腫高）の近似式が便利であり，Maeshimaらは，右被殻出血の血腫量とUSNとの関連を調査し，40mL以上である場合，USNが残存し，20mL以下ではUSNが発現しなかったと報告している[15]．また，失語症との関係を調べた杉本らは，左被殻出血では，血腫量と血腫の言語野への伸展方向が予後を左右し，失語症が残存するのは25mL以上の血腫であったと述べている[16]．

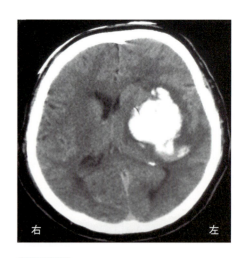

図6-10 左被殻出血例
血腫は左被殻を占拠し，前方はBroca野皮質下まで，内側は内包にまで及び，massive type（本文参照）に相当する．

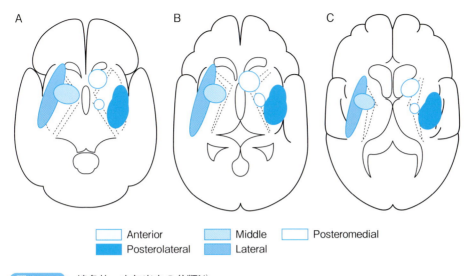

図6-11　線条体・内包出血の分類[14]

F 離断症候群による高次脳機能障害

前大脳動脈の閉塞による脳梁離断例（51歳男性，図6-12）[17]

　本例は，右下肢の脱力にて発症した前大脳動脈梗塞例である．脳梁は吻部と膝部を一部残して，その後方は全域にわたって梗塞に陥っており，左右大脳半球の連絡は断たれている．右上肢にforced graspingと強迫的道具の使用が，左手には意志に反する観念運動失行が認められた．

　離断症候群とは，大脳皮質に局在する特定の機能を担う中枢（大脳皮質連合野）間を連絡する線維の障害に基づく高次脳機能障害を指している．脳梁離断では，左言語野の言語プログラム，下頭頂小葉に主に存在する行為のプログラムが，左手を支配する右大脳運動野に伝わらないので，左手の失書や失行，触覚性呼称障害（ハサミなどを左手で触れることで何であるかを呼称することができない）がみられる．また，左視野の文字は右後頭葉に入力され，脳梁膨大部から言語野に情報は伝わるので，脳梁膨大部の損傷で，左視野の失読が起きる．逆に，右大脳半球に優位に存在する空間認知のプログラムが左大脳半球から離断することにより，右手では空間での立体認知に関わる操作に障害が生ずる．

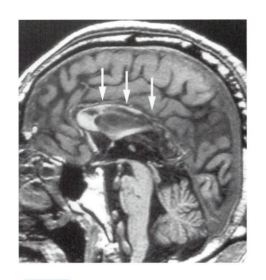

図6-12　脳梁の幹部から膨大部に至る梗塞（矢印）

● 6. 高次脳機能障害のための画像診断

さいごに

　冒頭で述べたように高次脳機能障害の診断にあたっては，まず形態画像を参考とする．しかし，びまん性軸索損傷にみるように脳実質に変化をみない例が存在する．その場合でも，厚生労働省は，高次脳機能障害支援の手引き[1]の中で，「脳の器質的病変の存在を明らかにできない症例については，慎重な評価により高次脳機能障害として診断されることがありうる」と述べており，画像で描出されないことが，直接に高次脳機能障害の存在を否定することではないことを明記している．また，脳実質に損傷が検出されなくても，同手引きの中で述べているように，疾病（外傷）の前後で，脳萎縮を示唆する脳室拡大を確認することも，高次脳機能障害の傍証となりうる．

■文献

1) 厚生労働省社会・援護局障害保健福祉部，国立障害者リハビリテーションセンター．高次脳機能障害者支援の手引き（改訂第2版）．2008. 11.

2) Petrides M, Pandya DN. Comparative architectonic analysis of the human and macaque frontal cortex. In: Bollaer F, Grafman J, editors. Handbook of neuropsychology. Vol.9. Amsterdam: Elesevier;1994. p.17-58.

3) 小林　靖．頭頂連合野の入出力．Clin Neurosci. 2009; 27: 376-9.

4) Ungerleider LG, Mishkin M. Two cortical visual systems. In: Engle DJ, Gooddale MA, Mansfield RJ, editors. Analysis of Visual Behavior. Cambridge, MA : MIT Press; 1982. p.549-89.

5) Davidson RJ, Putnam KM, Larson CL. Dysfunction in the neural circuitry of emotion regulation--a possible prelude to violence. Science. 2000; 289: 591-4.

6) Bryden MP, Hecaen H, DeAgostini M. Patterns of cerebral organization. Brain Lang. 1983; 20: 249-62.

7) Binder JR, Desai RH, Graves WW, et al. Where is the semantic system? A critical review and meta-analysis of 120 functional neuroimaging studies. Cereb Cortex. 2009; 19: 2767-96.

8) Mort DJ, Malhotra P, Mannan SK, et al. The anatomy of visual neglect. Brain. 2003; 126: 1986-97.

9) Starkstein SE, Fedoroff JP, Price TR, et al. Anosognosia in patients with cerebrovascular lesions. A study of causative factors. Stroke. 1992; 23: 1446-53.

10) Vallar G, Ronchi R. Anosognosia for motor and sensory deficits after unilateral brain damage: a review. Restor Neurol Neurosci. 2006; 24: 247-57.

11) Bogousslavsky J, Regli F, Uske A. Thalamic infarcts: clinical syndromes, etiology, and prognosis. Neurology. 1988; 38: 837-48.

12) Schmahmann JD. Vascular syndromes of the thalamus. Stroke. 2003; 34:2264-78.

13) 渡邉　修．半側無視の画像診断．臨床リハ．2008; 17: 32-40.

14) Chung CS, Caplan LR, Yamamoto Y, et al. Striatocapsular haemorrhage. Brain. 2000; 123: 1850-62.

15) Maeshima S, Ueyoshi A, Matsumoto T, et al. Unilateral spatial neglect in patients with cerebral hemorrhage: the relationship between hematoma volume and prognosis. J Clin Neurosci. 2002; 9: 544-8.

16) 杉本啓子，峰松一夫，山口武典．左被殻出血による失語症と血腫量－連続例における検討．臨床神経．1989; 29: 574-8.

〈渡邉　修〉

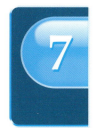

7 注意障害のリハビリテーション

　「注意」の概念は「意識」との関係から精神医学，神経学，および哲学の中心的な課題として論じられてきた．一方，James[1]以来，認知心理学でもさまざまな研究が蓄積されている．

　「注意障害」は，脳障害リハビリテーション（以下リハ）臨床ではありふれた障害である．実際，高次脳機能障害者実態調査[3]でも失語症についで出現頻度が多かった（図7-1）．本稿では，注意障害の概念とリハビリテーションの手法を述べる．

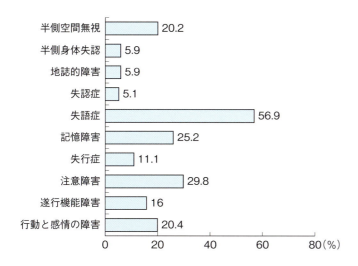

図7-1 高次脳機能障害の症状
（東京都高次脳機能障害者実態調査会，2000）[3]

A 「注意」障害の分類

　「注意障害」は神経心理学の成書には必ず記載されているものの，「注意」の明確な定義は必ずしも自明ではない．Luria[4]は「精神活動によって本質的な要素を選び出すことを保証している要因および精神活動の正確で組織だった遂行のための調節を維持している過程」と述べている．

　一般的に注意は一定方向への偏位をもつ方向性注意と非方向性の注意に二分される．前者は半側空間無視に代表される右（劣位）半球症状があげられる．後者の汎性注意の特性は研究者によりさまざまな分類が試みられている[5]．本稿ではSohlberg[6]と坂爪[7]の分類を中心に述べる．

1 選択性注意と障害

　外界からのさまざまな情報から必要な情報を選び出す働きをいう．選択性注意はさらに，随意的な選択性注意と非随意的（自動反射的）な選択性注意に分けられる．

● 7. 注意障害のリハビリテーション

　随意的な選択性注意は，自分の要求や動機・目的に関連した情報を意図的に選択する働きである．随意的な選択性注意が障害されると，自分の欲求や目的に方向性を失って浮動的になる．

2 容量性注意と障害

　容量性注意とは，外界からの刺激を一度に明瞭化できる意識の範囲を意味する．そのため，注意の容量は短期（作動）記憶とほぼ同一と考えられている．健常では「7±2」チャンク（chunk）であるとされる．チャンクとは情報をする「意味単位」を示す．意味の単位の数がこの範囲であれば（言葉なら5〜9語，数字なら5〜9桁），人間は一時的に把持して操作（明瞭に意識）できる．実際数唱で順唱は成人で6桁以上が正常とされる（後述）．Sohlbeg の訓練課題では，2種類の課題を同時に実施する内容となっている（後述）．

3 持続性注意と障害

　ある対象に向けた注意を一定の強さで保持し続ける働きを意味する．持続性注意が障害されると，注意を一定の強さで保ち続けることが困難となり集中力が続かなくなる．軽度の場合には，短時間の活動や日常会話場面では障害自体が目立たない．しかし，障害が重度になると行動が断片的になり，まとまりを欠くようになる．

4 注意の転動性（変換）と障害

　ある認知活動を中断し，他の情報に反応するように注意を変換する活動（switching attention）をいう．このような認知機能の制御は前頭前野が重要な役割を果たしている[8]．一方，注意が特定の対象に固定し他の対象への随意的な転換が困難となると，一定の行為を繰り返す「（間代性）保続」[9] が出現する（注意転動性の障害）．

B 注意の評価法

　注意障害の評価手法は日常生活場面の観察（臨床的評価）と検者による机上検査法に分けられる．後者は我が国では標準注意検査法（CAT）[10] で各検査が標準化されている（表 7-1）．以下に代表的な評価手法を紹介する．

1 臨床的評価法

　Ponsford ら[11] が作成した脳損傷者の日常観察評価法の日本語版である（表 7-2）[12]．14 項目に 0 〜4点の5段階で評価する．先崎らによれば WAIS-R で IQ60 以上の症例では本スケールの信頼性と妥当性が保たれている．

2 机上評価法

a) 選択性注意と障害

1) 視覚性抹消課題

　作業療法場面等では紙面によるさまざまな視覚性抹消課題が用いられてきた．CAT の視覚性抹消課題（Visual Cancellation Task）は，APT（後述）や Diller らのテスト[13, 14] をもとに作成された．本課題ではコンピュータ画面上の図形2種類，数字，平仮名の4種類からなる．課題における干渉刺激の中に含まれた目標刺激をできるだけ速く，かつ見落としなく消していく．その結果，右半球損傷群では，健常群だけではなく他の脳損傷群よりも有意に低い正答率を示した．この所見を右半球障害で視覚性選択的注意および空間探索能力の障害があることの裏付けとなっている．

70　　　　JCOPY 498-22805

7. 注意障害のリハビリテーション

表7-1　標準注意検査法（CAT）[10]での各検査項目（一部改変）

注意の容量の検査
 （1）Span
  1）Digit Span（数唱）
  2）Tapping Span（視覚性スパン）

選択性注意の検査
 （2）Cancellation and Detection Test（抹消，検出検査）
  1）Visual Cancellation Task（視覚性抹消課題）
  2）Auditory Detection Task（聴覚性抹消課題）

注意の変換・分配能力の検査
 （3）Symbol Digit Modalities Test（SDMT）
 （4）Memory Updating Test（記録更新課題）
 （5）Paced Auditory Serial Addition Test（PASAT）
 （6）Position Stroop Test（上中下検査）

持続性注意の検査
 （7）Continuous Performance Test（CPT）

表7-2　臨床的注意評価法[11, 12]

---

not at all	まったく認められない	0点
occasionally	時として認められる	1点
sometimes	時々認められる	2点
almost always	ほとんどいつも認められる	3点
always	絶えず認められる	4点

 1）眠そうで，活力（エネルギー）に欠けてみえる．
 2）すぐに疲れる．
 3）動作がのろい．
 4）言葉での反応が遅い．
 5）頭脳的ないしは心理的な作業（たとえば，計算など）が遅い．
 6）いわれないと何事も続けられない．
 7）長時間（約15秒間以上）宙をじっとみつめている．
 8）1つのことに注意を集中するのが困難である．
 9）すぐに注意散漫になる．
10）一度に2つ以上のことに注意を向けることができない．
11）注意をうまく向けられないために，間違いをおかす．
12）なにかする際に細かいことが抜けてしまう（誤る）．
13）落ち着きがない．
14）1つのことに長く（5分間以上）集中して取り組めない．

3）：麻痺のある場合には，そのことないしはその身体部位の動作の障害は除外ないしは差し引いて評価する．
4）および5）：失語や認知症がある場合にも，それを含めて評価する．
 （以上の注は原本にはなく，訳者らが追加した．また，7）と14）の括弧内の時間は，原本の項目の意味を把握したうえで，採点しやすいように訳者らで追加したものである．）

●　7.　注意障害のリハビリテーション

2）聴覚性検出課題（Audio-motor method[15]，Auditory Detection Task[10]）

筆者らは，選択性注意を評価する目的で類似語音から目標語音を選択する課題を作成した．内容はテープレコーダー（CD）を用いて 5 分間「ト，ド，ボ，コ，ド」の 5 種類の語音を 1 音/秒の速度で提示し，目標語音「ト」に対して何らかの反応（tapping）などを求める．各語音はランダムに配列してあり，目標語音「ト」は 1 分間に 10 回出現する．その中で「正答率」（正答数/総正答数），「的中率」は（正答数/総反応数）と設定した．CAT では，左半球損傷者で右半球損傷者よりも有意に正答率が低下し，本検査が聴覚言語を用いた検出課題であることを反映していた．また Mizuno[16] の結果では，右半球損傷者では総反応数は多いものの的中率は有意に低く，自己の誤反応を過小評価する傾向が認められ，「深刻さに欠ける」右半球損傷者の特性との一致が指摘されている．

b）容量性注意と障害

数唱：成人では順唱 6 桁，逆唱 5 桁が正常とされ，Wechsler 成人知能検査では順唱と逆唱可能な桁数の和を得点として評価している．順唱は 6 桁以上が正常，4 桁がボーダーライン，3 桁以下が異常とされている．順唱は比較的加齢的な変化が少ないものの 60 歳代後半から 70 歳代で低下し始める．正常では逆唱は順唱より 1 桁少ない程度である．逆唱 3 桁がボーダーライン，2 桁が異常とされる[17]．

c）持続性注意と障害

1）等速打叩課題[18]

被検者に 5 分間持続して 1 回/秒の打叩を求める課題である．10 秒間の練習施行の後，被検者は健側上肢にもった鉛筆で「やめ」の合図まで机上を叩き続ける．検者は 10 秒ごと（各 1 ブロックとして総計 30 ブロック）の叩打音を計測し記録する．課題の指標は 30 ブロック平均打叩数とその標準偏差を各々「反応傾向度」，「反応動揺度」とする．脳血管障害者の調査結果では，精神機能面に何らかの障害をもった右脳損傷群で反応傾向・反応動揺度のいずれかに障害が認められ，この結果はケアレス・ミスが多いなどの右脳損傷の行動特徴が表れていると考えられる．

2）PASAT（paced auditory addition test）

次々に読み上げられる 60 個の数字を即 2 個づつ加えて返答していく課題である．正答数/60 を正常者の結果と比較して評価する．正常人でもかなり難易度の高い検査である．Gronwall[19] によれば本検査は情報処理能力の評価に鋭敏で社会復帰の参考になるとされる．

3）CDT（continuous performance test）

コンピュータの画面上での持続的選択課題である[20]．原法では，アルファベット「X」への反応と，「A」の次の X への反応の 2 種の課題となっている．さらに CAT では，I）ランダムな時間感覚で出現した「7」に反応し反応時間を検査，II）1〜9 のランダムに提示された数字から「7」にのみ反応，III）「3」の直後の「7」に反応，の 3 課題での正答の平均反応時間とばらつき，正答率（正反応数÷総目標刺激数，II，III 課題のみ），的中率（正反応数÷全反応数，II，III 課題のみ）の経時的変化測定へと精緻化されている．

d）注意の転動性（変換）と障害

1）Trail Making Test（TMT）

米国軍隊の検査（Army Individual Test Battery）[21] として開発されて広く用いられている．パー

トAでは，被検者は，検査シート上の数字をできるだけ速く1から順番に「一筆書き」で線をつないでいく．パートBでは，数字と文字（アルファベットの「A」，あるいは平仮名の「あ」）を交互に順番に「一筆書き」でつないでいく．注意の転動性が低下するとパートBの遂行時間が延長される．本検査は，認知症の進行にきわめて感受性が高いとされている[22]．

2) 抹消課題変法[23, 24]

本法では，一枚の検査用紙に16行の36文字からなるアルファベットがランダムに配置してある．そのうち，10文字が大文字で他が小文字で構成され，字間は single space だが4カ所だけ double space にしてある．被検者は，テストAでは大文字，テストBは大文字と double space 直後の文字，テストCではさらに double space 直前の文字も消去する．速度・誤反応，および正反応の欠落数で評価する．Talland，Scwab によれば，パーキンソン病とアルコール中毒患者では速度が低下し誤りが増加していた．鹿島が小文字をカタカナ，大文字を平仮名に置きかえて施行した結果では前頭葉損傷者で有意に正答数が少なかった[14]．

C 注意障害のリハビリテーション

注意障害の治療には，薬物療法（methylphenidate など）[25] に加えて，リハの立場からは，1) 全般的刺激，2) 注意に特化した訓練プログラム（机上課題やパソコンを用いたゲーム課題）[26, 27]，3) 代償的介入（能力代償型および能力補填型介入）および4) 環境調整，がある．

1 全般的刺激（6週間プログラム）

我が国では亜急性期脳卒中患者は，「回復期リハビリテーション病棟」でのプログラムが実施される場合が多い．高橋らは，見当識障害・注意障害・記憶障害を対象として入院当日から退院までの6週間で各リハスタッフ（CP，PT，OT，ST，MSW，ナース）が役割分担を明確にした「統合的リハビリプログラム」を実施している[28]（表7-3a，b）．

表7-3a 回復期リハ病棟における「統合的リハプログラム」の流れ

第1週目	第2週目	第3週目	第4週目	第5週目	第6週目	
入院	院内訓練 ――――――――――――――→				各部門退院時評価	退院
・リハ医による医療診断 ・家族へのプログラムの説明 ・家族から情報収集（MSW） ・必要物品の依頼（Nrs）	① C	② C	③ C	④ C	⑤ C	
各部門入院時評価						
	第1回 外泊訓練	第2回 外泊訓練	第3回 外泊訓練	第4回 外泊訓練	症状 説明会	外来 リハ

C は，カンファレンスを表す（原則的に週の初めに実施）

7. 注意障害のリハビリテーション

表7-3b　入院時の家族への対応事項とベッド周りセッティング

- ●準備を依頼
  - ・見当識訓練用：卓上時計，カレンダー，家族の写真2枚（メモリーノートとベッドサイド用）
  - ・ウエストポーチ：メモリーノート携帯用
- ●了承を得る内容（離棟対策）
   本人の写真を撮り院内各部署に配布，ゼッケンをつける．徘徊防止センサー使用
- ●ベッド周りセッティング（寝た状態で本人の目につく場所に留意）
   時計，カレンダー，スケジュール，服薬セット，ウエストポーチ（メモリーノート入り）

2 注意に特化した訓練プログラム

机上の課題では，訓練課題集や幾つかの訓練プログラムが発表されている．以下に代表的なAPT/MAPTを紹介する．

a) APT/MAPT（直接訓練）

Sohlberg ら[6]は，注意の各特性〔選択性注意，容量性注意，持続性注意および注意の転動性（変換）〕別に難易度順に構成された視覚（数字および図形から構成されたシート）および聴覚（数字や曜日の録音されたテープ）課題をセットした注意訓練プログラム（attention process training：APT）を開発した（図7-2）．豊倉ら[29]は，そのうち視覚課題をわが国に適合するように修正し（modified attention process training：MAPT），主に注意の持続，選択性注意および注意の変換課題を作成した（表7-4）．

訓練の手順は以下の通りである．

①対象：覚醒が良好である「軽度」の脳障害
②個別化したプログラムの作成

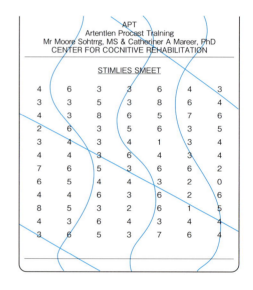

図7-2　APT（例）数字抹消課題[6]
訓練シートから任意の数字・図形をできるだけ早く抹消していく．
まず数字・図形の抹消課題を実施し，さらに妨害刺激（distractor overlay）をその上にかぶせて課題とする．

- ・当初，各特性（注意の持続，選択性注意および注意の変換）ごとに最も簡単な課題から施行し，正答率が50％以下の課題から実施する．
- ・正答率が85％以上，課題遂行時間が開始時の65％以下になったら難易度を上げる．
- ・結果は，できるだけスコアシートに記入し，毎回進歩の程度を対象者にフィードバックする．

③訓練時間：注意の持続時間に配慮して毎回20～30分とする．
④訓練頻度：最低1回/週

Sohlberg らは，本手法を用いて4例の脳損傷者で改善例を報告している．わが国では，鹿島[30]が前頭葉障害患者3名に在宅で10週間APT施行し，うち2例で発動性が改善し自動車運転再開や復職に至った．また豊倉ら[29]は，2ヵ月間のMAPTを実施した2例のうち1例は職場作業でのミスがなくなった一方，自発性低下の著しい脳外傷例では5ヵ月にわたる訓練でも日常生活場面で

7. 注意障害のリハビリテーション

表7-4　APTとMAPTの比較（表中の番号は，左右で対応する）

APT	MAPT
（1）Sustained attention 　①number cancellation 　②attention tapes 　③serial number	（1）Sustained attention 　①数字抹消テスト 　③数字系列テスト
（2）Selective attention 　①shape cancellation with distractor overlay 　②number cancellation with distractor overlay 　③attention tapes（with background noise）	（2）Selective attention 　①シートカバーを付けての図形抹消テスト 　②シートカバーを付けての数字抹消テスト
（3）alternating attention 　①flexible shape cancellation 　②flexible number cancellation 　③odd and even number identification 　④addition subtraction flexibility 　⑤set dependent activity	（3）alternating attention 　①目標図形が変化する図形抹消テスト 　②目標数字が変化する数字抹消テスト 　③偶数，奇数の抹消テスト 　④足し算，引き算テスト 　⑤高，中，低テスト 　　漢字，平仮名テスト
（4）divided attention 　①dual tape and cancellation task 　②card sort	

変化は認められなかったとしている．

b）ニューロフィードバック（図7-3）

Neurofeedback（EEG feedback：NF）は，1976年にLubarらが多動児にトレーニングとして発表したのが最初とされる[31]．特定の脳波をフィードバックすることを通じて集中力を高める（θ領域の活動を減少させβ領域の活動を増やすこと）を目指すθ/βトレーニングが一般的である．NFは機器が安価でコンパクトであり我が国では玩具として発売されている[33]．欧米ではおもに発達障害児（ADHD）への注意訓練として用いられてきた[33]が，今後は成人注意障害への適応が期待されている．

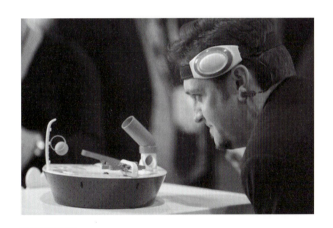

図7-3　Mind flex施行場面
被検者がボールに集中すると脳波をヘッドセット（センサー）で感知し本体に埋め込まれたファンによる風量が増加してボールが宙に浮く（「念力おもちゃ」）．

3　代償的介入法

注意障害の代償的な介入方法としては，能力代償型（自己管理型）介入と，外的補助手段を利用する能力補塡型介入がある．

a）能力代償型（自己管理型）介入

健常時には自動的に実行してきた活動であっても脳障害後には意識的な方略が必要となる．具体的

7. 注意障害のリハビリテーション

には以下の活動の習慣化があげられる.

1) 活動の自己指向化

自己の活動を言語化し,「自分は何をしているのか」,「この前には何をしていたのか」「次は何をしようとしているのか」を自問自答する.

2) 活動ペースの自己管理

注意の持続時間が短いことに留意して時間を一定に区切って休憩する習慣をつける, 注意集中が必要な作業は一日のうち適切な時間帯に設定する, などの自己管理を行う.

3) 重要事項の記録

注意の容量低下により複数の情報には, その場でのメモ (後述) を習慣づける.

4) その他

他者からの重要なメッセージはその場で自ら口に出して「復唱」し確認する, 物品を放置しその場所を離れる場合には「(実際に物品を指でさしながら), ○○をここに置いた」と口頭で唱える「指さし確認」, を指導する.

b) 能力補填型介入

注意障害によりあらかじめ予定した活動の開始が困難になる場合には, カレンダーへの行動予定の記入, 携帯電話のアラーム機能を利用する.

4 環境調整

環境調整には ⓐ注意集中の妨害刺激の除去, ⓑ注意障害による生活上のリスクの回避, および ⓒ「抱えの環境」設定による病前生活の維持, があげられる.

a) 注意集中の妨害刺激の除去

注意集中を要する作業時にはテレビ・ラジオなどの騒音を減らす, 机上を整理して集中できる環境を整える.

b) 注意障害による生活上のリスクの回避

注意障害による生活上のリスクとして,「火の不始末」と「自動車事故」があげられる. 前者については, 調理器具はガスから電気調理器, 石油ストーブはエアコンへ変換する, などがあげられる.「自動車事故」防止には運転シュミレーター体験を通じて障害の直面化を促すのも一法である.

c) ご家族への症状の説明と「抱えの環境」設定による病前生活の維持

注意障害を含めて高次脳機能障害は「目にみえない障害」であり, 一般の方々には理解が困難である. そのためご家族には, I) 脳機能画像 (SPECT-eZIS) 等による視覚的理解に加えて II) 症状をわかりやすく説明した文章および III) 高次脳機能障害に関する一般向けパンフレット[34], の併用が有用である. さらに, 独居等により近隣の方々からの協力が不可欠な場合にはご自宅へ出向いてご近所の方々への「症状説明会」[35] も有用である.

おわりに

以上, 注意障害の評価とリハビリテーション手法について概説した.

注意障害に特化したリハビリ訓練 (process specific training) として約25年前にAPTが開発された (前述). その後わが国にも紹介・導入され[29, 30] (前述), 現在は全国的に普及している. さらに

7. 注意障害のリハビリテーション

コンピュータの普及に伴い，注意訓練としてさまざまなプログラムソフトも導入されてきた.

一方，American Congress of Rehabilitation Medicine の Special Interest Group では，EBM の立場から 2000 年より 3 回にわたって高次脳機能障害リハビリ論文のメタアナリシスを実施している[36-38]. 最近の報告（2011）では，注意障害の「実施スタンダード（強く適応がすすめられる）」の対象として亜急性期における直接注意訓練および実生活向けの代償手法を身につける指導をあげている. さらに「実施ガイドライン（適応がすすめられる）」として，コンピュータでの介入（ただしセラピスト指導の手法の代用として）としている. したがって現在のところ EBM の立場からは机上訓練やコンピュータソフトによる直接訓練の実生活上への汎化について未だ明確な結論に至っていない.

注意直接訓練の成否は課題自体の魅力に加えて結果のフィードバックや検者による賞賛，さらに訓練の実生活上の改善との関係づけによる意欲づけが鍵となる. 直接訓練自体は患者にとってかなりのストレスとなる. したがって，訓練と並行して家族や他のリハスタッフを含めた心理的サポート体制に配慮する必要がある.

一方，代償的手法導入は患者が評価・直接訓練場面で無意識に用いている手法（直接訓練場面で患者が無意識に用いた「復唱」行動など）や病前用いていた手法（手帳・メモなど）を検者がとりあげて意識化を促し，生活場面での活用を指導していくことが重要である.

■文献
1) James W. The principles of psychology. New York: Dover publication; 1965（文献 2 より）.
2) Norman DA. Memory and attention. 2nd. ed. New York: John Willey and Sons; 1976（ドナルド・A・ノーマン著. 富田竜彦, 他訳. 記憶の科学. 東京: 紀伊国屋書店; 1978. p.22）.
3) 東京都高次脳機能障害者実態調査委員会. 平成 11 年度高次脳機能障害者実態調査報告書. 東京都衛生局医療計画部医療計画課; 2000.
4) ルリヤ AR, 著. 保崎秀夫, 監修. 鹿島晴雄, 訳. 神経心理学の基礎. 東京: 医学書院; 1978. p.232.
5) 本田哲三. 注意障害への訓練プログラム. 臨床リハ. 1995; 4 (7): 627-32.
6) Sohlberg MM, Mateer CA. Effectiveness of an attention-training program. J Clin Exp Neuropsychol. 1987; 9 (2): 117-30.
7) 坂爪一幸. 注意障害. In: 本田哲三, 編. 高次脳機能障害のリハビリテーション―実践的アプローチ. 第 2 版. 東京: 医学書院; 2010. p.48-67.
8) 加藤元一郎, 鹿島晴雄. 前頭葉機能検査と損傷局在. 神経心理学. 1996; 12: 80-98.
9) 池田 学. 保続. 加藤 敏, 神庭重信, 中谷陽二, 他編. 現代精神医学事典. 東京: 弘文堂; 2011. p.964.
10) 日本高次脳機能障害学会, 編. 標準注意検査法・標準意欲評価法. 東京: 新興医学出版社; 2008. p.13-9.
11) Ponsford J, et al. The use of a rating scale of attentional behavior. Neuropsychol Rehabil. 1991; 1: 241-57.
12) 先崎 章, 他. 臨床的注意評価スケールとの信頼性と妥当性の検討. 総合リハ. 1997; 25: 567-73.
13) Diller L, Weinberg J. Hemi-inattention in rehabilitation: The evolution of a rational remediation program. In: Advance in Neurology 18. New York: Raven Press; 1977. p.63-82.（文献 27 より）
14) 鹿島晴雄, 他. 注意障害と前頭葉損傷. 神経進歩. 1986; 30 (5): 847-57.
15) 本田哲三, 他. 聴覚刺激を用いた臨床的"注意力"検査法試案（第 1 報）. 第 7 回日本失語症学会抄録. 1983.
16) Mizuno M. Neuropsychological characteristics of right hemisphere damage: Investigation by

attention tests, concept formation and change test, and self-evaluation task. Keio J Med. 1991; 40 (4): 221-34.

17) Lezak MD. Neuropsychological Assesment. 4th ed. New York: Oxford University Press; 2004. p.353.

18) 坂爪一幸, 他. 臨床的「ヴィジランス」検査の試み (II)―脳損傷の左右差, 臨床症状との対応, 及び遂行パターン差の検討. 失語症研究. 1987; 7: 289-99.

19) Gronwall DMA. Paced auditory serial-addition task: a measure of recovery from concussion. Percept Mot Skills. 1977; 44: 367-73.

20) Beck LH, Rosvold HE, Mirsky AF, et al. A continuous performance test of brain damage. J Consult Psychol. 1956; 20: 343-50.

21) Lezak MD. Neuropsychological Assesment. 4th ed. New York: Oxford University Press; 2004. p.371.

22) Greenlief CL, Margolis RB, Erker GJ. Application of the Trail Making Test in differentiating neropsychological impairment of elderly persons. Percept Mot Skills. 1985; (文献26. p.373) 61: 1283-9.

23) Talland GA, Schwb RS. Performance with multiple sets in Parkinson's Disease. Neuropsychologia. 1964; 2: 45-53.

24) Lezak MD. Neuropsychological Assesment. 3rd ed. New York: Oxfor University Press; 1995. p.354.

25) 山里道彦. 高次脳機能障害のリハビリテーションと薬物療法. In: 本田哲三, 編. 高次脳機能障害のリハビリテーション―実践的アプローチ―. 第2版. 東京: 医学書院; 2010. p.205-25.

26) 窪田正大, 浜田博文, 梅本昭英, 他. 注意障害を伴う脳血管障害患者に対するパーソナルコンピュータを用いた認知リハビリテーションの効果について. 認知リハビリテーション. 2006; 11 (1): 44-54.

27) 間瀬光人, 阿部順子, 監修. 名古屋市総合リハビリテーションセンター, 編. 認知機能回復のための訓練指導マニュアル―高次脳機能障害を支援する. 大阪: メディカ出版; 2009.

28) 高橋理夏, 他. 回復期リハビリテーション病棟における高次脳機能障害者への「統合的リハビリプログラム」の試み―見当識障害・注意障害・記憶障害を中心に. 認知リハ. 2009; 14 (1): 78-85.

29) 豊倉 穰, 他. 注意障害に対する Attention Process Training の紹介とその有効性. リハ医学. 1992; 29 (2): 153-8.

30) 鹿島晴雄. 注意障害のリハビリテーション. 神経心理学. 1990; 6 (3): 164-70.

31) Lubar JF, Shouse MN. EEG and behavioral changes in a hyperkinetic child concurrent with training of the sensorimotor rhythm (SMR): a preliminary report. Biofeedback Self Regul. 1976; 1: 293-306. (文献32 より)

32) Wikipedia: Mindflex, en. wikipedia. org/wiki/Mindflex

33) 昼田源四郎. ADHD のある児童に対する認知リハビリテーション. 認知リハビリテーション. 2011; 16 (1): p.8-14.

34) 東京都. 高次脳機能障害の理解のために. 東京都福祉保健局医療政策部医療政策課. 平成15年11月.

35) 本田哲三. 回復期リハビリテーション病棟におけるチームアプローチ. In: 本田哲三, 編. 高次脳機能障害のリハビリテーション―実践的アプローチ. 第2版. 東京: 医学書院; 2010. p.195-204.

36) Cicerone KD, Dahlberg C, Kalmar K, et al. Evidence-based cognitive rehabilitation: recommendations for clinical practice. Arch Phys Med Rehabil. 2000; 81 (12): 1596-615.

37) Cicerone KD, Dahlberg C, Malec JF, et al. Evidence-based cognitive rehabilitation: updated review of the literature from 1998 through 2002. Arch Phys Med Rehabil. 2005; 86 (8): 1681-92.

38) Cicerone KD, Langenbahn DM, Braden C, et al. Evidence-based cognitive rehabilitation: updated review of the literature from 2003 through 2008. Arch Phys Med Rehabil. 2011; 92 (4): 519-30.

〈本田哲三〉

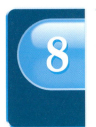

知覚障害のアセスメント，リハビリテーション

　感覚鈍麻や異常知覚等の感覚障害が存在すると，麻痺が軽度であっても四肢を実用的に使えないことが多く，日常生活に多大な支障をきたす．また，体性感覚の高次脳機能や，感覚野の役割については未知の部分が多い．この項では，知覚路，体性感覚野，触覚失認の基本的な事項について述べ，中枢神経障害による感覚障害にどのような治療が有効かを考える．

A 感覚経路と体性感覚野

　感覚は，外界からの刺激または体内状況の変化を感じとるもので，知覚は，それを認知するはたらきと定義される．感覚は体性感覚と内臓感覚に分けられる．体性感覚は，皮膚，横紋筋，関節からの情報を伝える一般体性感覚と，視覚，聴覚，平衡覚の特殊体性感覚がある．一般体性感覚は，表在感覚，深部感覚，皮質感覚に分けられ，表在感覚には，痛覚，温度覚，触覚が，深部感覚には，振動覚，関節位置覚，運動覚が，複合感覚には，2点識別覚，立体覚，皮膚書字覚，触覚定位がある[1]（表8-1）．感覚の経路については，温痛覚は，脊髄で交叉した後，脊髄視床路を通り，視床後外側腹側核を経て，大脳皮質の体性感覚野に達する．また，深部感覚は，後索を通り，錐体交叉の直上で交叉し，内側毛帯を上行し，視床後外側腹側核を経て，大脳皮質の体性感覚野に達する[2]（図8-1）．

　体性感覚野については，中心後回に第一次体性感覚野が，その外側でシルビウス裂深部の頭頂葉弁蓋部に第二次体性感覚野がある．第一次体性感覚野で受けた表在覚や深部感覚が，第二次体性感覚野で生体に有益な高次の感覚情報に統合されていく．第一次体性感覚野の障害では，表在覚，深部感覚の障害は回復するが，2点識別覚，触覚定位などの高次の複合感覚の障害は持続することが多い[3]．武田らは，第一次体性感覚野が障害された症例の分析から，温痛覚や深部感覚等のいわゆる基本的な感覚が障害されることがあること[4]，またそれらの感覚が障害されていなくても，物品が何であるかわからなくなることがありうるとしている[5]．そして中心後回の役割分担についての基礎研究の結果もふまえて，3野，1野，2野の順に，痛覚，温度覚，触覚などの感覚の処理から，素材の分析，特殊な形の識別などの高度処理に至ると考察している[6]．第二次体性感覚野の障害では，表在覚，深部感覚の障害を伴わず，片側または両側に，触覚による物品の認知障害が起こる[7,8]．また，第一次

表8-1　体性感覚の種類

表在感覚
　　痛覚，温度覚，触覚
深部固有感覚
　　振動覚，関節位置覚，運動覚
皮質感覚
　　2点識別覚，立体覚，皮膚書字覚，触覚定位

● 8. 知覚障害のアセスメント，リハビリテーション

体性感覚野の後方，上頭頂小葉の頭頂連合野が体性感覚，聴覚，視覚情報を連合する働きをしている[9]（図 8-2）．つまり，第一次体性感覚野にさまざまな感覚情報が入力され，統合的，階層的な情報処理が行われ，第二次体性感覚野や頭頂連合野などの，より高次の領域での情報処理を経て，運動制御，触覚体験に関与する[10]（図 8-3）．

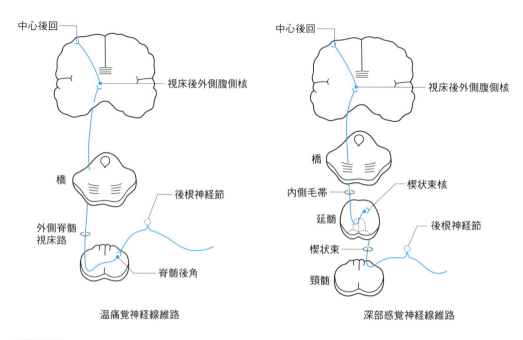

図 8-1　感覚伝導路（文献 1. p.214）

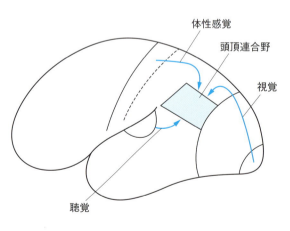

図 8-2　頭頂連合野の機能（文献 9. p.1373）

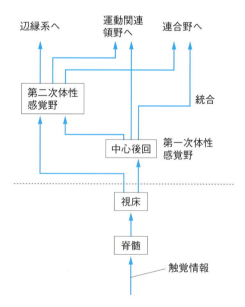

図 8-3　触覚情報の流れ（文献 10. p.103）
（末梢から中枢に至る触覚情報の大まかな流れ）

B 感覚の検査

　痛覚では虫ピンを用いることが多く，皮膚を軽くつついて検査する．温度覚は，試験管やガラス瓶に温水や冷水を入れ，皮膚に接触させて，どのように感じるかをきく．触覚は，light touch をみるために，脱脂綿，柔らかい毛筆で軽く触れる．振動覚は音叉を骨の突出部にあて，振動が止まるまでの時間，左右差をみる．関節位置覚検査は閉眼させ，四肢関節の1つを受動的に屈曲，伸展させ，反対側の上下肢でまねをしてもらう．運動覚は，関節が動いたこと自体を識別させる．2点識別覚は，ノギスやデバイダーを用いて，皮膚表面に同時に与えた2つの触覚刺激を2つであると識別できる最小の距離を測定する．立体覚は，2次元，3次元の物体を用いて，その形を口頭で答えさせる．皮膚書字覚は，手掌に文字や数字を書いて判読できるかどうかを試す．触覚定位は，四肢のさまざまな場所に触覚刺激を与え，刺激された場所を示してもらう[11]．

　以上のように，感覚検査は患者の反応を確かめながら行っていくが，失語や認知症により，言語での意思疎通に障害があると詳細な評価は難しい．その場合は，末梢神経を電気刺激して，その誘発脳波を記録する体性感覚誘発電位（somatosensory evoked potential: SEP）を用いると，客観的に感覚障害の程度を調べることができる．末梢神経の電気刺激で誘発される誘発脳波を加算平均すると，潜時20msでN20とよばれる電位を記録でき，これは第一次体性感覚野の3b野が発生源といわれている．我々の研究では，視床出血，被殻出血において，臨床的な感覚評価とN20振幅比（患側/健側）との間に相関がみられ，N20振幅比が小さいほど，感覚障害は重度であった[12,13]（図8-4）．

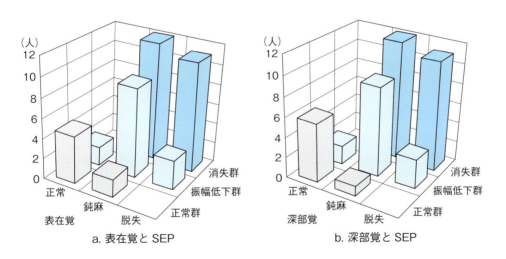

図8-4 被殻出血患者44名におけるSEPのN20振幅比と深部覚（位置覚，振動覚）との関係[13]
N20振幅比と表在覚，深部覚はともに1%の危険率で関連があった．

C 触覚失認について

　触覚失認とは，物品を触って何であるかを認知できない症状で，通常は頭頂葉病巣の対側の手に現われる．体性感覚障害はないか軽度である．触覚失認の患者は，目隠しをして硬貨や鉛筆を触ると，その名称や用途をいえない．しかし，触った対象と同じものを複数の物品の中から，触って選び出す

● 8. 知覚障害のアセスメント，リハビリテーション

ことは比較的容易にできる[14]．また，脳梁離断でも触覚失認に似た症状を呈することがあり，左手で物品を触っての呼称や，その物品の言語的な説明が障害される．これは，触覚性の物品認知が可能でも，その情報が言語性に優位な左半球に到達しないためと考えられる[15]．

D 末梢神経損傷後の知覚リハビリテーション

　感覚障害のリハビリテーションでは，末梢神経損傷後の知覚リハビリテーションが確立されている．末梢神経の検査では，患者が音叉による振動を感じたら，再生軸索が速順応型受容器のパチニ小体やマイスナー小体に到達したことを示唆する．フィラメント（Semmes Weinstein monofilament）20段階の4.31番を感じたら，再生軸索は遅順応型受容器へ到達したことを示唆する．さらにフィラメント2.83番を感じれば，触覚の閾値はほぼ正常といえる．2点弁別値が大きいことは，回復した受容器と神経線維の密度が少ないこと，または，再生軸索の局在が不良であることを示唆する．再生軸索の局在が良好になれば，2点弁別覚を測定し，識別知覚のリハを行う．患者がみている状態で，感覚障害の部位に静的，動的な触刺激を加え，それをどのように感じたかを確認させ，その後に同様のことを閉眼で行う[16]．この知覚リハでは，他動的・能動的触刺激を用いて識別する訓練を段階的に行っていく．この治療では，末梢神経の再生軸索が伸びて神経伝導が改善する段階と，改善した神経伝導を使って弁別，識別の機能を改善していく段階との2つの段階がある．

E 中枢性感覚障害のリハビリテーション

　末梢性神経損傷における知覚のリハビリテーションは，末梢からの乏しい感覚情報を，脳内で何とか処理する作業といえる．これは感覚情報をうまく処理できない触覚失認のリハビリテーションにも応用できる．しかし脳卒中では，被殻や視床などの基底核病変が多く，感覚路そのものが遮断されることで，表在覚や深部感覚が障害されることが多い．そのため，まず末梢神経からの強力な刺激で感覚路の伝導そのものを改善する必要がある．そのうえで体性感覚の弁別訓練を行うことで，中枢性感覚障害を改善できる可能性がある．脳卒中患者の麻痺側の手に強い温刺激，冷刺激を行い，麻痺や感覚障害の改善があったとの報告があり[17]，末梢からの入力の重要性が示唆される．また，健常者を対象に母指と小指の触覚弁別課題を行ったところ，触覚定位が向上し，母指小指の受容野は離れたとの報告がある[18, 19]．しかし，2010年の総説では，脳卒中後の上肢感覚障害への介入で，その効果を実証する十分な証拠はないとしている[20]．

　中枢性感覚障害の症例を呈示する（表8-2，図8-5）．振動覚閾値の細かい変化を測定することで，わずかではあるが麻痺側の感覚障害が改善することを確認できた．

　中枢性感覚障害のリハビリテーションの有効性を示す証拠は少ないが，感覚の伝導路が遮断されて表在覚や深部感覚の障害がある場合には，電気刺激，温熱などの刺激で神経伝導の改善を促し，複合感覚が障害されている場合は，識別，弁別訓練で神経機能，神経回路の改善を促すことが，治療につながる可能性がある．

8. 知覚障害のアセスメント，リハビリテーション

表8-2 振動覚検査装置の振動覚閾値と振動の振幅との関係

振動覚閾値	振幅（mm）
1	0.01
2	0.03
3	0.06
4	0.1
5	0.3
6	0.5
7	0.7
8	0.9
9	1.1
10	1.3 以上

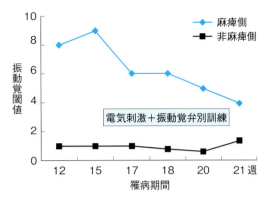

図8-5 電気刺激＋弁別訓練での振動覚の変化（症例）

■症例

42歳男性

右被殻出血で開頭血腫除去術を施行され，発症3週間後に当院に入院した．左片麻痺はBrunnsrom stage 上肢II，手指I，下肢IIIで，触覚鈍麻，関節位置覚鈍麻であった．発症16週後から麻痺側の手掌，手背部に電極をあて，患者が痛みを感じない程度の7〜12mAの刺激強度で20分間の電気刺激をしながら，振動覚検査装置を用いた弁別訓練を，週3回，6週間実施した．この振動覚検査装置は，被験者の反応の正否により振動の程度を自動的に変え，振動覚閾値を表示するもので，感覚閾値の小さな変化をとらえることができる．振動覚閾値と振動の振幅の関係は表8-2のとおりである．振動覚閾値0.8，0.6は振幅0.01mm未満であり，健常人では振動覚閾値0.8以下であった．図8-5に示すとおり，麻痺側の振動覚閾値は徐々に低下した．フィラメントを用いた触覚検査では，一番太い6.45でも認知不能で変化なかった．

■文献

1) 柴崎 浩. 体性感覚系. In: 神経診断学を学ぶ人のために. 第2版. 東京: 医学書院; 2013. p.211-25.
2) 後藤文男, 天野隆弘. 知覚路. In: 臨床のための神経機能解剖学. 東京: 中外医学社; 1992. p.18-9.
3) 山鳥 重. 体性感覚の高次障害. In: 山鳥 重, 編. 神経心理学入門. 東京: 医学書院; 1985. p.113-28.
4) Satoh M, Terada S, Onouch K, et al. Somatosensory and skin temperature disturbances caused by infarction of the postcentral gyrus. A case report. J Neurol. 2002; 249: 1404-8.
5) Takeda K, Shozawa Y, Sonoo M, et al. The rostrocaudal gradient for somatosensory perception in the human postcentral gyrus. J Neurol Neurosurg Psychiatr. 2000; 69: 692-3.
6) 武田克彦. 体性感覚の障害. Clin Neurosci. 2003; 21: 767-9.
7) 岩村吉晃. 触覚認識の中枢はどこにあるか. In: 山鳥 重, 他シリーズ編集. 神経心理学コレクション. タッチ. 東京: 医学書院; 2001. p.202-4.
8) Caselli RJ. Rediscovering tactile agnosia. Mayo Clin Proc. 1991; 66: 129-42.
9) 河村 満, 石原健司. 行為, 認知, 言語の障害. Clin Neurosci. 1999; 17: 1373-6.
10) 篠原正美. 触覚の生理学. In: 内川恵二, 編. 講座 感覚・知覚の科学3. 聴覚・触覚・前庭感覚. 東京: 朝倉書店; 2008. p.102-41.
11) 武田克彦. 触覚失認. In: 水澤英洋, 他編. 神経診察: 実際とその意義. 東京: 中外医学社; 2011. p.174-6.
12) 中西亮二, 衛藤誠二. 視床出血における正中神経刺激短潜時感覚誘発電位. 臨床脳波. 1994; 36: 35-

13) 衛藤誠二, 古閑公治, 上床太心, 他. 被殻出血における正中神経刺激短潜時感覚誘発電位と上肢機能. リハ医学. 1996; 33: 310-5.

14) Platz T. Tactile agnosia, Casuistic evidence and thepretical remarks on modality-specific meaning representations and sensorimotor integration. Brain. 1996; 119: 1565-74.

15) 石合純夫. 触覚失認. In: 石合純夫, 編. 高次脳機能障害学. 第2版. 東京: 医歯薬出版; 2012. p.140-1.

16) 中田眞由美, 大山峰生. 末梢神経損傷のハンドセラピー. In: 鎌倉矩子, 他編. 作業療法士のためのハンドセラピー入門. 2版. 東京: 三輪書店; 2007. p.96-111.

17) Chen JC, Liang CC, Shaw FZ. Facilitation of sensory and motor recovery by thermal intervention for the hemiplegic upper limb in acute stroke patients, A single-blind randomized clinical trial. Stroke. 2005; 36: 2665-9.

18) Braun C, Schweizer R, Elbert T, et al. Differential activation in somatosensory cortexfor different discrimination task. J Neurosci. 2000; 20: 446-50.

19) 岡島康友. 体性感覚障害のリハビリテーション. 総合リハ. 2002; 30: 715-20.

20) Doyle S, Bennett S, Fasoli SE, et al. Interventions for sensory impairment in the upper limb after stroke. Cochrane Database Syst Rev. 2010; 16: CD006331.

〈衛藤誠二, 川平和美〉

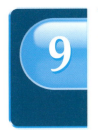

9 失認のアセスメント，リハビリテーション

　失認とは，ある単一の感覚を通しては対象を認知できない状態である．他の感覚を使えばそれが何であるかは即座にわかる．ただし，対象の認知を難しくするような意識の障害や全般性認知の低下などがなく，要素的な感覚は保たれていることが前提となる[1]．

　たとえば，視覚性失認の患者は，ハサミを見ただけではそれが何かわからないが，触るあるいは実際に動かした音を聞くなど，視覚以外の刺激が呈示されると，それがハサミであると直ちに認知できる．触覚性失認の患者であれば，見たときには問題なくハサミと認知できるにもかかわらず，目隠しでハサミを触ったときには認知できない．

　臨床的には身体失認・手指失認・病態失認など，身体や病態の認知障害も「失認」を冠しているが，これらの障害は単一の感覚における障害ではなく，本来の概念とは異なる．本項では，ある感覚様式に限局して現れる失認についてのみ述べる．

A 失認のアセスメント

　患者は，自分が失認だと訴えてくることはない．「目が見えにくい」「耳が聞こえにくい」「手がもわっとする」など，知覚に関する訴えや違和感を述べるくらいである．視覚性失認の患者では，「物を食べるまで何を食べるのかわからない」「部屋からトイレに行けない」「顔を見ただけでは誰だかわからない」など，生活上の支障を訴えることもないわけではない．しかし，視覚以外の感覚様式の失認患者は，失認による障害を何も訴えないことがほとんどである．

　そのような中で失認を発見するには，患者の行動観察と病変からの予測が重要である．失認が疑われた際のアセスメントは，感覚刺激情報の入力から出力までの流れに沿って考えるとわかりやすい（図9-1）．

図9-1　失認のアセスメントの流れ

9．失認のアセスメント，リハビリテーション

1 失認であることの確認

a）全般性注意・全般性認知機能がないこと

　まず，すべての高次脳機能障害と同様に，意識，全般性注意，情動，疲労度など患者の全体像をとらえておくことが重要である．主訴や病歴について問診しながら患者の状態を細かく観察し，背景症状を把握する．また，患者が日常生活で感じている違和感などを聴取する．そのことにより，その後の評価やリハビリテーションを進める上でのヒントを得られることもある．

　全体像の中でも押さえるべき点は，全般性注意の低下や全般性認知機能の低下の有無とその程度である．これらの障害が重度の場合は，失認の評価を実施するのは困難である．軽度の場合は，患者の理解や課題への集中力などを考慮して，評価する必要がある．

b）要素的な感覚知覚の保存

　次に，該当する感覚様式の障害の程度を正確に把握する．多くの場合，当該感覚様式の感覚検査そのものに何らかの困難があるが，それがどの程度かを確認する．そして，その感覚の知覚障害が，認知障害が原因ではないことを示す必要がある．検査が困難な場合には，知覚が保たれていることを確認するための工夫や代替手段を考える．

　たとえば，視覚では，周囲の明るさや対象の大きさ，線画の場合は空間周波数などを変更してみて，患者にとって最適の条件を整えてもなお対象認知ができないのかを確認する．あるいは，ランドルト環を用いた視力検査ができない患者であっても，シーツの上の髪の毛を拾っている様子を観察したなど，「見えている」行動を見出すことにより，その患者が見えていないから対象を認知できないのではなく，ある程度は見えているが認知できないことを示すことができる．

c）対象への注意

　要素的な感覚が保たれていたとしても，対象全体に充分注意を向け探索することができないと，認知は難しい．たとえば左半側空間無視により，対象の右側にしか注意を向けられないことや，同時失認により，部分部分の知覚・認知は可能でも全体として認知できないことなどがありえる．

d）呼称障害

　対象が認知できないのか，単にその名前を想起できないだけかは区別する必要がある．名前がいえなくても，その使用目的や特徴などを言語的，またはジェスチャーで示すことができれば，その対象が何であるかは認知できていると判断できる．

　鑑別すべきものに通常の呼称障害や視覚性失語がある．通常の呼称障害であれば，入力する感覚様式によらず，つまり見せても，音を聞かせても，触らせても，その名前は想起できないが，どんなものであるかは説明できる．視覚性失語の場合，聴覚や触覚を介した時は対象の名前がいえるが，視覚呈示された時だけ名前の想起ができず，かつ対象が何であるかはわかる．

e）感覚特異性

　当該感覚様式以外からであれば，対象を認知できることを確認する．1つの物品を，視覚的，聴覚的，触覚的に呈示する．たとえば，ハサミを見せる，閉眼でハサミを使う時の音を聞かせる，閉眼でハサミを手掌に乗せて充分に触らせる．視覚性失認であれば，見た時は認知できなくても，聴覚や触覚からは認知できることを確認する．同様に，触覚性失認であれば，触った時だけは認知できず，聴覚性失認であれば，音を聞いた時にだけ認知できない．

複数の感覚様式の失認を呈する多様式失認も報告されているので注意する.

f) 失認を生じる病巣

失認を生じる主たる病巣は,それぞれの感覚様式の連合野である.視覚性失認は後頭葉,聴覚性失認は側頭葉,触覚性失認は頭頂葉が関与する.これらの領域に病変がある患者に出会ったら,失認を疑って診察することも症状発見の一つの手段といえよう.

表9-1に主要な失認の種類とその関連病巣を示す.

表9-1 主要な失認の種類とその関連病巣

		認知が障害される対象	関連病巣
視覚性失認	物体失認 画像失認	物体すべて 　絵・写真など(三次元の物体は比較的保存)	後頭側頭葉 多くの場合は両側
	相貌失認	熟知した顔	右側または両側側頭後頭葉内側(紡錘状回),物体失認が生じる領域より内側とされる
	街並失認	熟知した街並・場所	両側または右側の側頭後頭葉内側が一般的.特に海馬傍回後部から舌状回前部
	色彩失認	色彩(障害の存在については議論があるが,中枢性色覚障害や色彩失名辞などとの判別が必要)	左半球後頭葉?
	純粋失読 (視覚失認性失読)	文字	左側の紡錘状回・後頭回
聴覚性失認	(広義)聴覚性失認	言語音,環境音	両側の上側頭回やその皮質下
	純粋語聾	言語音	左の上側頭回下部から中側頭回上部
	環境音失認	環境音	右の上側頭回下部から中側頭回上部
	感覚性失音楽	熟知した音楽	右側頭葉
触覚性失認		現時点は認知する対象による分類なし	中心後回,下頭頂小葉.病変と反対側手に生じる

2 失認の特徴を掘り下げる

失認であることが確認できたら,その患者の障害の特徴を理解するためのアセスメントにとりかかる.認知する対象の種類と,感覚情報の処理過程の2つの視点から障害を検討する.

a) 認知する対象の種類

視覚性失認の患者の中には,特定の対象のみに障害が現れることがある.もっとも一般的なのは物体失認であり,生活ではよく知っているはずの日常物品や食べ物がわからず,触ったり食べたりしてはじめてわかるといったエピソードがきかれる.その他,顔だけに現れる相貌失認,街並に限局して現れる街並失認などがよく知られている.色彩(色彩失認),文字(純粋失読)などに現れることも

● 9. 失認のアセスメント，リハビリテーション

ある．

　聴覚性失認においては，対象の種類に，言語音，環境音，音楽がある．それぞれ，純粋語聾，環境音失認，感覚性失音楽とよばれる．いずれも純音聴覚検査などで聴覚の保存が示されていることが前提である．

　触覚などでも，何らかの対象に特異的な失認を認める可能性もないとはいえないが，これまでに報告はない．

b）感覚の処理過程

1）知覚型・統合型・連合型

　処理過程からの分類として，視覚性失認の分類がよく知られている．古典的には Lissauer により知覚型 apperceptive と連合型 associative に分けられた[2]．その後，連合型と考えられていた例の中に，対象全体の把握が不良な例があることがわかり，統合型 integrative が加わり，3 つのタイプに分けられるようになった[3]．

　この 3 タイプの特徴を表 9-2 に示す．知覚型は，要素的な感覚機能はほぼ保たれていると推定されるが，同じ物を選択できず，線画の模写も全くできない．統合型は，形態的には同じ物を選択したり違う物を区別したりできるが，部分的な把握にとどまり全体として対象を同定できない．連合型は，全体として形態は把握できるものの，意味と連合できない．統合型と連合型は線画を模写できるが，統合型では部分毎に逐次模写して時間がかかる，対象に網掛けなど余分な刺激を付加されると困難になる，などが観察される．

　この 3 つの処理過程から分類する観点は，視覚以外の感覚様式においても当てはまるはずである．ただし，視覚以外では模写を使った検証ができないため，検証方法には何らかの工夫が必要であるだろう．

2）神経基盤からの視点

　それぞれの感覚器から入った感覚情報が脳内でどのように処理されるのかという視点で考えることは，失認の特徴を理解する上で助けになる．

　視覚情報処理の経路として，一次視覚野から側頭葉へ向かう腹側経路と頭頂葉へ向かう背側経路が知られている．このうち，対象の形態認知に重要なのは腹側経路である．腹側経路には後頭葉内側面の鳥距溝周囲の一次視覚野から下方に広がる舌状回，紡錘状回，後頭側頭葉移行部，外側後頭皮質が

表 9-2　処理過程から分類した視覚性失認の特徴

	部分的形態の把握	対象全体の形態の把握	形態と意味の連合	図形模写のできばえ
知覚型 apperceptive	×	×	×	全く描けない
統合型 integrative	○	×	×	時間を要する 網掛けなどの刺激で困難さ増加
連合型 associative	○	○	×	概ね良好

含まれる．このうち，一次視覚野を除く高次視覚野およびその皮質下の病巣により視覚性失認が生じる．知覚型は両側後頭葉の広汎な病巣に関連し，統合型は両側後頭葉下部を含む例がほとんどで，連合型も両側後頭葉病変例が主だが，左一側後頭葉病変例も報告されている[4]．

背側経路は，対象に対して行為を起こすため，空間的情報，動き，形などを処理する経路である．近年では背側経路をさらに上頭頂小葉に向かう背背側経路と下頭頂小葉に向かう腹背側経路に分けることが提案されている[5]．背背側経路は意識にのぼらない形で，腹背側経路は意識にのぼる形で，対象の位置や運動を処理して行為に結びつける．

視覚以外の感覚様式でも失認を呈する患者の病巣と症候の関連が考察されてはいるが，脳内の処理過程との詳細な関係はまだ示されていない．

3）その他ヒントとなる認知処理過程

対象認知に影響する過程は他にも存在する．トップダウンとボトムアップ処理，注意の選択性，カテゴリー化などである[6]．これらの対象認知の性質に着目することも，臨床上有用である．

たとえば，トップダウン処理が認知に影響した症例が存在する．我々は，対象の名前を間違って呼称すると，その誤りに引きずられて動作や描画をしてしまった視覚性失認と触覚性失認の多様式失認例を経験した[7]．症例は箸を「眼鏡」と呼称してしまうと，箸を耳にかけようとした．また，呼称させずに物品を見せると正しく描けるのに，歯ブラシを「シャープペン」と誤って呼称した後には筆のような絵を描き，「眼鏡」と呼称すると眼鏡のような絵を描いた（図9-2）．この症例は，目の前の対象を知覚できるにもかかわらず，ひとたび名前というトップダウンの枠組みを与えられてしまうと，認知が変容してしまうことを表していると考える．

3 失認の検査

残念なことに，現在，種々の失認を網羅し，患者の障害の特徴を浮き彫りにできるような検査バッテリーは存在しない．視覚性失認においては，本邦で開発された「標準高次視知覚検査」がよく使用される[8]．この検査は視知覚の障害だけでなく，視空間性障害を検出する項目も含む広範囲な課題からなるため，臨床的には有用である．一方で，得点プロフィールにより視覚性失認の有無や誤り方の傾向は推察できるが，臨床型や障害の質まで詳細に検討することはできない．したがって，掘り下げて検討すべき点を見出すためのスクリーニング検査と位置づけてもいいかもしれない．

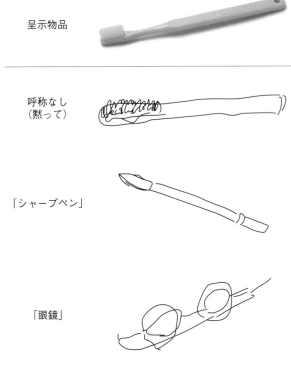

図9-2 トップダウン処理を反映した失認症例の歯ブラシの描画（文献7を改変）

● 9. 失認のアセスメント，リハビリテーション

リハビリテーションの一環として失認を有する患者のアセスメントを行うのであれば，検査を第一選択とせず，患者の訴えを聞き，生活を観察し，困難のある日常生活動作を知ることからスタートするのが理想である．「その患者に必要な物品が全て認知できているか」の観点から評価することが肝要であろう[9]．まずは，症状を詳細に観察し，患者の障害の背後にある機能障害，神経基盤について仮説を立て，障害の特徴を理解していくほかはない．

B 失認のリハビリテーション

図 9-1 の失認のアセスメントを再度参照していただきたい．失認のリハビリテーションは，原則的には，この感覚情報処理過程中の障害の生じた部分にアプローチすればよい．もしも問題が全般性の注意障害であれば（その場合，失認ではないが），まずは全体の注意機能を賦活するようなアプローチをする．知覚に問題があるのであれば，その知覚を改善するようにアプローチする．掘り下げ検査を要する統合や意味の段階において，障害の核心に迫る分析ができていれば，アプローチも自ずと明らかになる，はずである．

しかし，十分なエビデンスに裏づけられた効果のある失認のリハビリテーションの報告はない．現実的には，残存能力を最大限に利用し，できないことは代償手段を用いるという原則を全うするほかない．加えて，他の障害同様，患者本人の自覚と，家族や職場の人など患者をとり巻く人々の障害理解と協力が得られなくてはなりたたない．

聴覚性失認，触覚性失認の詳細なリハビリテーションについての報告は乏しいため，以下は視覚性失認を中心に述べる．

1 視覚性失認の回復経過

経験的には，急性期には改善が著しいことが多い．この改善は，何らかの治療や訓練が功を奏するというより，自然回復による改善が大きいと考えられる．火災による一酸化炭素中毒による知覚型視覚性失認を呈した 22 歳の女性について，発症から 5 年後，40 年後に再評価した貴重な報告がある[10]．これによると，5 年後には，物体の認知は時間をかければ何とかできるくらいに改善したものの，単純な形態の認知，失読，相貌失認，視空間性障害，視覚性イメージの障害といった基本的な視覚性失認の状態は，40 年を経過してもなお残存していた．一方で，5 年後の評価の時点で，主婦としての生活は代償などを用い，苦労がありながらも何とかできていた．この症例は，視覚性失認そのものの予後はよいとはいえないが，生活の障害は改善する可能性を示している．

2 失認そのものへの治療的介入

視覚性失認の治療的訓練について，鎌倉は，自然回復が重なっている可能性を排除しがたいとしながらも，経験的にみて，単純に「対象をみる」ことの反復訓練が視覚的認知学習を促す可能性があると述べている[9]．古本は，家族の相貌だけに改善を示した相貌失認の一症例について，日常の頻繁な刺激が再学習につながった可能性を報告している[11]．

Zihl は，視覚性失認を有する 2 症例の訓練について詳細に記載している[12]．まず，半盲と視野障害に対する訓練として，眼球運動による走査訓練や視覚探索訓練を用いて介入した．これらの基礎的訓練により眼球運動は改善したが，視覚性認知は改善しなかった．この訓練の後，視覚的認知に関する訓練を集中的に行った．2 症例とも，たとえば，緑色の丸い果物を見せられると，その特徴を吟味

9. 失認のアセスメント，リハビリテーション

せず，いつも「リンゴ」と答えるなど，目についた特徴しか利用しなかったり，重要でない特徴を選んで同定してしまったりする傾向にあった．そのため，物を見た時には，まず対象の特徴を完全に述べ（情報処理），その対象に特有の特徴を選び（情報の選択），最後に視覚による同定を確認する手続きをする（仮説検証），という訓練を徹底して行った．この方法は練習しなかったカテゴリーでも成績が向上し，ある程度の効果を認めている．Zihl の記載をみると，それぞれの訓練の試行回数は1,440〜3,860 と膨大である．効果を得るためには，根気よく，長期間の訓練が必要である．

　視覚性失認においては，何らかの要素的視覚障害を有していることが多く，低次の視覚障害を改善することが認知の改善にも有用である可能性がある．境らは，大脳性視野狭窄と弱視があり，「テレビをみていて状況がわからない，物をなかなか見つけ出せない，病棟や訓練室で迷う」と訴えのあった患者に衝動性眼球運動訓練，図形探索，日常生活での探索指導を行い，訓練効果があった事例を報告している[13]．この患者は訓練後，「一度にぱっと画面全体が見えるようなった」と述べている．

3　残存能力の利用・代償的方法の導入

　障害や困難を自覚している患者は，医療者が助言を与えなくとも自発的に代償方法や何らかの対処方法を見出していることが多い．たとえば，自験例では，相貌失認の患者は，「声を聞けばわかるので，こちらから挨拶して相手に声を出してもらうようにしている」「着ている服で医師か看護師か区別している」「歩き方や立っている姿勢で判断している」など，日常生活での工夫を語ってくれた．患者自身の工夫や発見は，医療者にとって学ぶべきところが多い．

　リハビリテーションをする上で代償的な方法を導入する際，残存能力はすべて大事だが，記憶，言語，感覚入力の3点は特に重要である．

　記憶は，障害を自覚すること，用いた代償的手段の応用などにとって，なくてはならない機能である．患者自身が失敗したことや，逆に工夫して成功したことを憶えていることは，その後の行動に影響する．経験的に，記憶に関連が深いとされる側頭葉内側前方に病変が広がっている視覚性失認の患者では，エピソードが定着しづらく，訓練効果が得られにくい印象がある．一方で，生活のエピソードとしては忘れてしまっても，見る手法や毎日行う動作は，反復することで手続き記憶として学習できる可能性がある．先に紹介した Zihl の視覚的認知の訓練効果[12]は，効率的に見る方略を繰り返し練習することにより，手続き記憶を利用できるようになった結果とも解釈できる．

　言語の機能は，純粋な失認だけを有する患者であれば，ほとんどの場合保存される．言語は症状理解，代償，自助具としての役割を担う．まず，患者自身がどのように知覚し，どのように感じているかを言葉で表現することは，患者の障害の気づきに影響を与えるだけでなく，医療者側にとっても，大きなヒントとなる．代償手段としては，たとえば，地誌的な障害がある患者が目的地までの道筋を「直進して突き当たったら右折し，視界が開けたところが食堂」など，言語化することが有用である．さらに，困難があることを第三者に伝え，援助を求める一つの自助的な手段としても重要である．リハビリテーションにおいては，患者本人ががんばるだけでなく，援助を求めることも1つの手段であることを伝えておくことは，生活を広げる上で大切である．

　記憶や言語の残存能力の有効性は，標準的な検査で何点以上は見込みがあるが何点以下は難しいなど，検査で線引きできるものではない．特に机上での検査は視覚刺激を用いるものが多いため，視覚性失認の患者においては，残存機能があっても正確な検査ができない場合がある．残存機能の確認は

9. 失認のアセスメント，リハビリテーション

検査だけに頼らず，患者をよく観察することが重要である．

　感覚入力については，視覚から同定できないときは触覚を使うなど，当該感覚様式以外の感覚を用いるだけでなく，当該感覚そのものの利用も有効である．当該感覚以外の例では，純粋失読のなぞり読み（schreibendes Lesen あるいは kinesthetic reading）がよく知られているが，対象物の模写を行うことで運動感覚を用い，画像が同定しやすくなるという報告がある[14]．当該感覚そのものの利用としては，前述した相貌失認の例に加え，街並失認では看板などを活用することや，自分の部屋の入り口に目につきやすい飾りなどを目印として置くことなど，「見る」機能を使った代償があげられる．患者の見えやすい色や形を把握することも，代償的な手段の導入に役立つ．

4 環境の調整

　患者自身の改善や代償ではうまくいかないところは，環境を調整する．それには物的なハードの面と，人的なソフトの面の2つの視点が重要である．

　環境のハード面は，たとえば，視覚性失認であれば，部屋の照明を適切な明るさに保つ，使う物はいつも場所を決めて整理整頓しておく，色の認識が保たれていれば使用するものの色と場所を決めておく，失読がなければ物や人に名札をつける，など，その患者の障害と残存機能に合わせて整える．

　環境というと物的なことばかりに目がいきがちだが，生活においてはむしろ，人的な環境づくりの方が必要な場合が多い．ソフト面でもっとも重要なことは，周囲に味方を作る，つまり，障害を理解した人を周囲に配置することである．日常生活は毎日が全く同じということはない．天気も気温も，体調も気持ちも，スケジュールも変化する．ハードの面をいくら整えても，何かしら困難が生じる可能性が高い．よって，身近な人の協力は不可欠である．障害を説明し理解を得る対象は，患者本人だけでなく，本人をとりまく家族や職場の人なども含まれるべきである．

　ソフト面の調整は，病院を退院してからだけではない．入院中も必要である．視覚性失認の患者は他の患者から奇異な目でみられたり，特別な待遇をされているように思われたりしがちである．「あの人，『目が見えない』といっているけれど，普通にご飯を食べている」「見ればわかるのに，あの人ばかり看護師に全部説明してもらっている」など，他の患者から不信感を抱かれることも少なくない．視覚性失認の患者に対する配慮が，周囲からの誤解をまねくことがないよう，医療者は患者本人にだけでなくその周囲にも目を配り，さりげない配慮をすることが必要であろう．

おわりに

　山鳥は，認知障害は主観的な過程であり，認知過程の末端に近いほど自己の障害に気がつきやすく，認知過程の上層に近いほど気づきにくいことを指摘している[15]．感覚情報処理の過程においては，入口の感覚を知覚する過程と，出口である呼称や行為の表出の過程の障害は気づきやすいが，統合や意味のようにより高度な認知過程の障害は気づきにくい．これは本人のみならず，医療者を含む周囲の第3者にとっても同様で，複雑な過程の障害構造を理解することは容易ではない．

　失認を有する患者は，見えている/聞こえている/触っているはずなのに，対象がわからない状態であり，一見すると何が問題なのかわかりにくいが，系統的にアセスメントすれば，問題を見出すことは可能である．患者の真の病態を解明するためにも，十分な検討が必要である．

9. 失認のアセスメント，リハビリテーション

■文献

1) 鈴木匡子. 失認症. 高次脳機能研究. 2009; 29: 216-21.

2) Lissauer H. Ein Fall von Seelenblindheit nebst einem Beitrage zur Theorie derselben. Arch Psychiatr Nervenkr. 1890; 21: 222-70. (Translated by Jackson M. A case of visual agnosia with a contribution to theory. Cogn Neuropsychol. 1988; 5: 157-92).

3) Riddoch M, Humphreys G. A case of integrative visual agnosia. Brain. 1987; 110: 1431-62.

4) McCarthy RA, Warrington EK. Visual associative agnosia: a clinico-anatomical study of a single case. J Neurol Neurosurg Psychiatry. 1986; 49: 1233-40.

5) Rizzolatti G, Matelli M. Two different streams form the dorsal visual system: anatomy and functions. Exp Brain Res. 2003; 153: 146-57.

6) 鈴木匡子. 対象の視覚認知. In: 神経心理学コレクション 視覚性認知の神経心理学. 東京: 医学書院; 2010. p.1-28.

7) Ohtake H, Fujii T, Yamadori A, et al. The influence of misnaming on object recognition: a case of multimodal agnosia. Cortex. 2001; 37: 175-86.

8) 日本失語症学会失認症検査法検討小委員会. 標準高次視知覚検査. 1997.

9) 鎌倉矩子. 視覚性認知の障害. In: 鎌倉矩子, 他著. 高次脳機能障害の作業療法. 東京: 三輪書店; 2010. p.201-41.

10) Sparr SA, Jay M, Drislane FW, et al. A historic case of visual agnosia revisited after 40 years. Brain. 1991; 114, 789-800.

11) 古本英晴. 相貌失認の回復における熟知相貌内の際―家族の相貌についてのみ改善を示した相貌失認. 神経心理学. 1999; 15: 132-9.

12) 平山和美, 監訳. 脳損傷による視覚障害のリハビリテーション. 東京: 医学書院; 2004. p.158-77 (Zihl J. Rehabilitation of Visual Disorder after Brain Injury. Hove, United Kingdom Psychology Press; 2000).

13) 境 信哉, 平山和美, 山脇理恵, 他. 著しい大脳性視野狭窄例に対する神経視覚リハビリテーションの経験. 総合リハ. 2003; 3: 63-71.

14) 丹治和世, 鈴木匡子, 望月るり子, 他. "Kinesthetic viewing" を用いて画像の認知が改善した "連合型" 視覚失認の一例. 臨床神経心理. 2000; 11: 65-7.

15) 山鳥 重. 高次脳機能障害とは. In: 山鳥 重, 他著. 高次脳機能障害マエストロシリーズ (1) 基礎知識のエッセンス. 東京: 医歯薬出版; 2007. p.12-26.

〈早川裕子, 鈴木匡子〉

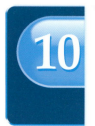

10 失行のアセスメント，リハビリテーション

A 失行のアセスメント

アセスメントには，診断と障害程度の評価，さらに障害機序や障害点の探索が属する．

失行という用語はさまざまな症状に用いられる．閉眼失行や呼吸失行のように無反応以外の誤反応がなく，指示されたり意図したときにはできず，自然状況下ではできるというautomatico-voluntary dissociation しかないものもある．その場合，通常は失行と診断できないが失行の一部と解釈できる場合と，仮性球麻痺と同様の機序で説明できる場合がある．実際，閉眼失行症状は仮性球麻痺でしばしばみられる．

ここでは，Liepmann[1]の定義した失行症状に対応する行為の領域を扱う．

1 失行の定義

a) Liepmann による失行の概念的定義（表10-1）

この定義だけでは，中川[2]が述べたように，広すぎて行為全般を含んでしまう．Liepmannは，失語や構成障害も失行で説明したが，今のところ成功せず，失語学の多くの知見は，言語機能の独自性を示すように思われる．書字や構成，その他の行為も同様の問題がある．物品使用も，失行の枠内だけではとらえきれず，後述のように物品の「概念」や「理解」の検討が必要である．

表10-1 失行の概念的定義[1]

1) 運動障害（麻痺など）
　 了解障害（失語）
　 認知障害（失認）
　 課題の意図の理解障害（痴呆）
　 意欲の障害がないか，
　 それでは十分に説明できず，
2) 指示された運動や物品使用を誤って行う

Liepmann[1]は，失行を習熟した行為の障害とも述べるが，表10-2の模倣など必ずしもあてはまらない．

また，失行では，無意味運動も障害されやすいといわれ，この定義は狭すぎるともいえる．

その他，症例により物品・行為のfamiliarity その他の要因で保たれる行為がある．

b) Liepmann による失行の検査と，誤反応分類

1) 検査課題（表10-2）

他の高次機能障害と同様，同一の課題でも，できたりできなかったりすることがあり，誤反応も常に同じとは限らない．この二重のinconsistency が，麻痺など他の障害との鑑別根拠になりうる．したがって，類似した検査課題を複数施行する必要がある．

表10-2の課題レベルの行為で，通常，言語命令，模倣，物品使用などいずれの行為相も程度の差はあれ障害される．一般に，模倣より言語命令がより困難で，単純な動作より時間的空間的に複雑な動作がより困難になる．なお，ドリップでコーヒーをいれるなどのmulti-step でかなり複雑な行為

10. 失行のアセスメント，リハビリテーション

表 10 - 2　失行の課題[1]

1. 物品なしの簡単な運動，体がある位置をとるだけのもの
　　例：手をあげる，握り拳をつくる，拍手，頬を膨らます，口をとがらす．
2. 自分に向かう運動
　　例：鼻や耳，目を指す，右手を左手の上に置く，体を掻く．
3. 物品なしの，特別な物理的効果を起こす運動
　　例：口笛を吹く，息を吹きかける．
4. 物品なしの，慣習的コミュニケーション運動
　　例：軍隊式の敬礼をする，おいでおいでをする，バイバイをする，アカンベをする．
5. 物品なしに，物品を使うまねをする運動
　　例：金槌を使うまね，鋸を使うまね，ドアをノックするまね，車を運転するまね．
6. 実際の物品使用
7. いくつにも分節された一連の運動の複合
　　例：ろうそくに火をつける，煙草に火をつける．
　　　　手紙を封筒に入れ切手を貼る．
　　　　栓をしたビンから水を注ぐ．
　　　　ポットと急須を使い湯呑に茶を入れる．
8. 任意の運動の模倣

は，脳損傷例では，日常生活でも失行でなくとも，できないことがある（Hartmann, 2005）．テレビのリモコンや新しい機械など複雑な道具使用は一般知能の低下でも障害される可能性があり，検査課題が複雑にならないよう注意する必要がある．

　物品使用動作では，実際の使用より，物品なしでのパントマイムが困難なことが多い．理由として感覚入力が重要視されるが，単なる感覚入力でなく実際の使用でのみ得られるフィードバック情報やaffordance が重要との研究もある（Goldenberg, 2004）．だとしても，affordance の機序の解明が必要である．

　各行為相が他の行為相より保たれる症例がある．また，視覚呈示された物品の使用が障害される視覚失行（遠藤ら，1985）や，逆に，視覚で失行が改善する例（里見ら，1985）など感覚モダリティの関与が大きい症例報告もある．

2) 誤反応（表 10-3）

　課題の失敗には後述する鑑別診断のようにさまざまな要因が考えられる．課題の失敗のみでは失行の診断はできず，誤った運動があり，誤りが表のカテゴリーに入ることが重要である．

表 10 - 3　失行の誤反応[1]

1) 形をなさない無意味な運動
2) 運動が大まかで下手になる
3) 他の意味のある運動との取り違え
4) 一続きの運動で，その部分行為の順番の間違い，省略，道具や対象との関係の間違い
5) 運動が全く別の筋に現れる
6) 保続（保続のみでは診断困難）
7) 無反応や運動の中断（無反応のみでは診断困難）

ただし、個々の誤りが、どのカテゴリーに入るか決めにくいことが多い。たとえば、ある反応が前の動作の保続か、形をなさない無定型な運動か、他の意味ある運動との取り違えか決定できないことがよくある。

どの誤反応カテゴリーか決定できなくても、いずれかのカテゴリーに入ることが明らかなら、失行と診断できる。

3) 概念系と産生系の誤反応

後述するように、誤反応を分類し、内容の誤り（道具が使用されないか、解釈不能な運動や、その道具には適切でないが他の道具には正しい運動）を概念系の障害と、空間時間的な誤り（例：パンをスライスする動作の軌道が、より円形で、より平面よりはずれ、矢状面でなく、前額面に向きやすい[3]）を産生系の障害とする立場がある[4]。

しかし、実際の誤反応では分類はそれほど容易ではない。たとえば、Buxbaumら[5]は、Florida Apraxia Screening Test（FAST）を施行した患者で、鍵使用のパントマイムにおいて、示指を伸ばし肩から腕全体を左から右へさっと動かす（flipping）動作を例示し、空間時間的誤りという。しかし、上述のClarkらの例では、元の行為が大筋で認められるのに、Buxbaumらの例では、元の行為との距離が大きく、空間時間的な逸脱のみか自明ではない。たとえば、先行項目の「バイバイ」に運動が似ており、その保続とも解釈できる。つまり、産生系の誤りとも、その行為には適切でないが他の行為には正しい運動という内容の誤り、つまり、概念系の障害とも解釈できる。

また、保続や部分的な保続を含む反応、Liepmannの分類での不定型反応は、失行でよくみられる。

しかし、概念系の保続と、産生系の保続の区別は必ずしも容易ではない。たとえば、金槌の使用の保続が鍵の使用で出たとして、これが概念の保続か運動の保続かは、この検査のみでは決められない。Liepmannが彼の観念失行と観念運動失行に関し述べたのと同様、金槌を鍵と思って使用すれば概念系の保続で、金槌と思いながら鍵のように使用すれば産生系の保続となる。

不定型反応は、Ochipaら[6]の内容の誤りの「解釈不能な運動」に該当すると思われるが、空間時間的誤りが極端になった産生系の障害と解釈することも可能である。

4) Body Part as Object（BPO）

言語指示や物品の視覚提示などによるパントマイム検査で、自分の身体を道具に見立てるBPOあるいはBody Part as Tool（BPT）があることがある。Haaland（1984）は、BPOを、(a) 身体部分を物品として使うタイプ1と、(b) 手は物品をつかむのに正しい位置にあるが、拳が目標に触れている（例：歯ブラシとして拳が歯に触れている）タイプ2に分け、左半球例では、タイプ1が健常者より多いとする。Haalandの表で、タイプ2は健常者でも左手なら多いようである。なお、道具でなく、ターゲットのBPO（例：金槌に対する釘を手で代用する）もみることがある。

Ochipaら[6]はBPOを産生系の誤りとみなしている。

BPOが失行の誤反応か議論がある[6]（Haaland, 1984）（Duffy, 1989）（Raymer, 1997）。道具とその対象の実際の使用より、そのパントマイムが困難なことが多いので、身体部分を道具・対象として使うのは失行を代償する方法とも考えられる。しかし、この反応は、ハサミや歯ブラシなどでは健常者でもよくみられ、健常者でも加齢で増加し、統合失調症でも多くみられるという（Peigneux,

1999）（Martin, 1994）．このため，Buxbaum らの 2002 年の論文では，失行性誤りに数えていない[5]．

Raymer ら（1997）や Ochipa ら[6] は，再教示（例：指を鍵のように使わないでください．実際に鍵をもっているつもりになってください）しても，健常者と異なり失行患者では改善しないと述べている．失行患者は失語を伴うことが多いが，聴理解が十分保たれた症例には，再教示して評価すべきであろう．

近藤らは，対象に近づく上肢の接近現象や構成行為の closing-in 現象に類似し，物品の形態イメージが物品の把持に関わる手指形態イメージに比べ，より活性されたためと述べている（近藤，2009）．いずれにせよ，複数の機序が考えられ，この反応のみで失行と診断することはできない．

5）鑑別診断（表 10-4）（Liepmann[1] を改変）

Liepmann の定義にはパーキンソン症状との鑑別，仮性球麻痺との鑑別が含まれないので追加した．障害される試行や誤反応が変動する二重の inconsistency があると，鑑別が容易となる．

表 10-4　失行の鑑別診断[1]

1）麻痺やパーキンソン症状：動かないか常に同じ誤り方．
2）失調やジストニーや不随意運動：常に同じ誤り方．
3）仮性球麻痺（特に脳神経領域）：運動ができたりできなかったりする点で失行に似ている．しかし，誤反応は，運動の中止か，行為としては正しいが不十分な運動である点で異なる．また，仮性球麻痺では，随意運動と自動運動の間に乖離があるが，失行では随意運動もできることがある点で異なる． 失行の場合，ある行為ができるかどうかは，言語指示，模倣，道具や対象の呈示，それらの実使用，日常生活内など複雑な状況的要素による．
4）運動無視：麻痺がないのに動かさない，強く指示すると正しい目的運動．
5）失語による了解障害：模倣や物品使用は障害されない．
6）視覚失認，触覚失認：失語の合併のない限り，言語指示では行為を正しくできるが，呼称はできない．模倣は可能である．意味のある運動への取り違え以外の誤反応がない．視覚失認では，触覚失認が合併しないなら触れるとできることがある．つまり，その失認の感覚以外の感覚モダリティや全感覚的な刺激ではできることがある．視覚失認の検査で障害あり．
7）認知症：一般的知的活動の低下によって，運動課題もできなくなる可能性がある．知能検査の成績が低下する．
8）精神疾患　例：拒否症，緊張など，運動しないことが多い．
9）上記疾患の複合した場合には鑑別診断はより困難になる．

6）障害部位の診断

Liempann の水平図式は症状のある身体側から脳の損傷部位を推測するのに有用である．水平図式を Kleist（1922/34）の仮説に基づいて改変したものを呈示する（図 10-1）．また，対応する病巣例を図 10-2 に示す．いずれも白質病変が重要になる．

2 検査方法

検査はいろいろな病態で失敗するので，誤反応も記載し，失行の関与を検討する必要がある．

失行の有無なら，少数でも典型的な誤反応があれば診断できる．逆に，無反応や中断のみでは成績が悪くとも失行と診断できない．

失語，失認，他の運動障害や認知障害がある時は，鑑別診断を考慮しながら誤反応を分析する必要がある．

10. 失行のアセスメント，リハビリテーション

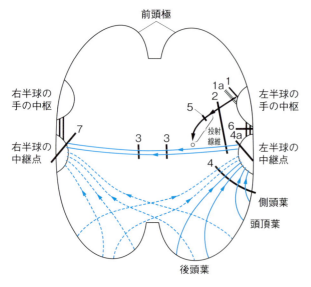

図10-1 水平図式（Liepmann[1]）の水平図式をKleist（1922/34）の仮説に基づいて改変）

右半球の中継点への直接の連合路と右半球から左半球の中継点への連合路は，二次的なので点線で示す。
右手の目的運動は，後頭葉，頭頂葉，側頭葉から左半球の手の中枢を経て脊髄へ向かう。
左手の目的運動は，後頭葉，頭頂葉，側頭葉から左半球の中継点を経て脳梁を通り右半球の中継点へ行く経路が優勢である。

病巣1：左中心領（中心前後回）で，右手の麻痺が起きる。
病巣1a：左中心領が不完全に障害され麻痺がない場合，右手の肢節運動失行が起きる。
　　　Liepmannは，左中心領が不完全に障害されて麻痺がない場合，右手の肢節運動失行と左手の失行を起こすことがあるという。しかし，これには，病巣1aだけでなく病巣3を含む必要がある。
病巣2：右手の麻痺と左手の失行がみられ，失行に関与する経路としては病巣3と同様と考えられる。すなわち，右手の麻痺を伴う左手の失行は，【病巣1あるいは病巣5】＋【病巣3あるいは病巣4あるいは病巣4a】で起きる。
病巣3：脳梁線維の損傷で，通常左手の一側性失行が起きる。
　　　図には左半球の病巣しか記載されていないが，右半球でも脳梁線維が損傷されれば左手の失行となる。
病巣4，4a：両手の失行
病巣5：右手の麻痺のみ
病巣6：右手の失行のみ

（図は，板東充秋：脳梁損傷の症状―失行を中心に―．神経内科．2015; 82: 280-7. より引用）

誤反応分析は，ビデオなどで記録し，複数の評価者で評価することが望ましい。指の動きや全身の動きも重要で，解像度の高い記録が望ましい。

a）スクリーニング検査

失行のスクリーニング検査としては，以下のものがある。

1）WAB失語症検査の行為の検査〔WAB失語症検査（日本語版）．東京：医学書院；1986〕

試行数も多くなく，失行，特に，両手の失行や右麻痺のある左手の失行では失語が伴いやすいので，模倣や物品使用も検査する。時間が許せば，言語指示，模倣，物品使用ともに評価する。誤り反応も記載すべきである。

2）標準高次動作性検査（SPTA）（東京：新興医学出版；1985）

日本での失行を中心とした行為障害検査に，日本高次脳機能障害学会の標準高次動作性検査（SPTA）がある。

なお，項目中の指の姿位の模倣は，小倉ら（1983）やGoldenbergら（2002）が指摘するように，右半球損傷例でもみられる。これは，姿勢の模倣であり，構成障害や右半球による感覚的識別の寄与も考えられる。

10. 失行のアセスメント，リハビリテーション

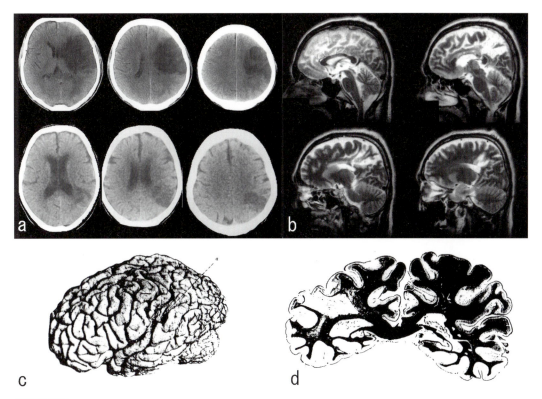

図 10-2

a. 上段　病巣 2（中心領病変），1a. 下段　病巣 4（頭頂葉病変）写真左が右半球．いずれの病変も，白質深部に及んでいる．
b. 病巣 3　右前大脳動脈領域梗塞による左手の失書なき失行例の MRI（萩原宏毅，2000）．脳梁幹部の右半分に高信号域あり．脳梁幹部は全体に高信号だが，最後部は一部斑状に保たれる．さらに右側では，脳梁幹部の後半が高信号となる．膨大部は正常．その他，右内側前頭葉，内側頭頂葉（楔前部〜帯状回の一部）に淡い高信号域がある．
c. と d. Kroll の両手の失行例（Kroll, 1929）．d の左が左半球．皮質病変は左縁上回にあるが，病巣は白質深部に及んでいる．（α は病巣）

3）Florida Apraxia Screening Test-Revised（FAST-R）（表 10-5）

Ochipa ら[6] のスクリーニング検査である．同一項目を用いて，ジェスチャーの正誤の識別（例：金槌の使い方はこれで正しいですか？），ジェスチャーの呼称（例：私が使っている道具は何ですか？），ジェスチャーの理解（例：検者のパントマイムで患者が正しい道具を選ぶ）などで，ジェスチャーの受容能力を検査できる．

b）より詳細な検査法

現在，標準的に使用される失行の検査法はなく，標準データがあるものも多くない．以下に標準データのある検査法のいくつかを示す．しかし，慣習動作や道具は，文化や生活様式と密接に関係し，地域が違うと検査項目が不適切なことがあり，項目の見直しをする必要がある．これは具体的な検査をみるとよくわかる．

1）Florida Apraxia Battery-Extended and Revised Sydney（FABERS）[7]（表 10-6）

Rothi（1997）の肢節行為の認知神経心理学的モデルに基づく，肢節失行の包括的なアセスメント

● 10. 失行のアセスメント，リハビリテーション

表 10-5 Florida Apraxia Screening Test-Revised（FAST-R）[6]

やってみせてください	
1. 敬礼する	15. あなたの前のテーブルの上の七面鳥をナイフで切り分ける
2. あなたの前の一枚の紙をハサミで切り分ける	
3. あなたの前の木片をノコギリで切り分ける	16. あなたの前の壁をペンキブラシで塗る
4. ヒッチハイクの合図をする	17. おいでおいで
5. あなたの前のビンの栓を栓抜きで開ける	18. あなたの前の壁にネジ回しでネジを押し込む
6. あなたの前の針金を針金切り（wire cutter）で切る	19. あなたの前のテーブルの上の紙に鉛筆で書く
	20. 誰かの頭がおかしい
7. 止まれ	21. あなたの前のドアのドアノブを鍵で開ける
8. あなたの前の塩入れでテーブルの上の食べ物に塩をふる	22. 静かに
	23. あなたの前のシャツにアイロンをかける
9. 去れ	24. カミソリで顔をそる
10. グラスで水を飲む	25. OK
11. あなたの前のテーブルの上のコーヒーをスプーンでかきまぜる	26. あなたの前の黒板を黒板消しできれいにする
	27. 野菜の皮むき器で人参を細かく切る
12. バイバイをする	28. 拳を握る
13. あなたの前の壁に金槌で釘を打つ	29. あなたの前の氷をアイスピックで割る
14. 櫛で髪をとかす	30. 大さじでアイスクリームを出す

「正常」な成績の「カットオフ」値は正解が 15/30

〔Rothi LJG, Raymer AM, Ochipa C, et al. Florida Apraxia Battery. Experimental edition (unpublished), 1992〕

表 10-6 Florida Apraxia Battery-Extended and Revised Sydney（FABERS）[7] のデザインと例題

a）パントマイムと写真のマッチング検査項目/聴覚単語と写真のマッチング

教示　パントマイム認知―「私が使うまねをしているのはどれですか」　（下線は目標項目を示す）
　　　聴覚認知―「（目標の道具の名前）を指してください」

	パントマイム/聴覚認知		誤り	
	行動＋目標の道具	意味カテゴリー	機能が関連しているもの	運動が関連しているもの
例題1	切手をなめて封筒に貼る	受け取った切手	封筒	アイスクリーム

b）パントマイム識別検査の項目

教示　「このパントマイムは（呈示された道具と動作）に合っていますか？『はい』か『いいえ』で」＋写真をみせる　（正解は下線で示す）
　　例題1　切手をなめて封筒に貼る

c）道具の選択と，代用の道具の選択検査

道具の選択
　　教示　「この仕事をやるのに一番よいのは，この3つの道具のうちどれですか？」　（正解は下線で示す）

	部分的動作	1	2	3
例題1	開きかけの缶	缶切り	ノコギリ	鑿（のみ）

代用の道具の選択
　　教示　「普通は使う道具がありません．この仕事をやるのに一番ましなのは，どれですか？」　（正解は下線で示す）

	部分的動作	1	2	3
例題1	開きかけの缶	旧式の缶切り	ネジ回し	オイスターナイフ（oyster knife）

10. 失行のアセスメント，リハビリテーション

d) パントマイム表出検査と呼称検査

教示　写真に対してのパントマイム―「この（写真をみせる）（他動詞のみ）の使い方をみせてください」
　　　言語指示に対してのパントマイム―「＿＿＿するところをみせてください」
　　　模倣に対してのパントマイム―「私のする動作を正確に真似してください．私がやり終わってからやってください」（他動詞，自動詞とも）
　　　呼称―「この（写真をみせる）名前をいってください」（他動詞項目のみ）

写真/言語指示/模倣/呼称　反応

		誤りのタイプ		
項目	内容	時間的	空間的	その他
例題 1　切手をなめて封筒に貼る	P, R, N-R,H	S, T, O	A, IC, BPT, EC, M	C, NR, UR

注）下線は目標の項目　誤りのタイプ: P ＝保続，R ＝関連のある，N-R ＝関連のない，
H ＝手，A ＝大きさ，IC ＝内的配置，BPT ＝ Body part as tool，EC ＝外的配置，M ＝運動，
S ＝順序，T ＝タイミング，O ＝回数，C ＝具体化（Concretisation），NR ＝無反応，UR ＝認識不能の反応

e）3 匹の動物検査改訂版の検査

教示　「どの 2 匹がもっとも似ています？」　（下線は正解の組）

	項目 1	項目 2	項目 3
試行 1	豚	子羊	馬

f）Rothi ら（1997）に基づく有意味パントマイム表現課題の定性的評価

誤り	誤りのタイプ	記述
内容（C）	保続的	反応は，先行する反応の全て/一部を含む
	関連のある	目標に関係する正確なパントマイム
	関連のない	目標に関係しない実在する正確なパントマイム
	手	道具を使わない，例: 目標がハサミの場合，紙を破る
空間的（S）	大きさ	大きさの減少か大きさ/空間での位置の不規則
	内的配置	目標とする道具の指/手の位置の異常
	Body part as tool（BPT）	指示しても修正されない BPT
	外的配置	動作を受ける物品に対する指/手/腕の関係の異常
	運動	目標を達成するのに特徴的な動作の何らかの乱れ
時間的（T）	順序	運動構造は認められるが，シークエンスの付加や省略，順序が不正確
	タイミング	タイミング/速度の変容（増加や減少，不規則を含める）
	回数	1 つの運動を繰り返し行うか，多数の運動を 1 回行う
その他（O）	具体化（concretization）	その課題に通常は使われない実在する物品のパントマイム
	無反応	指示に反応しない
	認識不能の反応	目標項目と時間的空間的特徴が共通しない

●10. 失行のアセスメント，リハビリテーション

g）行為のモデルから予測されるパントマイム成績低下のパターン

欠落	パントマイム認知/識別	言語的意味	宣言的な動作的意味	他動詞的および自動詞的パントマイム表出課題	無意味動作の模倣	誤り
動作の入力レキシコンの欠損	障害	保たれる/障害[a]	保たれる	保たれる	保たれる	運動が似ているもの
動作的意味の欠損	障害（AIL が保たれるので弁別はより軽度）	保たれる/障害[a]	障害	障害	保たれる	概念的，すなわち内容の誤り
動作の出力レキシコンの欠損	保たれる	保たれる/障害[a]	保たれる	障害	保たれる	空間および時間的誤り
直接の経路（神経支配パターンの視覚的分析）	保たれる	保たれる/障害[a]	保たれる	保たれる	障害	空間および時間的誤り
モダリティ固有の欠損	—	—	—	写真，言語指示，模倣モダリティでパントマイムが乖離する	—	—
動作的意味が非動作的意味から乖離する	—	宣言的課題で言語的意味と動作的意味の成績が乖離する	—	—	—	—
知識が連合的か機械的か	—	—	連合的知識（道具-動作や道具-対象の知識）と機械的知識の乖離	—	—	—
他動詞固有の欠損	—	—	—	他動詞と自動詞でパントマイムが乖離する	—	—

注）行為のモデル（Rothi and Heilman, 1977a）．AIL：動作の入力レキシコン
[a] 言語的意味は動作的意味と区別して呈示されるので，言語的意味は保たれることも障害されることもある．
その存在はここでは動作的意味知識と言語的意味知識の区別を検査するのに使われる．

バッテリーをオーストラリアの Power らが改訂したものである．動作の誤りを分類し，健常者の各誤りの成績も示している．ジェスチャーの理解や識別，機械的知識の検査もある．健常者では 2 時間以内に終わるという．

　元になった Florida Apraxia Battery と中心項目は共通するが，例示項目を加え，アイスピックを，オーストラリアで親しまれているジャガイモつぶし器（potato musher）に変更している．日本では，ジャガイモつぶし器はなじみがない．その他英国式缶切り（tin opener）と米国式缶切り（can opener）などの缶切り，ナイフ，穴あけ器（puncher）などのバリエーションも適切な項目に変更する必要がある．

　言語-視覚意味知識の評価法として，このバッテリーでは動物の 3 匹の組み合わせ検査から 20 試行を選んでいる．日本では多くの変更が必要となる．たとえば，ネズミとハツカネズミ，アメリカヘラジカとシカ，ネズミイルカとイルカは音が共通するので変更しなければならない．

2）van Heugten ら[8] の検査（表 10-7）

De Renzi ら（1980）に基づく検査で標準データもあり，失行のある症例とない症例のデータもあ

10. 失行のアセスメント，リハビリテーション

表10-7 van Heugten らの検査[8]

病巣と同側の手を使用する．正常コントロールは，好きな手を使ってよい．

1. 物品使用の呈示
　教示：「（この物品を）あなたがどのように使おうとするのかをみせてください」．
　　（1）物品なしで言語指示のみ　物品：鍵，金槌，歯ブラシ
　　（2）視覚的に呈示（被検者は物品をみてよいが，触ってはならない）　物品：スプーン，金槌，ハサミ
　　（3）実際の使用　物品：消しゴム，櫛，ねじ回し
2. ジェスチャーの模倣
　検者の呈示の直後に模倣する：舌を突き出す，ろうそくを吹き消す，目を閉じる，バイバイをする，敬礼をする，拳を握る
3. 採点方法
　3点：正しく適切
　2点：正しい行為に近いが，何か不正確か，body part as object
　1点：正しい行為にかすかにしか似ていないが，正しい場所で遂行されたか，正しいが間違った場所で行われた
　　　（例：歯ブラシを額の前で動かす）．
　0点：正しくないか，あまりに不完全で認知できない．
1回目が正しければ6点．もし完全に正しいというのでないか，全く間違っているときは，もう一度試みてよく，2回の試行の合計をとる（満点は6点）．
物品使用の呈示の満点は54点，ジェスチャーの模倣は36点．合計の満点は90点．
4. 成績

グループ	失行例 (n = 42) (症例)			非失行例 (n = 35) (症例コントロール)			健常高齢者 (n = 50) (正常コントロール)		
下位検査	平均	(SD)	範囲	平均	(SD)	範囲	平均	(SD)	範囲
呈示	28.1	(20.0)	0〜54	52.3	(3.5)	43〜54	53.6	(1.7)	48〜54
模倣	27.6	(11.3)	0〜36	35.7	(1.0)	32〜36	35.2	(1.5)	30〜36
合計	55.7	(29.0)	0〜90	88.0	(3.3)	75〜90	88.8	(2.4)	78〜90

平均—1SD をカットオフ値とすると，86.4 となる．

る．

　病巣と同側の手を使用するが，健常例ではどちらの手も成績に差がなく，好きな手を使ってよい．

　検査は，物品使用（言語指示，視覚呈示，実際の使用）とジェスチャーの模倣の下位検査からなる．

　2つの下位検査は，同じ基底構成を測定しており総得点で失行の診断ができるという．ただ，模倣の検査が物品使用の呈示検査より容易と述べている．いずれの症例グループも物品使用の呈示検査が最も成績がよい．

3）Test of Upper Limb Apraxia（TULIA）[9]（表10-8a，b）

　これはジェスチャーの検査のみである．

4）その他下肢等の検査

　これらの検査の多くは，上肢中心の行為で，下肢や体幹の行為の評価項目は多くない．

　下肢検査の一例に，表10-9にAmbrosoni らの下肢の失行検査を呈示する[10]．

　その他，ボールをける，足を組むなど，ボクサー，水泳のまねをする（これには，動作のみならず姿勢も関わる．手指の模倣にまつわる問題などを考えると，姿勢と失行との関係はまだ不明な点が多い），階段を使うなどいろいろな行為が考えられる．ただし，このような検査の一部は，体幹失行

JCOPY 498-22805

103

● 10. 失行のアセスメント，リハビリテーション

表 10−8 a）TULIA テスト[9]

模倣，非象徴的	パントマイム，非象徴的
1. 人さし指を鼻の先につける	25. 頭の上に手のひらを水平に置きなさい
2. 伸ばした親指を額につけ，他の指を上にむける	26. 右（か左）の肩に手を置きなさい
3. あごの下に手の甲を置いて，肩を 90 度外転する	27. 親指と人さし指の間に左（か右）の耳を置きなさい
4. 頭のてっぺんに手を平らに置く	28. 伸ばした親指を額につけ，他の指を上に向けなさい
5. 机から手だけを起こす（前腕は机に置いておく）	29. 腕を横にのばして肩の高さまで上げなさい
6. 小指を外側に広げる	30. 肘を曲げて手のひらをみつめなさい
7. 腕を横にのばして肩の高さまで上げる	31. 机から手だけを起こしなさい
8. 中指をあげる	32. 人さし指を机から起こしなさい

模倣，自動詞的	パントマイム，自動詞的
9. キリスト教の十字を切る	33. 兵隊の敬礼をしなさい
10. だれかは気がおかしいという仕草（頭の近くで示指を回す）をする[§]	34. 投げキスをしなさい
11. 肩のチリをはらう[§]	35. あいつは気がおかしいという仕草をしなさい[§]
12. 兵隊の敬礼をする	36. 頭をかきなさい[§]
13. ヒッチハイクで車を止めるサインをする[§]	37. 空の鳥を指さしなさい
14. 止まれという身振りをする	38. バイバイをしなさい[§]
15. 指を組み合わせる（注: 哀願のサイン）	39. 止まれという身振りをしなさい
16. 空の鳥を指さす	40. 相手をおどす身振りをしなさい

模倣，他動詞的	パントマイム，他動詞的
17. グラスから飲む	41. 歯を磨くまねをしなさい[§]
18. 櫛で髪をとかす[§]	42. 櫛で髪を梳かすまねをしなさい[§]
19. 電話をとる	43. スープを飲むまねをしなさい[§]
20. タバコのシガレットを喫う	44. タバコのシガレットを喫うまねをしなさい
21. 金槌を使う[§]	45. ねじ回しを使うまねをしなさい[§]
22. 鍵を使う	46. 鍵を使うまねをしなさい
23. ハサミを使う[§]	47. 郵便のスタンプを押すまねをしなさい
24. 郵便のスタンプを押す	48. 机の上のパンを切るまねをしなさい[§]

*各下位検査で，最初の 4 項目は近位で，第 2 のグループは遠位である．非象徴的項目は全て単純なものである．象徴的ジェスチャー（自動詞的および他動詞的）は単純で反復的[§]な項目を選んだ．模倣検査のうち，12 項目（下線）は，パントマイムの領域で繰り返されるので，各項目レベルでの成績を直接比較できる．

（注: 16 番と 37 番の動作は，日本語では，他動詞的動作となる）

＜採点方法＞

5: 正常な運動か見本の運動と同一である．

4: 運動の目標は達成されたが，その軌道に影響しない誤り〔目標の対象（道具や自分の体）に関して運動面が正常，関節の協調や運動の形が正常〕がある．運動はとても遅く，ためらいがちで，ロボットのようで，いい加減で，運動が小さくなるなどの小さな空間的誤りがある．

3: 運動の目標は達成されるが，軌道にわずかに影響する誤りがある，しかし，これは訂正される．余計な運動や省略があり（主に遠位），わずかな内容の誤り（置換，保続）があるかもしれない; しかし，その後の運動で訂正される．

2: 運動の目標は達成されるが，道筋に影響する微妙な誤りがあり，訂正されない．Body-part-object，余計な運動や省略（主に遠位）があり訂正されない．

1: 運動の目標は達成されず，軌道に大きく影響する誤りがあり，意味内容は不正確である．最終の位置を間違え，空間的方向づけの大きな誤り，行き過ぎ，余計な運動（特に近位），しかし，全体の運動パターンは認識可能である．置換（関係のあるものでも無関係なものでも）が持続し，保続がある．

0: 運動がないか，認識できない運動．探索運動か非定型的運動で，要求されたジェスチャーとは時間的にも空間的にも関係がない．

10. 失行のアセスメント，リハビリテーション

表 10-8 b）左半球損傷例と右半球損傷例，健常例の TULIA の平均（SD）

	LHD	p[a]	RHD	p[a]	HS	カットオフ値
総得点	154.9 (59.2)	< 0.05	193.4 (23.8)	< 0.05	217.5 (11.7)	194
模倣	80.3 (25.0)[b]	< 0.05	95.4 (14.3)	< 0.05	108.1 (6.3)	95
非象徴的	30.9 (6.6)[b]	< 0.05	33.9 (4.3)[b]	> 0.05	36.7 (2.7)	31
自動詞的	26.4 (9.4)[b]	< 0.05	31.8 (5.5)[b]	< 0.05	37.0 (2.9)	31
他動詞的	23.0 (10.9)	< 0.05	29.6 (6.9)[b]	> 0.05	34.3 (3.3)	28
パントマイム	74.2 (36.1)[b]	< 0.05	98.0 (13.8)	> 0.05	108.7 (8.2)	92
非象徴的	22.9 (11.8)[b]	< 0.05	29.7 (6.1)[b]	< 0.05	35.4 (3.9)	28
自動詞的	28.3 (13.4)[b]	< 0.05	36.2 (4.4)[b]	> 0.05	37.9 (2.8)	32
他動詞的	23.0 (12.6)	< 0.05	32.2 (6.6)[b]	> 0.05	35.3 (4.7)	26

LHD: 左半球損傷，RHD: 右半球損傷，HS: 健常例，
[a] 症例間の差（MANOVA，補正 Bonferroni，post hoc tests）.
[b] 対象内の差，領域間，p < 0.05，（繰り返しで測定する ANOVA，Bonferroni 補正）. LHD と HS のパントマイム内での非象徴　対他動詞的　p > 0.05 を除き，領域内ですべて p < 0.05，

表 10-9 下肢の失行検査項目例[10]

1. 一側の下肢（leg）を前に出す
2. 一側の下肢を後ろに下げる
3. 前に蹴る
4. 座位で下肢を交差させる
5. 一方の足（foot）を他方の上に置く
6. 足でたばこの火を消すまねをする
7. 足で床に十字を描く
8. 一方の足を他方の下に置く
9. 足で床に反時計回りに円を描く
10. 床に足の内側をつける
11. 床につま先をつけ，その後，かかとをつける
12. 床に足の外側をつける

や，歩行失行（Gerstmann, 1926），田辺らの自己身体定位失行（1991）などが関与する可能性がある.

5）概念失行の検査

概念失行の検査としては機械的知識の検査が提案されている[4]. 同様の検査に，Goldenberg（1998）の Novel tool test がある. これらの検査に一般知能が影響する可能性もある.

3 合併症状

合併症状としては，両手の失行や右麻痺を伴う左手の失行では，失語，特に全失語，重篤な運動失語，感覚失語，書字障害，一般知能の低下，右片麻痺や右半身感覚低下，右麻痺が軽ければ右側の肢節運動失行，左手の失行では，左手の失書，左手の触覚性物品呼称障害をはじめ脳梁離断症状があることがある.

4 行為の知識と失行

a）行為の知識

ここでいう行為の知識には，物品使用，操作，慣習的ジェスチャーの知識が含まれる.

Liepmann の概念的定義と異なり，失行症例で物品の機能・操作・ジェスチャーの理解が障害されることが多い. このため，検査法で示したように，ジェスチャーや物品の機能理解を含めた検査もある. また，口顔面失行，肢節失行で行為と関係する音の理解が障害されるという報告もある[11]. 道具

JCOPY 498-22805

105

● 10. 失行のアセスメント，リハビリテーション

のもち方や使用する場所，手の姿勢などに関する理解検査の試みもある（Hodges, 2000）（近藤，2011）.

ここでは行為の知識に関する問題点をいくつかあげる.

1）行為の理解の包括的な検査は可能か？

全ての例で全ての理解検査が同程度に障害されるわけではない.

たとえば，Heilman ら（1982）は，観念運動失行に，ジェスチャーの認知と弁別の障害があるものとないものの少なくとも2つの型があり，病巣も異なるという.

Negri ら[12] は，物品やパントマイムの認知（呼称も含む）が実使用やパントマイム産生と，グループレベルでは並行するが，個々の例では解離がありうると述べている.

行為の理解を包括的に評価し，各症例で行為の知識のどの部分が障害されているか診断するのは容易ではない. また，検査成績がどの程度低下すれば，理解障害があるといえるのかも問題で，実際の行為のさまざまな側面に関するシミュレーションを用いた検討も試みられるべきであろう.

2）この「知識」の具体的なあり方は？

①行為の知識の独立性：行為の知識は，他の知識，たとえば物品の知識と独立し，かつ，まとまって機能するのか. これは，後述する物品の知識とも関わる.

②この知識（現在のところ特に意味知識として捉えられている）が，顕在的，宣言的な部分と，潜在的・手続き的な部分のいずれにどの程度依存するのか？：Kobayakawa ら（2007）は，失行患者は，視覚呈示された物品を適切に認識するが，（潜在的知識から）物品操作に関係した情報を喚起できないと述べている. Buxbaum らも，左上側頭・下頭頂小葉にある意図・目的を必要とするアクションシステムと，両側下頭頂小葉，背外側前頭-頭頂葉にあり意識されずに活性化されるアクションシステムを構想している[13].

③行為の理解と行為の関係：知っていることと行為できることが同じか不明である. そもそも失行ではこの2つが乖離することが前提であった. この2者の関連が深いとしても，知識がないから行為できないのか，行為できないから知識として表出できないのかを知るためには，行為の「知識」の具体的なあり方を検討する必要がある.

たとえば，Ochipa ら（1994）は，伝導失行例の検討から，行為の語彙素には入力語彙素と出力語彙素があるとする.

また，Negri ら[12] は，運動産生プロセスは，行動や物品の認知過程で自動的に賦活されるが，行動や物品の認知に必要ではない. したがって，「認知」という語は「使用の認知」と「呼称/概念アクセスの認知」に分割されるかもしれないと述べている. これは，パントマイムについても同様であろう.

④行為の imagery[14] と行為の関係：行為の理解と同様に，imagery が処理過程に本質的で imagery が障害されるので行為できないのか，行為の過程のいわば副産物であり行為できないから imagery が障害されるのか不明である. また，imagery は，潜在的な知識が展開された一種のシミュレーションとして知識と実際の行為の中間にある可能性もある.

いずれにせよ，imagery の評価は障害点の診断の一助となる可能性がある.

評価には，一般的 imagery の障害や視覚失認で報告のある視覚 imagery の障害，道筋の

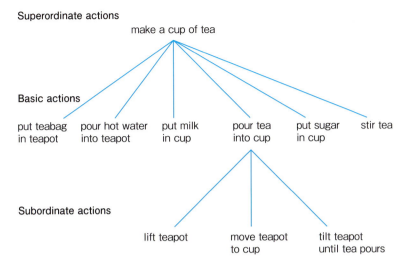

図 10-3　紅茶をいれる行為の階層図式[15]

imagery など行為以外の imagery の障害にも注意する．

⑤行為の構造：Humphreys ら[15] は，紅茶を入れるなど multi-step の行為を健常者に記述させ行為の階層図式を作成した（図 10-3）．行為は音声言語と異なり空間的時間的に共起する部分も多いが，もっと単純な行為でも，動作主，動作，道具，ターゲットなどの「格」を割り当て，行為の概念構造をいわば「行為樹」として表現することができる．この場合，どのレベルの「ノード」で，この概念系と産生系の対応があるか検討する必要がある．

⑥行為の柔軟性：しかし，このような行為樹だけでは行為の記述は十分ではないかもしれない．Buxbaum[13] の指摘のように，たとえば，金槌で釘を打つのがテーブルか壁かで具体的な運動は異なる．極端だが，口でも金槌を打てる．したがって，行為の「知識」はフレキシブルで，運動との関係において，かなり抽象的なレベルも必要とするかもしれない．行為の理解の検査と行為の関係は，このような視点からも検討する必要がある．

⑦行為と感覚：視覚失行のように，ある感覚モダリティに限局した失行がまれに報告されるが，多くの場合はモダリティを越えて（supramodal）おり，行為に関し入力とは独立した装置・処理機能がある可能性を示唆している．

逆に，感覚入力が失行において重要なのは，Liepmann の水平図式からも示唆され，視覚失行のような感覚モダリティの離断が通常の失行でも関与する可能性も考えられる．

⑧行為と環境：上述のように，失行は，実際の道具や目標物の存在，日常性，さらには行為に伴う音などにも影響される．したがって，環境に関する知識も行為の知識に関与すると思われる．

⑨無意味運動の障害：失行では習熟した行為だけでなく，無意味行為の模倣も障害されることが多い．これは，行為の知識とは独立した運動の産生系があることを示しており，この障害と他の失行性障害との関係を検討する必要がある．

b）物品の知識

脳梁失行以外の失行例でも，失語を伴わない例がまれにみられる．

10. 失行のアセスメント，リハビリテーション

Morlaàs の失行例のあるものでは，物品使用が障害されるのに，その呼称は保たれていたという（Morlaàs，1928）．Ochipa らの変性疾患例[14] でも呼称は保たれる．このような呼称の保たれた失行例の検討から，失行における物品の知識の障害は，あるとしても物品の知識全体でなく行為に関連したものに選択的な可能性がある．

逆に，意味性認知症（SD）やヘルペス脳炎例では，軽症なら，呼称に比べパントマイムの障害は軽く，物品使用はさらに保たれるという（Silveri，2009）．これには，①本来，物品の知識がこの順序で障害されやすいという可能性と，②行為の知識は他の意味知識とある程度分離可能であるという可能性がある．③運動システムが意味的知識と別にあり，これが補助をするという説もある[13]．

重症になれば，物品使用や象徴的行為は障害される（Hodges，2000）（近藤，2011）が，模倣や，「世界」の物理的性質に関する機械的知識だけで解決可能な Goldenberg の Novel tool test は，保たれるという（Hodges，2000）．

ただし，SD が物品の意味知識の選択的喪失の疾患といえるのは，ある段階までで，さらに重症になると一般知能の障害から物品知識や行為の障害を分離して評価するのは困難になる．

なお，SD で呼称障害が前面にでるタイプ（いわば SD-V）が一般的だが，認知障害や行為障害が前面にでるタイプもあるかもしれない．実際，進行性相貌失認例に，右半球の SD に対応するものがあるという説がある．

5 失行の分類法

a) 観念失行，観念運動失行，肢節運動失行 （表 10-10）

1) 観念運動失行は，Liepmann の用語では，肢節運動エングラムは保たれるが，運動と企図の関係が障害される．このため，場合によって多くの運動を巧みに行うが，そうしたい時にできない．行為の課題のうち，最も単純な運動は時折できるが命令や模倣ではできないことがある．誤反応に，主に運動の取り違えや，全然違う身体部分の運動への逸脱，不定形の運動，一時的な運動の中断がある．肢節運動エングラムは保たれるため，空間的・時間的誤りが特徴的とはいえない．したがって，Ochipa や Heilman らの観念運動失行とは，機序も誤反応も異なる．

2) 観念失行は，Liepmann の用語では，肢節は観念構想（ideatorische Enfwurf）の指示どおり行うが，この構想が障害されている．誤反応は，行為が行われない（健忘型）か，行為の部分行為が省略されたり順序が異なったりする．運動は正しいが対象が異なることもある．表 10-11 に Liepmann が観念失行の例としてあげている Pick の例（Pick の定義での "観念運動失行" 例）の特徴を示す[16]．感覚，運動，目的の各表象が全体にまとまらず，その結合が誤るなど，動作を含む概念の脆弱化があると思われる．課題では，系列行為が障害されやすいが，個々の行為も観念性の逸脱を示す．

したがって，Liepmann の観念失行と観念運動失行は，誤反応のみでは鑑別できない場合がある．たとえば，ピストルを短剣と思って使う場合は観念失行で，ピストルとわかっていて短剣のように使う場合は観念運動失行とする．

Morlaàs（1928）の観念失行は，①対象を正確に使用できない，②対象の使用法が，全く，または，不完全にしかわからない（使用の失認）（例：ペン軸は，筆記用具とわかるが鉛筆と混同する），③運動自体は完全に正確で，運動の展開に，方向の誤りも躊躇も不正確さもない，④（失語のない場

10. 失行のアセスメント，リハビリテーション

表 10 - 10　失行の分類法（観念失行，観念運動失行）

a）Liepmann の分類

	観念失行		観念運動失行	
障害される もの	運動企図		運動と企図の関係	
誤反応	行為が行われない（健忘型） 行為の部分行為の省略や順序の誤り 対象の誤り 観念性の逸脱		運動の取り違え 全く違う身体部分の運動への逸脱 不定形の運動 一時的な運動の中断	
行為	単純	複雑	単純	複雑
物品	×	×	×	×
模倣	○	×	×	×
慣習動作			×	×

b）Morlaãs の分類

	観念失行		観念運動失行	
障害	物品使用の失認		空間ジスキネジー	
誤反応				
行為	単純	複雑	単純	複雑
物品	× 運動自体は正確	×	×	×
模倣	○?	×	×	×
慣習動作	○?	×	×	×

c）De Renzi の分類（1988）

	観念失行		観念運動失行	
障害	概念障害，概念の喚起障害 '使用の健忘'			
道具使用の 誤反応	省略 misuse mislocation		ためらいがちで ineffective な使い 方，無定型運動となることもある	
行為	単純	複雑	単純	複雑
物品	× 不完全 または無定型	× 特有の誤反応	△ 不器用 または無定型	× 不器用
模倣	○	○	×	×
慣習動作	△から×で 途方にくれる	△	×	×

109

● 10. 失行のアセスメント，リハビリテーション

d）Poeck の分類（1982）

	観念失行		観念運動失行	
障害	いろいろな対象の複雑な順序での操作			
行為	単純	複雑	単純	複雑
物品	○	×	×	
模倣			×	
慣習動作			×	

e）Ochipa and Heilman の分類（1992）（2010）

	概念失行		観念運動失行		観念失行	
障害	行為の概念系		行為の産生系		いろいろな対象の複雑な順序での操作	
誤反応	意味内容の誤り 無内容：道具が使用されないか，解釈不能な運動 関連あるいは無関連な内容の誤り：その道具には適切でないが，他の道具には正しい運動		空間的，時間的，あるいは空間時間的誤り			
行為	単純	複雑	単純	複雑	単純	複雑
物品	×	×	×	×	○	×
模倣			×	×		
慣習動作			×	×		

表 10-11 Pick（1905）の失行例における誤反応[16]

物品の各々をはっきりと認知して適切に扱うのに，物品の各部分とその他の部分が，規則正しく組み合わさった表象の系列にまとまらない．

＜誤反応＞
1）対象を正しく，しかし，間違った場所で使う．
　　例：患者は渡された靴ブラシを手の擦過傷にあて，ブラシをかけた．
2）自動運動の優位性：表象（たとえば，燃えているろうそく，燃えているマッチ）を通じて（喫煙者の）自動運動への短絡が容易に起こる．
　　例：火のついたろうそくを口の中に差し込む．火のついたマッチを渡されて，タバコのように口に持っていく．
3）ある行為の途中での「抑制」：初めは正しくなされた表象系列がうまくいかなくなる．
　　例：火がついたマッチの炎に封蝋と封印をかざしたが，前に置いた手紙を封印しない．
4）感覚や運動障害が明らかに存在しないのに，目的表象とそれに介在する行為の関係が目的に適合したやり方で調整されないため，外見上は純粋な運動障害の印象を与える反応が起こる．
　　例：封蝋を渡し，マッチに火をつけてあげると，その炎に封蝋をかざして，蝋をしたたらせるが，渡された封印を，したたらせた蝋の上にではなく，封蝋棒の上に押し付ける．
5）それ自体は正しい個々の感覚と運動の中間表象と，同じく障害のない目的表象との結合の障害．甚だしい場合には結合の完全な中断となる．正しい主表象があるのに，連想による訂正機能が障害され批判力が低下する．
　　例：パイプを持たせると口にいれ，マッチ箱からマッチ棒を正しく一本取り出し，点火するが，それを手に持ったままパイプに点火しようとせず，火が燃え尽きるまでそのままでいる．
　　タバコ入れからパイプ詰めのところにもってくるのは器用に行う．
　　次に，マッチ棒を手にとると机の上に置かれたパイプのことは完全に忘却してしまう．
　　そこでパイプを差し出すと，手に握り，上手にタバコを詰めて，マッチをすり，パイプの火皿にそれをつける．
6）目的表象の健忘による失行を健忘失行と呼ぶ．

合）呼称できる．象徴動作も障害される可能性がある．

どの定義の観念失行も系列動作で検出しやすいとされる．このため，障害されるのが観念か，行為の系列性かも問題で，Poeck（1982）は，①個々の対象の使用はできる（したがって，「使用の失認」はない）のに，②複数の対象を複雑な順序で操作する時のみ失敗する症状を観念失行とよんだ（Poeck, 1982）．これは Heilman らも踏襲している[17]．

最近，多段階の行為に関して，ルーチンアクションを遂行できないこと（正確には，個々のアクションはできることが定義として必要であろう）が，"action disorganisation syndrome" とよばれ，前頭葉損傷が重視される[15, 18]．Humphreys ら[15] は，前頭葉損傷のみでも短期または長期エピソード記憶の低下のみでも，日常課題に著明な問題を起こすのに十分でなく，Supervisory Attentional System（SAS）とルーチンアクションの図式に関する知識の両方の障害が必要と述べている．この症候群と，観念失行や utilisation behaviour との関係が注目され[18]，系列行為の障害である観念失行は失行でないとして，この症候群に含める立場もある[19]．

Ochipa ら[4] は，行為のモデルを，行為の概念系と行為の産生系との 2 つの構成要素に分け，行為の産生系の障害を観念運動失行とし，行為の概念系の障害を概念失行（conceptual apraxia）とよび，系列行為の障害である観念失行と区別した．つまり Liepmann の観念失行から観念の障害を分離したともいえる．観念運動失行と概念失行との鑑別は，障害がみられるのが，口頭命令や模倣か道具使用かでなく，単純行為か系列行為かでもなく，誤反応が，空間的，時間的，あるいは空間時間的誤りであるか（観念運動失行），意味内容の誤りであるか（概念失行）による．

このように，観念運動失行，観念失行の用語を用いる場合，誰の用語か，どの定義かを明示する必要がある．

行為樹を用いて表現すると，行為樹自体の何らかの異常が Liempann の観念失行，道具の項目の障害が Morlaàs の観念失行や Ochipa らの概念失行，系列行為とその下位行為の関係のみの障害が Poeck の観念失行，行為樹は正しく，動作の項目と対応する産生系の項目との関係が誤れば Liepmann の観念運動失行で，産生系の項目自体の異常が Ochipa らの観念運動失行となる．

しかし，概念系と産生系の区別がどの程度可能か明らかでない．行為の概念が行為樹でもかなり下位の部分行為まで含むなら，部分行為の構成要素が障害された場合，部分的に目的的に正しく，部分的に誤った行為となる可能性がある．この場合，概念系の障害なのに，内容的に正しい空間時間的誤りと誤って解釈しうる．結局はこのような概念と運動の構成を具体的に解明する必要がある．

Goldenberg[19] は，観念失行，観念運動失行の二分法は，理論的根拠が疑問で臨床的応用が不確かなので廃止して，障害される各領域の発症機序や大脳器質の研究にとりかえるべきと主張する．

これらの分類方法の最大の問題は，他の失行を伴わない典型例がまれなこと，病巣との対応が明らかでないことであろう．しかし，失行の機序に関する知見は未だ乏しいので，用語の混乱はあるが，これらの研究者が示した機序仮説や診断方法につき，なお有効性を検討する価値はある．

肢節運動失行は，錐体路障害とする説など，その存在自体に議論がある．評価法も紙面の都合で割愛する．

b）障害される課題での失行の分類

Goldenberg ら[19] は，ジェスチャーの模倣，意志疎通ジェスチャー，単一の慣習的道具や物品の使

用，multi-step action の課題別に病巣の左右差や機序を論じている．このように，障害される課題で失行を分類することもできる．

c）モダリティ特異的失行

Liepmann の図式や，視覚失行，パントマイム失認や伝導失行などから，失行は行為と視覚や聴覚など感覚入力，また言語との関わりが深いことがわかる．

1）感覚モダリティ（視覚，触覚）

視覚失行では，①口頭指示や実際の物品使用などでは失行がないのに，②視覚呈示では物品使用ができない．③視覚失認はない．たとえば，口頭指示で，金槌を使う真似はできる．しかし，金槌の視覚呈示では，使う真似はできない．視覚失語を伴えば呼称はできないが，視覚失認はないので，視覚で刺激（例：釘）と関係の深い道具（金槌）を選ぶ検査ができる．触覚失行もこれと並行した障害を示す．

2）言語モダリティ

言語-行為間の連合障害を，Heilman ら（1993）[17] は，言語-運動連合障害性失行とよぶ．患者は，①口頭指示に従えないが，②口頭指示に一致する行為の選択などはでき，言語理解が保たれている．③模倣や実際の物品使用もできる．したがって，言語に応じ正しい運動系列を引き出す能力に障害がある．

d）その他の失行

①パントマイム失認：視覚提示のパントマイムの理解も識別もできない．パントマイムの模倣と産生は正常．相貌や物体の認知はできる（Rothi ら，1986）[6]．なお，Bartolo ら（2008）に従い，パントマイムは物品使用のまねと定義する．

②伝導失行：ジェスチャーの理解は保たれるのに，言語指示と模倣ではほぼ失敗し，特に，模倣の方が誤りの程度が著明となる症状を Ochipa ら（1994）は伝導失行とよんだ．Heilman ら[17] は，visual imitative apraxia とよび，運動をプログラムする脳の領域へアクセスする視覚システムの障害を考えている．彼は，ジェスチャーの有意味，無意味で成績に解離がある例があることから，模倣には，少なくとも，アクションの意味や運動の表象にアクセスする経路と運動前野の出力プログラムに直接アクセスする経路があるとする．

近藤ら（2008）は，他者の身体部位情報を自己の身体部位情報に変換する過程での障害を考えている．

道具のつかみ方など個々の過程に主な障害がある例も報告されている．

これらの失行例は，報告も少なく，例外例の可能性もあるが，行為の機序の解明に寄与すると思われる．

e）失行のその他の分類法の試み

中川ら[2] や Buxbaum ら[13, 20] などの分類法の試みがある．このような試みはまだ乏しいが，行為の解明には重要で，その特性や有効性を検討していく必要がある．

B　リハビリテーション

失行では，リハビリテーションが有効なことが多いとされ，一般に日常生活では障害程度が軽いと

いわれる．また，右手に失行があっても箸は上手に使う例もみられる．

しかし，日常でも重い障害を示す症例も多い．Ochipa ら（1989）は，日常生活でも，普通使わない道具や物品も混ぜておくと，不適切に使用する（例: 歯ブラシで食事する）と報告している．井上ら（1990）は，失行例で，更衣や排泄動作より道具や物品を複雑に使う食事や入浴動作で自立しきれず，積極的なリハビリのアプローチが必要と述べている．Hanna-Pladdy ら（2003）も，入浴，整容などで同様の所見を報告している．

リハビリテーションの基本は，1）障害されたプロセス群を同定あるいは推測し，2）それらに対し適切な計画・訓練を行うか，3）それらを避けて，必要な活動ができるよう適切な計画・訓練を行うことである．場合により2つの戦略を組み合わせる．4）患者の全体像を考慮するのはもちろんである．

このような計画の作成に，上述の検査法が役立つと思われる．

模倣，ジェスチャー，物品使用のいずれの行為相で障害が強いかをはじめ，失行のバラエティを含め症例ごとの障害を理解することは重要である．

感覚モダリティごとの評価や，障害の強いモダリティに対するリハビリ，動作音など全感覚を利用したリハビリが有効な場合も考えられる．

行為の知識に関する検査や行為の構造分析は，障害プロセスの評価に役立つ．行為の「知識」の学習がリハビリに寄与する可能性もある．行為の「知識」が本来は顕在的でないという研究や，入力の行為素と出力の行為素が異なるとの説を考慮すると，顕在的知識に対するアプローチのみではおそらく不十分であろう．

行為の潜在的知識や，環境の関与，失行に対する感覚の関与，失行における行為概念の脆弱化，概念企図の障害を考えても，日常生活に近い環境を整えるのは有用かもしれない．行為の imagery やシミュレーションの利用も考えられる．

逆に，SD のような場合，行為の知識の再獲得が物品知識の再獲得に寄与するかもしれない．

また，失行のバラエティも含めた機序仮説やモデルを，障害プロセスの推測・診断に適切に利用すべきである．ただし，これらの有効性は検証されなければならない．

なお，いくつかの論文は，著者名とその発表の年だけを示していることをお断りしたい．

■文献

1) Liepmann H. Apraxie. Ergbn des ges Med. 1920; 1: 516-43.
2) 中川賀嗣. 失行とは何か（失行の現況）. 神経内科. 2008; 68 [suppl 5]: 279-88.
3) Clark MA, Merians A, Kothari A, et al. Spatial planning deficits in limb apraxia. Brain. 1994; 117: 1093-106.
4) Ochipa C, Rothi LJ, Heilman KM. Conceptual apraxia in Alzheimer's disease. Brain. 1992; 115: 1061-71.
5) Buxbaum LJ, Saffran EM. Knowledge of object manipulation and object function: dissociations in apraxic and nonapraxic subjects. Brain Lang. 2002; 82: 179-99.
6) Ochipa C, Gonzalez Rothi LJ. Limb apraxia. Semin Neurol. 2000; 20(4): 471-8.
7) Power E, Code C, Croot K, et al. Florida Apraxia Battery-Extended and revised Sydney (FABERS): design, description, and a healthy control sample. J Clin Exp Neuropsychol. 2010; 32(1): 1-18.
8) van Heugten CM, Dekker J, Deelman BG, et al. A diagnostic test for apraxia in stroke patients:

internal consistency and diagnostic value. Clin Neuropsychol. 1999; 13: 182-92.
9) Vanbellingen T, Kersten B, Van Hemelrijk BV, et al. Comprehensive assessment of gesture production: a new test of upper limb apraxia (TULIA). Eur J Neurol. 2010; 17: 59-66.
10) Ambrosoni E, Della Salla S, Motto C, et al. Gesture imitation with lower limbs following left hemisphere stroke. Arch Clin Neuropsychol. 2006; 21: 349-58.
11) Pazzaglia M, Pizzamiglio L, Pes E, et al. The sound of actions in apraxia. Curr Biol. 2008; 18: 1766-72.
12) Negri GA, Rumiati RI, Zadini A, et al. What is the role of motor simulation in action and object recognition? Evidence from apraxia. Cogn Neuropsychol. 2007; 24 (8): 795-816.
13) Buxbaum LJ, Kalénine S. Action knowledge, visuomotor activation, and embodiment in the two action systems. Ann N Y Acad Sci. 2010; 1191: 201-18.
14) Ochipa C, Rapcsak SZ, Maher LM, et al. Selective deficit of praxis imagery in ideomotor apraxia. Neurology. 1997; 49: 474-80.
15) Humphreys GW, Forde EME. Disordered action schema and action disorganization syndrome. Cogn Neuropsychol. 1998; 15: 771-811.
16) Pick A. Studien über motorische Apraxie und ihre nahestehende Erscheinungen. Deuticke: Leipzig; 1905.
17) Heilman KM, Watson RT. Disconnection apraxias. Cortex. 2008; 44: 975-82.
18) Cooper RP, Schwartz MF, Yule P, et al. The simulation of action disorganization in complex activities of daily living. Cogn Neuropsychol. 2005; 22 (8): 959-1004.
19) Goldenberg G. Apraxia. In: Goldenberg G, et al, editors. Handbook of Clinical Neurology. vol 88 (3rd series). Neuropsychology and Behavioral Neurology. Amsterdam: Elsevier BV; 2008. p.323-8.
20) Buxbaum LJ. Ideomotor apraxia: a call to action. Neurocase. 2001; 7: 445-58.

〈板東充秋〉

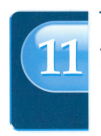

記憶障害のアセスメント

　記憶障害は，高次脳機能障害において頻度の高い症候であり，患者の日常生活に多大な影響を及ぼす．高次脳機能障害のリハビリテーションにおいて，記憶障害は直接的な介入の対象となると同時に，その障害の有無により，リハビリテーションの新しい方略を獲得できるかどうかに関わり，間接的にもそのアセスメントは重要である．

A 記憶の過程とその分類

　記憶とは，経験したことを後の思考や行動に役立てるために貯蔵しておく脳の働きである[1]．記憶には，外界からの情報を，まず記銘 encoding し，安定した状態に固定 consolidation し，再生 recall（想起 retrieval）できるように，貯蔵 storage する過程がある[2]．また，記銘した情報のすべてを貯蔵しているわけではなく，ある部分は忘却 forgetting される．このような記憶システムが正常に機能するには，意識が覚醒し，対象に注意を向けることができ，入力に関わる感覚（視覚，聴覚，体性感覚など）が正常であることが前提となる[3]．

　記憶はさまざまな側面を持ち，把持時間や内容で分類される．心理学では短期記憶 short-term memory と長期記憶 long-term memory に区分する．短期記憶は把持時間が数秒から数分間で，容量に制限がある．長期記憶は把持時間に制限がなく，容量が膨大である．記憶として貯蔵されるためには，短期記憶から長期記憶へ移行する必要がある．短期記憶から発展した概念として，作動記憶 working memory がある．短期記憶は情報を保持するだけの受動的な記憶に対して，作動記憶は保持しながらさらに処理を行う能動的な記憶である[4]．作動記憶のモデルは，中央実行系 central executive と言語 language・視覚 visual semantics・出来事 episodic long-term memory の3つの従属システムとそれぞれのバファ（音韻ループ phonological loop，視空間メモ visuo-spatial sketch pad，出来事バファ episodic buffer）が想定され，情報がさまざまな処理を受けながら一時的に保持され，長期記憶への橋渡しを担っていると考えられている[5]．

　臨床神経学では，即時記憶 immediate memory，近時記憶 recent memory，遠隔記憶 remote memory に分類する．把持時間が，即時記憶は数十秒，近時記憶は数分から数日程度，遠隔記憶は数日以上である．近時と遠隔記憶の間に，明確な境界があるわけではないが，前者は比較的最近のこと，後者は昔のことを指し，その性質を異にしている[3]．

　長期記憶は内容によっても分類される．Squire らは陳述記憶 declarative memory と非陳述記憶 non declarative memory に分けた[6]．陳述記憶とは，貯蔵された経験が意識に再生されたもので，言葉やイメージで伝達できる[3]．非陳述記憶は，経験が行動に再生されたもので，行為，知覚，反応の変容として現れる．反復により習熟する技能である手続き記憶 procedural memory，知覚情報が既知かどうかを判断する知覚記憶 perceptual memory，先行刺激が後の処理を促進するプライミン

グ priming が含まれる[2]．なお，意識的な想起の有無により，それを必要とする顕在記憶 explicit memory，必要としない潜在記憶 implicit memory に分類する研究者もいる[7]．

Tulving は陳述記憶をさらに出来事記憶 episodic memory と意味記憶 semantic memory とに分けた．出来事記憶は，私的に経験された出来事に関する記憶であり，心的時間旅行 mental time travel，つまり過去に遡って自分の経験した出来事を追体験することが可能で，それには想起意識 autonoetic consciousness を必要とする[8]．直接体験した自伝的記憶 autobiographical memory，媒体を通じて間接的に獲得した社会的記憶 memory for public events を含み，それには時間，場所，情動の標識がついている．意味記憶は出来事記憶を通じて獲得されると考えられるが，時間の経過により標識が忘却され，語彙，概念，事実などの一般的な知識になったものである．どちらも相補的な関係にあり，はっきりとは二分されない．陳述記憶がなければ，自分史における過去，現在，未来の一貫した流れが途絶し，個人の生活は著しく制限される．長期記憶の分類を図 11-1[2] に示す．それぞれの神経基盤は異なることが推定されている．

記憶情報の様式により，言語性記憶 verbal memory と視覚性記憶 visual memory に区分することがある．

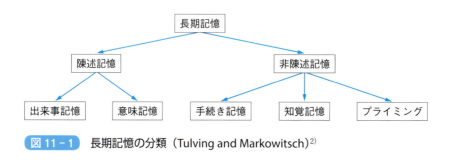

図 11-1　長期記憶の分類（Tulving and Markowitsch）[2]

B　記憶の神経基盤

記憶システムは，脳内の広い領域にネットワークを形成していると考えられている．そのなかで，辺縁系 limbic system は脳梁の辺縁を形成する海馬溝から脳梁溝に沿う 2 つの弓状構造で，側頭葉内側部 medial temporal lobe と間脳 diencephalon を含み，長期記憶と情動に関連する重要な領域である．

側頭葉内側部は，海馬体 hippocampal formation，扁桃体 amygdala，海馬周辺領域で構成される．海馬体には，海馬 hippocampus，海馬台（海馬支脚）subiculum，海馬采 fimbria が含まれ，海馬はさらに，固有海馬 hippocampus proper（cornu ammonis; CA1, CA2, CA3, CA4），歯状回 dentate gyrus で構成される．扁桃体内で辺縁系に属するのは，基底核外側群 basolateral complex である[9]．海馬周辺領域は，海馬台から続く，嗅内皮質 entorhinal cortex; Brodmann 28, 34 野，嗅周囲皮質 perirhinal cortex; Brodmann 35 野，海馬傍回 parahippocampal cortex; Brodmann 36 野で構成される[10]．海馬への主な入力は嗅内皮質を起点とし，CA1 への直接経路と，嗅内皮質から貫通枝を経て歯状核，CA3，CA1，そして嗅内皮質へ戻る間接経路がある[11]．嗅内皮質への入力の 2/3 は，嗅周囲皮質と海馬傍回からであるが，これらの 3 つの海馬周辺領域を通じ，皮質，皮質下構造

を含む，脳の各領域との双方向の連絡がある．海馬からの出力は，嗅内皮質と，海馬采から脳弓 fornix を経由する．この部位への血管支配は，前方は内頸動脈 internal artery から分岐する前脈絡膜動脈 anterior choroidal artery であり，後方は後大脳動脈 posterior cerebral artery 系である．

間脳は視床下部 hypothalamus，視床 thalamus であり，視床核群で記憶障害に関連するのは，パーペッツ回路 Papez circuit の視床前核 anterior thalamic nucleus，基底外側回路 basolateral circuit の視床背内側核 dorsomedial thalamic nucleus と，海馬と神経線維連絡のある視床正中核群 midline nucleus，内側中心核 central medial nucleus，内髄板 internal medullary lamina である[7]．このうち，後大脳動脈から分枝する視床穿通動脈 thalamoperforating artery（傍正中動脈 paramedian thalamic artery）は背内側核，正中核群，内側中心核を，後交通動脈から分枝する視床灰白隆起動脈 thalamotuberal artery（前乳頭体動脈 premammillary artery）は前核，乳頭体視床路，内髄板を栄養する[10]．

前脳基底部 basal forebrain は，前頭葉底面の後方から大脳基底核の前方を占める領域で，梁下野 subcallosal area; Brodmann 25 野，マイネルト基底核 basal nucleus of Meynert，対角帯 diagonal band，中隔核 septal nucleus，側坐核 accumbens nucleus などのコリン作動性神経細胞を含んでいる．血管支配は前大脳動脈 anterior cerebral artery である．

脳梁膨大部後域 retrosplenial area; Brodman 26, 29, 30 野は，帯状回後端に位置する．血管支配は，後大脳動脈の皮質枝である頭頂後頭動脈 parieto-occipital artery，鳥距動脈 calcarine artery である．

また，辺縁系には，主に記憶に関わるパーペッツ回路と情動に関わる基底外側回路がある（図11-2）[2]．パーペッツ回路は，海馬-脳弓-視床下部乳頭体 mammillary body of hypothalamus-乳頭体視床路 mamillothalamic tract-視床前核-帯状回 cingulate cortex; Brodmann 23, 24, 31, 32, 33 野-帯状束 cingulate bundle-海馬の閉鎖回路である．基底外側回路は，扁桃体-腹側扁桃体遠心路 ventral amygdalofugal pathway-視床背内側核-視床前脚 anterior thalamic peduncle-梁下野-対角帯-扁桃体の閉鎖回路である．

内側部以外の側頭葉 temporal lobe において，側頭極 temporal pole; Brodmann 38 野は，意味に関わる領域として注目されている[12]．

前頭葉 frontal lobe もまた記憶に関与している．Fletcher と Henson[13] は，細胞構築学ではなく神経画像研究の結果から，前頭葉外側を，下前頭溝の上部を背外側，下部を腹外側，下前頭回の前縁を

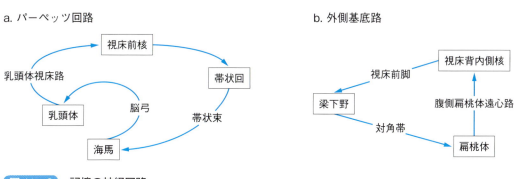

図11-2　記憶の神経回路

前部に区分した．この部分は，ほぼ前頭前野 prefrontal cortex に相当する．背外側は Brodmann 9，46 野，腹外側は Brodmann 44，45，47 野，前部は Brodmann 10，12 野にルーズに対応している．なお，細胞構築学的には，12 野と 47 野は明確に区分できないことが示されている[14]．

　記憶になるべき新しい情報が提示されると，関連する一次感覚野で知覚され，二次，連合感覚野で処理され，その近傍で形成されるのが短期記憶である．短期記憶では，神経細胞のシナプス結合は強化されるが，解剖学的変化までは至らない[11]．それから反芻され，一定期間利用可能となる作動記憶は，前頭前野背外側部，頭頂葉後部 posterior parietal lobe の関与が示唆されている．短期記憶から長期記憶への移行には，神経細胞のシナプス結合が強化されるだけでなく，新しい蛋白を合成することで解剖学的変化を生じることが必要である[11]．

　記銘に主に関わるのは，パーペッツ回路，基底外側回路，海馬周辺領域，前脳基底部，脳梁膨大部後域である．特に側頭葉内側部は，記銘の過程で，他の領域の情報と連合する重要な役割を果たす．

　記憶の固定は，記銘後数年をかけて段階的になされる．固定が完了するまでは，記憶は変化を受けやすい．近時記憶は，固定の初期の段階に相当し，壊れやすく，遠隔記憶は，固定の後期の段階にあり，壊れにくいと考えられる．固定に関わる神経基盤はまだ不明であるが，パーペッツ回路を主とし，情動に関連する記憶は，外側基底回路が担当すると推定されている．

　記憶が最終的に貯蔵されるのは，側頭葉内側部ではなく，新皮質である．貯蔵の場所がどこになるかは，それについて学んだときに使われた感覚野や運動野に影響される．神経画像研究では，カテゴリー特異性に活動する脳領域が示されており，たとえば，生物に関する記憶は，主に視覚を通じて獲得されるため，関連する紡錘状回 fusiform gyrus；Brodmann 37 野や上側頭回 superior temporal gyrus；Brodmann 22 野後方が活性化される[15]．

　記憶が再生されるとき，貯蔵された内容に新しい関連性が生まれ，再構成される．記憶の再生を求められるときには，想起 recollection（思い出す remember）と，既知判断 familiarity（知っている know）という側面もある．例えば，ある絵を覚える検査を行い，その後思い出す際に，その絵とともに，覚えた時点での部屋の雰囲気や時刻，検者の表情などと一緒に思い浮かぶのが想起であり，ただ単にその絵に見覚えがあるのが既知判断である．想起は出来事記憶，既知判断は意味記憶と関連していることが示唆されている[15]．海馬は想起に，海馬周辺領域が既知判断に関与するのではないかと言われていたが，側頭葉内側部内における，再生の機能解剖についてまだ結論は出ていない[15]．Dickerson と Eichenbaum[16] は，新皮質からの「何であるか」という情報は，嗅周囲皮質と嗅内皮質（外側）を経由して海馬へ，また，「脈絡上のどこにあるか」という情報は，海馬傍回と嗅内皮質（内側）を経由して海馬へ至る．海馬においてこれらの情報が連合される．そして，逆方向への投射では，嗅周囲皮質と嗅内皮質（外側）は，連合の再生に，海馬傍回と嗅内皮質（内側）は，脈絡上の再生に関与するという仮説を提出している．

　最近の神経画像研究では，large scale network と呼ばれる，ある特異的な課題において活動する脳領域の組み合わせが注目されている．陳述記憶ネットワークの主要な領域は，海馬・嗅内皮質と下頭頂小葉 inferior parietal lobule；Brodmann 39，40 野である[17]．機能連関 functional connectivity とは，安静時と活動時の関心領域の結合の変化であり，側頭葉内側部のおのおのの部位で役割が異なるか検討されているが，まだ明確な結論は出ていない．安静時に活動をみせる default-mode network

が記憶機能にも関与していることが示唆されている. 前頭前野内側 medial prefrontal cortex; Brodmann 24, 32, 33 野, 後部帯状回 posterior cingulate gyrus; Brodmann 23, 31 野, 楔前部 precuneus; Brodmann 7 野内側, 下頭頂小葉を含む. 健常者を対象とした研究では, 自伝的記憶の想起において, 側頭葉内側部と前頭前野背外側部の活性が増加し, 後部帯状回と楔前部の活性が減少した. また, 記憶障害では, このネットワークと側頭葉内側部との機能連関の異常が報告されている[18].

左半球損傷では言語性記憶が, 右半球損傷では視覚性記憶が低下する傾向にはあるが, 言語ほどその左右差は明確ではない. 左右半球は, 異なる方法で記憶機能を担っていると考えられるが, 情報の様式特異性には乏しく, 左半球はより精密な more elaborateive 処理を, 右半球はより適合的な more veridical な処理を行っていると推測されている[19].

C 記憶障害の臨床像

1 記憶障害の症候

難治てんかんの治療のため両側側頭葉内側部を切除され, 重篤な記憶障害を呈した症例 H.M. は, 記憶（出来事記憶）障害が側頭葉内側部に限局した病巣によって生じることを初めて示した記念碑的な症例である[20]. H.M. は 9 歳時に自転車と接触し数分意識が消失した既往があった. 10 歳時に原因不明のてんかん発作を初発し, 16 歳から二次性全般化をたびたび生じるようになり, 薬物治療に抵抗性であった. 27 歳時に両側扁桃体, 嗅内皮質のほとんどと, 海馬前方半分, 側頭葉先端が切除された. 嗅周囲皮質と海馬傍回はほぼ残っていた. 重度の出来事記憶障害を呈していたが, 即時記憶, 手続き記憶, 意味記憶は保持されていた. H.M. 氏の生涯については, 晩年まで看取った研究者の著書がある[21].

症例 H.M. のように, 新しい情報を覚えられず, 昔の出来事を思い出せない症候を, 健忘症候群 amnesic syndrome とよぶ. 即時記憶（作業記憶）や, 一般的な知能, 非陳述記憶は保持されており, 健忘症候群の主体は出来事記憶の障害である[3]. 臨床的には, 他の高次脳機能障害を併せもつことが多く, 他の機能障害に比較して記憶障害が目立つ場合を健忘症候群とよびならわす傾向にある[5].

脳損傷を発症した時点を起点として, 発症後に生じた出来事を新しく覚えられないのが前向性健忘 anterograde amnesia で, 発症前に記憶したはずの出来事を思い出せないのが逆向性健忘 retrograde amnesia である. 一般的に発症時点に近い出来事を想起しづらく, より遠い出来事は想起しやすい. これを時間的勾配 time gradient とよぶ. 通常記憶障害では, 前向性健忘と逆向性健忘を併せもつが, 前向性健忘のみ, 逆向性健忘のみの場合もある. 器質性病変がない逆向性健忘を機能性健忘 functional amnesia（心因性健忘 psychogenic amnesia）とよび, ストレスホルモンが変化し, その受容体が多数存在する海馬, 扁桃体が影響を受けることにより発症すると考えられている[2]. 将来行おうとする行動の記憶を展望記憶 prospective memory, 展望記憶に対応する用語は回想記憶 retrospective memory である[3]. 典拠記憶 source memory は, 情報がいつ, どこで獲得されたかを想起することを意味する用語である[2]. 時間的経過による分類の概要を図 11-3 に示す.

記憶障害に関連する症状として, 作話 confabulation, 記憶錯誤 paramnesia などがある. 作話は, 器質性病変による記憶障害に関連して表出される偽の記憶であり[22], 明らかに事実とは異なるのに, 患者はそれを真実であると確信している. 記憶錯誤は, 過去の出来事が, 誤った脈絡のなかで再

● 11. 記憶障害のアセスメント

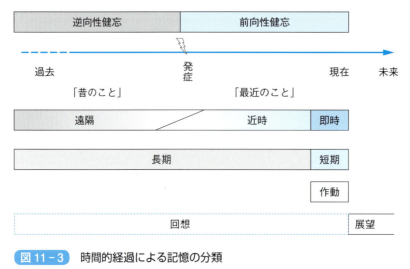

図11-3 時間的経過による記憶の分類

生されることである[3]).

2 病変部位による記憶障害の内容

それぞれの傾向はあるものの，側頭葉，間脳，前脳基底部においては，比較的重度の出来事記憶の前向性健忘が共通してみられる．いずれの病巣でも，両側性の場合や，片側性でも病変が周囲に広がると記憶障害が重症化する傾向にある[3])．表11-1に記憶障害をきたす病因と主に障害される解剖学的部位を示す．

● 側頭葉健忘

病因としては，低酸素脳症，単純ヘルペス，および辺縁系脳炎，外傷，側頭葉てんかん，血管障害，変性疾患などがある．海馬は低酸素に脆弱で特にCA1が障害される．側頭葉健忘では，病巣がCA1に限局していても前向性健忘を生じるが，海馬周辺領域に広がると重症化する．逆向性健忘の程度はさまざまであり，海馬に限局していると，時間的勾配を認める．意味記憶の障害は新皮質への病巣の広がりによる．単純ヘルペス脳炎は両側性であり，側頭葉内側部だけでなく，側頭葉新皮質，間脳や前脳基底部，前頭葉まで病巣が広がることがある．時間的勾配のない逆向性健忘，意味記憶の障害は共通してみられる．アルツハイマー型認知症の早期の病理変化は側頭葉内側部，特に嗅内皮質に現れ，出来事記憶の障害が初期症状である．進行性であり，記憶障害に他の認知障害が加わっていく．一過性全健忘は，中年以降に発症し，意識はあるものの，突発性に重度の前向性健忘を生じる症候群である．24時間以内に通常は消失するが，発作中の健忘は残存する．発作中に両側の側頭葉内側部の血流低下を示した例もあるが，血管障害とは関連しないと言われる[16])．一過性てんかん性健忘は，複雑部分発作後に発症する健忘で，数時間から数日単位で回復する．側頭葉内側部に焦点をもつ例が多い．

● 間脳健忘

代表的なものは，ビタミンB_1欠乏によるWernicke脳症後のコルサコフ症候群 Korsakoff syndromeである．前向性健忘，時間的勾配がある逆向性健忘に加え，見当識障害，作話，病識の欠如を主な特徴とする[3])．Wernicke-Korsakoff症候群の剖検例で，視床背内側核の関与が示されたが，後年，背

11. 記憶障害のアセスメント

表 11-1　記憶障害の病因とその主な解剖学的部位

病因	障害される解剖学的部位
脳血管障害 　脳梗塞	後大脳動脈領域 　（側頭葉内側部，視床，脳梁膨大部後域） 前大脳動脈領域 　（前頭前野，前部帯状回）
脳出血 　くも膜下出血	側頭葉内側部，側頭葉新皮質，前頭葉 前脳基底部（前交通動脈破裂）
頭部外傷	側頭葉，脳弓，前頭葉
脳炎 　ヘルペス脳炎 　辺縁系脳炎	側頭葉内側部 側頭葉内側部，間脳
代謝性脳症 　Wernicke 脳症 　低酸素脳症	視床，乳頭体 海馬（CA1）
一過性全健忘	不明
側頭葉てんかん 一過性てんかん性健忘	側頭葉内側部 側頭葉内側部，その他
脳腫瘍	側頭葉内側部（meningioma） 視床（glioblastoma） 後部帯状回（lipoma） 脳弓（ependymoma など第 3 脳室腫瘍からの浸潤）
変性疾患	海馬，扁桃体，嗅内皮質，側頭葉新皮質，前頭葉

内側核の損傷は軽微で，内髄板，乳頭体の損傷と記憶障害との関連が指摘されている．視床の血管障害による健忘は，前向性健忘と，両側性病巣では逆向性健忘がみられる．

● 前脳基底部健忘

そのほとんどが前交通動脈瘤の破裂による．前向性健忘があるが，個々の情報を覚えることが可能でも，それぞれを関連づけられない，その出来事がいつだったかの時間の標識をつけることができない，作話が目立つ，手がかりで再認，再生が改善することを特徴とする[23]．左右の前大脳動脈を結ぶ前交通動脈 anterior commissure artery の穿通枝である梁下動脈 subcallosal artery は，パーペッツ回路の脳弓柱，外側基底回路の梁下野を栄養する．前交通動脈瘤破裂や，動脈瘤のコイリングなどの手術侵襲により血管障害を生じ，前脳基底部健忘の病因の一つとして提案されている[24]．

● 脳梁膨大部後域健忘

血管障害や腫瘍による．優位側病巣では前向性健忘，劣位側病巣では軽度の視覚性記憶障害，地理障害を認め，逆向性健忘は比較的軽い[25]．

● 前頭葉健忘

血管障害，外傷，腫瘍などで生じうる．側頭葉・間脳健忘とは異なり，明らかな前向性健忘を示すことは少ない．ある出来事を，いつ，どこで記銘したかを思い出せない典拠記憶の障害，複数の出来

121

● 11. 記憶障害のアセスメント

事が起こった時の順番を思い出せない時間的順序記憶の障害，予定した時に意図した行動を実行できない展望記憶の障害を認める[15]．

側頭葉・間脳健忘と，前頭葉健忘を比較すると，記憶検査の再生では前者は早い忘却がみられ，また手がかりが無効であり，より基盤的な健忘が示唆されている[15]．

D アセスメントの手順

リハビリテーションの開始にあたって，病因，病変部位を参照しながら，神経心理学的所見を診察し，患者，家族の希望に基づき目標を設定する．目標の達成には，何に対し，どのような介入をすれば有効であるかをアセスメントする．

病因により，停止性（多くの脳血管障害，頭部外傷），一過性（一過性全健忘，一過性てんかん性健忘），進行性（変性疾患や腫瘍）と，記憶障害の経時的な変化が異なる．またアセスメントの時期が発症からどのくらい経過しているのかも，予後を見据える上で大切である．

病変の解剖学的な位置を確認し，記憶の神経基盤となる領域にあるか，広がりはどうかをみる．再発などで，多発性の病巣をもつこともよく経験する．高齢者の場合，脳の萎縮がベースにある場合が多く，血管障害が病因の主体であっても，所見が修飾される．

記憶障害のアセスメントの手順は，まず記憶障害があるかどうかである．財布などの置き忘れは注意障害であったり，人や物の名前が思い出せないのは失語であったり，道に迷うのは視空間性認知障害であったりする可能性もある．その症状が記憶障害であるのかを明確にする．記憶障害があったときには，その障害の内容をみていく．そして，記憶障害の重症度を評価する．患者の記憶の，障害されている側面と同時に，保持されている側面も十分に探索する．

記憶障害は，言語，認知，遂行機能など，ほかの高次脳機能へ影響を与えるため，合わせて評価する．さらに，患者の情動，意欲，性格変化なども，リハビリテーションの実施に多大な影響を及ぼす．

1 記憶障害はあるか？

a）患者への問診

氏名，年齢，時間・場所の見当識 orientation が保たれているか，病前の仕事や病歴を言えるか，主治医やスタッフの名前を憶えているかどうかを質問する．採血などの痛みを伴う処置をしてから，5分以上たってそれを忘れている場合は，記憶障害が疑われる[26]．記憶障害の病識があるか，今置かれている状況に対する内観はどうか，リハビリテーションに対する意欲や希望も聞く．

見当識は，自分が時間的，空間的な座標軸のどこに位置するかを定位する能力である．時間の見当識は，自分が今西暦（和暦）何年，何月，何日，何曜日，何時頃にあるかを，場所の見当識は，自分が今どこにいるかを，言うことができる．見当識障害は，記憶障害の表れであるほか，異なる障害が加わっていないかに注意する[3]．

b）家族，介護者への問診

患者の病前の職業，生活の状況を補足する．発症後の本人の変化について，日本版日常生活健忘チェックリスト[27]などを利用し，聞いていく．日常生活健忘チェックリストは13項目の質問からなり，全くない0，時々ある1，よくある2，常にある3の4段階で評価してもらう．39点満点で点数

が高いほど，健忘が強く疑われる．本人が健忘を自覚していないことも多く，周囲への問診は重視される．健忘が重度であればあるほど，介護者の負担が増すので，本人の病状については，本人とともに介護者へも随時提供していく．

c）入院生活（日常生活）の観察

前述したように，患者が記憶障害を自覚していないことも多いので，入院生活を円滑に進められているかを観察する．スタッフを認識しているか，リハビリテーション室やトイレに迷わず行けているか，リハビリテーションへ時間割通りに行っているか，リモコンやロッカーの鍵の置き忘れはないか，探し物をしていることが多くないか，入浴の際に着替えの準備ができているか，新しい道具（入院後に購入した髭剃りなど）を操作できるか，家族や知人がいつ面会にきたかを覚えているか，家族や介護者への伝言を正確に伝えられているかなどである．

d）スクリーニング検査

Mini Mental State Examination（MMSE）[28] や改訂長谷川式認知症スクリーニング検査（HDS-R）[29] には，時間と場所の見当識と記銘，再生課題を含み，干渉後の自由再生 free recall で 3 つのうち 1 つでも再生できないときには記憶障害を疑う．

2 記憶障害の内容は何か？

記憶障害では通常，陳述記憶のうち特に出来事記憶が障害される．病変の広がりよっては，意味記憶も障害される．即時記憶，作動記憶，手続き記憶は保持されることが多く，正常であることを確認していく．また，記憶の過程で，記銘，貯蔵，想起のどの段階で障害されているのかを評価する．

これらの評価には記憶検査が用いられる．検者は，検査の特徴，実施方法，解釈に熟知しておかなければならない．検査の実施は患者に負担を強いる．あらかじめ患者にその意義を説明してから開始する．

記憶検査は，単語リスト，物語，図形などを学習し，即時再生 immediate recall，干渉期間をおいた遅延再生 delayed recall，再認 recognition させるものがほとんどである．即時再生が悪く，遅延再生が可能な場合は記銘が，即時再生が良く，遅延再生が悪い場合は貯蔵が，再生は悪いが，再認が良い場合は，想起の段階に障害がある傾向にある．再生には手がかりのある手がかり再生 cued recall と，ない自由再生があり，記憶障害の検出に最も感受性があるのは自由再生である．

なお，机上の検査と日常生活での評価では差があることが指摘され，検査場面と日常生活との解離がないか，常にフィードバックする[30]．

表 11-2 に a），b）の検査のまとめを示す．リハビリテーションでは，前評価だけでなく，リハビリテーションによって，どのように変化しているかを経時的にみていく．その際，リハビリテーションの効果を純粋に評価するには，練習効果（学習効果）を避けるために，難易度が統制された複数のセットがあるものが適している．

a）出来事記憶（近時記憶）－前向性健忘の評価

● 標準言語性対連合学習検査[31]

意味的関連のある（有関連）単語対 10 個を聴覚提示したのち，一方の単語を言って，対になっていた単語を口頭で答えてもらうのを 3 回実施する．その後，同様の手続きで，意味的関連のない（無関連）単語対 10 個で行う．長らく三宅式言語記銘検査が使用されてきたが，時代にそぐわない単語

11. 記憶障害のアセスメント

表 11 - 2　出来事記憶の主な検査

検査名	内容	様式	方法	目的
標準言語性対連合			学習，即時再生	スクリーニング
RAVLT		言語性記憶	学習，即時再生，遅延再生，再認	掘り下げ
BSRT	近時記憶		学習，即時再生，再認	掘り下げ
BVRT		視覚性記憶	即時再生遅延再生	スクリーニング
ROCFT			即時再生遅延再生，（再認）	スクリーニング掘り下げ
自伝的出来事記憶			自由再生	
個人的意味記憶	遠隔記憶	（言語性）	自由再生	時間的勾配の有無
社会的出来事記憶			再認	

が含まれていた．この検査には難易度が統制された 3 セットがあり，本来はスクリーニングに適するが，経時的変化を追うことも可能である．

　健常者は有関連なら 3 回の施行ですべての単語対の記銘が可能であり，無関連でも施行するごとに成績が向上するが，記憶障害ではそれがない．

● Rey 聴覚性言語記銘検査 Rey Auditory Verbal Learning Test: RAVLT[32]

　覚えるように言ったのち，15 個の単語リスト A を読み上げ，なるべく多く自由再生をさせる試行を 5 回繰り返す．単語リスト A を覚えておくよう教示したのち，15 個の単語リスト B を 1 回読み上げ，自由再生を 1 回行う．その後リスト A を自由再生させる（干渉後再生）．30 分後にリスト A を自由再生させる（遅延再生）．最後に単語リスト A，単語リスト B，新規の単語 20 個が入った 50 の単語を読み上げ，単語リスト A に入っていたものかどうかを答えてもらう（再認）．橋本ら[33]は，英語版の和訳ではなく，単語の親密度，意味的カテゴリー，モーラ数を統制した独自のリストを作成している．

　即時記憶の容量（リスト A を 1 回目に読み上げたとき自由再生した単語数），学習曲線（5 回施行中再生できた単語数のプロット，通常は右上がりの学習効果を認める）が得られる．干渉後再生数から遅延再生数が 3 以上減少した場合は，記憶障害があると考えられる．干渉後，遅延再生において，音韻的，意味的に異なる単語が再生されたときには，作話傾向がある．干渉後，遅延再生で単語リスト B の割合が多いと，時間的順序の障害ある．再生も再認もできないのは貯蔵障害，再生できないが再認は可能なら想起障害の可能性がある[34]．

● ブシュケの選択的想起検査 Buschke's Selective Reminding Test: BSRT[35, 36]

　20 個の単語リストを読み上げ，自由再生させる．次に，そのとき再生できなかった単語のみ読み上げ，はじめに提示された 20 個の単語を自由再生させる．その次にも，やはり直前で再生できなかった単語のみ読み上げ，すべての単語を自由再生させる．20 個の単語をすべて再生できるか，12

施行まで実施する．想起が，短期の貯蔵からか，長期の貯蔵からかを区別するのを目的とする．記憶障害では，直前に提示された単語は再生できるが（短期の貯蔵から），回を重ねてもすべての単語を再生できない（長期の貯蔵ができない）[20]．

● ベントン視覚記銘検査 Benton Visual Retention Test: BVRT[37]

10個の図版を提示し，再生させる．提示時間と干渉時間により4つの施行方法がある．採点基準があり，正確数と誤謬数で評価する．難易度の統制された3セットがある．記憶障害の検出には，10秒提示し，15秒後に再生する施行Dが用いられるが，干渉時間が短いため，記憶検査としての位置づけは低く，視空間認知能力を反映する[38]．

● Rey 複雑図形記銘検査 Rey-Osterrieth Complex Figure Test: ROCFT[39, 40]

図版を見せ，覚えておくように教示せずに模写させたのち，図版を隠し，即時再生を実施し，30分後（20～45分）に遅延再生を行わせる．図版を18に区分し，それぞれの採点基準[41]があり点数化できる．36点満点である．模写では視覚構成能力をみる．即時再生の点数は視覚性短期記憶の容量である．健常では即時再生と遅延再生の点数はほぼ一緒だが，記憶障害では遅延再生の点数が落ちる[42]．原著にはないが，再認用の図版が作成されている[40]．

b）出来事記憶（遠隔記憶）－逆向性健忘の評価

● 自伝的記憶インタビュー[43]

自伝的出来事記憶と個人的意味記憶を分けて評価する．自伝的出来事記憶 autobiographical incidents memory では，子供時代（～15歳）の，学校，買い物，家族の病気やけが，遊びのこと，成人前期（16～40歳）の，買物，結婚，出産や子供，病気やけが，旅行，仕事のこと，成人後期（40歳～）の，買物，仕事，家族の病気やけが，旅行について，時間，場所を特定できる出来事を再生してもらう．各時代それぞれ3つの出来事について，時間と場所が特定できる出来事なら3点，時間と場所が特定できない出来事なら2点，曖昧な個人的記憶なら1点，無反応あるいは意味記憶に基づくなら0点で点数化する．各時代9点満点で，時間的勾配の有無を評価する．

個人的意味記憶 personal semantic memory は，背景情報として，両親，兄弟姉妹，自分の氏名，誕生日，出生地を聞く．両親はどちらかで，兄弟姉妹がいれば1人で可である．子供時代（～15歳まで）の小学校入学以前の住所，小学校と中学校の所在地，校名，先生，友人の氏名，先生，友人は1人で可である．成人前期（16～40歳）の高校・専門学校・大学などの所在地，校名，先生の氏名，最初の職場の所在地，会社名，結婚した場所，日付，成人後期（40歳～）の入院した病院の所在地，名前，兄弟姉妹や自分や友人の子供の名前を聞く．正解がどうかを患者の身近なひとに協力を要請する．

● 社会的出来事記憶検査

深津ら[44]の作成した1950年から1989年までに日本で起きた社会的出来事に関する問題を利用する．10年ごとに20問あり，計80問で構成され，4つのうちから正解を選ぶ．1990年以降の問題は現時点で公表されたものはなく，必要時には，深津らの作成手順をもとに自作することもある．日本では標準化された検査はない．時間的勾配があるかどうかの参考とする．

c）意味記憶

● ウェクスラー成人知能検査 Wechsler Adult Intelligence Scale III: WAIS III[45]

下位検査である単語，類似，知識を利用し，単語の意味や概念，一般的な知識の障害があるかをみる．

● 失語症語彙検査 Test of Lexical Processing in Aphasia: TLPA[46]

意味記憶障害では，上位概念（たとえば動物）は保持され，具体性のあるもの（猫）が障害される傾向にある．またカテゴリー特異的に障害される場合がある．失語症語彙検査には，10 種（動物，植物など）の意味カテゴリー別名詞検査があり，視覚性呼称，聴覚理解の教示で実施できる．

● ケンブリッジ意味記憶検査 The Cambridge Semantic Memory Test Battery

日本で標準化されていないが，語想起，呼称，聴覚理解，絵の分類，語の分類，ラクダとサボテン検査 Camel and Cactus test が含まれている．これは，刺激（ラクダ）に対して最も関連の深いもの（サボテン）を同じカテゴリーの中（木，向日葵，薔薇）から選択し，意味関連を測定する[47]．

d）作動記憶

● WAIS III

作動記憶の群指数が算出できる．

● ウェクスラー記憶検査改訂版 Wechsler Memory Scale-Revised: WMS-R[48]

視覚性同順，逆順は，視覚性作動記憶を評価できる．

e）即時記憶

● 数唱（順唱）digit span

1 秒間に 1 回ずつ，数字の系列を復唱する．即時記憶の容量とされ，通常 7 ± 2 桁である．

● RAVLT

前述．

● ROCFT

前述．

f）手続き記憶

● 鏡映描写課題 mirror tracing task[49]

自分の手の動きを鏡で見ながら，鏡に映った図形をたどる課題で，所要時間，線の逸脱回数を評価する．鏡映描写器は市販されている[50]．手続き記憶が保持されていれば，時間が短縮して逸脱回数が減少する．

3 記憶障害の重症度はどうか？

臨床的に患者の重症度を決定するのは難しいが，以下の記憶のバッテリー検査では記憶障害の程度が点数化され，健常群との比較やリハビリテーションの効果の判定に役立つ．記憶障害が，軽度から中等度で，遂行機能がある程度保持されていれば，新しい学習を行うなど，記憶機能へ直接アプローチする．記憶の外的デバイスの活用も検討される．重度ならば，代償手段を模索することとなり，環境調整や，介護者への教育など，複合的なアプローチが必要となる．

● リバーミード行動記憶検査 Rivermead Behavioral Memory Test: RBMT[51]

生態学的妥当性が高く，日常生活に即した記憶障害を評価できる．展望記憶が項目に入っている．難易度が統制された 4 セットがあり，リハビリテーションの効果判定を行うことが可能である．下位項目は表 11-3 に示す．

スクリーニング点は 12 点満点で，記憶障害の有無の指標である．カットオフ値は年齢により異なるが，59 歳以下は 7/8 点，60 歳以上では 5/6 点である．

11. 記憶障害のアセスメント

表11-3 RBMT

下位項目		内容	方法
1&2	姓名	近時記憶	再生（写真を見て姓名を覚える）
3	持ち物	展望記憶	
4	約束	展望記憶	
5	絵	近時記憶	再認
6	物語	近時記憶	即時再生，遅延再生
7	顔写真	近時記憶	再認
8	道順	近時記憶	即時再生，遅延再生
9	用件	展望記憶	
10&11	見当識	見当識	（日付，場所，知事，首相）

　標準プロフィール点は24点満点で，重症度の指標である．0～9点は重度，10～16点は中等度，17～21点は境界，22～24点は障害なしと判定される．屋内の道順を間違えなくなるのは7点以上，日常生活全般で見守りや声かけが必要なのは9点前後，1人での通院は15点前後，計画的な買い物は17点前後で可能となる[52].

● WMS-R

　言語性記憶（言語性対連合，論理的記憶），視覚性（図形の記憶，視覚性対連合，視覚性再生），一般的記憶（MQ，言語性と視覚性の合計），注意・集中力（精神統制，数唱，視覚性記憶範囲），遅延再生（言語性対連合，視覚性対連合，論理的記憶，視覚性再生）の指標を算出できる総合的な検査である．16～74歳までの標準値がある．記憶障害では，注意集中力が保たれているのに，記憶指標，特に遅延再生の成績が低下するのが特徴である．WMS-RのMQは，WAIS IIIのIQと比較が可能である．各指標間の差，MQとIQの差が15以上のときは有意である．セットが1つしかないため，リハビリテーション前の評価には適するが，効果判定には向かない．なお，アメリカでのWMS-Rの出版は1987年であり，WMS-IIIが1997年，WMS-IVが2009年に発売され，対象年齢が89歳まで拡大し，より生態学的妥当性が追求されている．

■文献
1) 理化学研究所脳科学総合研究センター，編．脳科学の教科書神経編．東京：岩波書店；2011. p.171-222.
2) Markowitsch HJ. The neuroanatomy of memory. In: Halligan PW, Wade DT. Effectiveness of rehabilitation for cognitive deficits. New York: Oxford University Press; 2005. p.105-14.
3) 山鳥　重．記憶の神経心理学．東京：医学書院；2002.
4) 苧坂直行，編著．脳とワーキングメモリ．京都：京都大学出版会；2000.
5) 三村　將．記憶障害．Clin Rehab 別冊高次脳機能障害のリハビリテーション Ver.2. 2004; 38-44.
6) Squire LR, Zola-Morgan S. Memory and Brain. New York: Oxford University Press; 1987.
7) Baueer RM, Grande L, Valenstien E. Amnesic Disorders. In: Heilman KM, Valenstein E. Clinical Neuropsychology 4th ed. New York: Oxford University Press; 2003. p.495-576.
8) Tulving E. Episodic memory: From mind to Brain. Ann Rev Psychol. 2002; 53: 1-25.

JCOPY 498-22805

127

11. 記憶障害のアセスメント

9) 高橋昭喜，編著．脳 MRI 1 正常解剖第 2 版．東京：秀潤社；2005. p.14-40.

10) 橋本律夫，田中康文．脳損傷と記憶障害．In: 高次脳機能障害その概念と画像診断．武田克彦，他．東京：中外医学社；2006: p.132-55.

11) ラリー・R・スクワイア，エリック・R・カンデル．小西史朗，桐野　豊監修．記憶のしくみ上下．東京：講談社；2013.

12) Tsapkini K, Frangakis CE, Hillis AE. The function of left anterior temporal pole: evidence from acute stroke and infarct volume. Brain. 2011; 134: 3094-105.

13) Fletcher PC, Henson RNA. Frontal lobes and human memory Insights from functional neuroimaging. Brain. 2001; 124: 849-81.

14) Petrides M. 永井知代子訳．言語脳アトラス高次脳機能を学ぶ人のために．東京：インテルナ出版；2015.

15) Kopelman MD. Disorders of Memory. Brain. 2002; 125: 2152-90.

16) Dickerson BC, Eichenbaum H. Episodic memory. Neuropsychophamacology. 2010; 35: 86-104.

17) Menon V. Large-scale brain networks in cognition: emerging principles. Trends Cogn Sci. 2010; 14: 277-90.

18) Jeong W, Chung CK, Kim JS. Episodic memory in aspects of large-scale brain networks. Frontiers in human neuroscience. 2015; 9: 1-15.

19) Gazzaniga MS. Cerebral specialization and interhemispheric communication does the corpus callosum enable the human condition? Brain. 2000; 123: 1293-326.

20) 武田克彦．記憶障害．In: ベッドサイドの神経心理学．改訂 2 版．東京：中外医学社；2009. p.211-27.

21) スザンヌ・コーキン．鍛原多惠子訳．ぼくは物覚えが悪い．東京：早川書房；2015.

22) Berlyne N. Confabulation. Br J Psychiatry. 1972; 120: 31-9.

23) Damasio AR, Neill R, Graff-Radford NR, et al. Amnesia following basal forebrain lesions.Arch Neurol. 1985; 42: 263-71.

24) Mugikura S, Kukuchi T, Fujii T, et al. MR Imaging of subcallosal artery infract causing amnesia after surgery for anterior communicating artery aneurysm. AJNR. A4057.

25) 吉村菜穂子，河村　満．Retrosplenial amnesia に関する最近の話題．臨床精神医学．2003; 32: 1535-7.

26) 岩田　誠．健忘症．In: 神経症候学を学ぶ人のために．東京：医学書院；1994. p.352-7.

27) 数井裕光，綿森淑子，本田留美，他．日本版日常記憶チェックリストの有用性の検討．脳神経．2003; 54: 317-25.

28) Folstein MF, Folstein SE, Mchugh PR, et al. 杉下守弘訳著．Mini Mental State Examination-Japanese. 東京：日本文化科学社；2012.

29) 長谷川和夫．長谷川式簡易知的機能診査スケール．老年期痴呆．1989; 3: 51-4.

30) Bradley VA, Kapur N ,Evans J. The assessment of memory for memory rehabilitation. In: Halligan PW, Wade DT. Effectiveness of rehabilitation for cognitive deficits.New York: Oxford University Press; 2005. p.115-34.

31) 日本高次脳機能障害学会 Brain Function Test 委員会新記憶検査作製小委員会．標準言語性対連合学習検査．東京：新興医学出版社；2015.

32) Rey A. L'examen Clinique en psychologie. Paris: Presses Universitaires de France; 1964.

33) 橋本律夫，田中康文．エピソード記憶の検査法．Clin Rehab 別冊高次脳機能障害のリハビリテーション Ver.2. 2004; 168-174.

34) Savage RM, Gouvier WD. Rey auditory-verbal learning test: The effects of age and gender, and norms for delayed recall and story recognition trials. Arch Clin Neuropsycholol. 1992; 7: 407-14.

35) Buschke H. Selective reminding for analysis of memory and learning. Journal of verbal behaveour. 1973; 12: 543-50.

36) Buschke H, Fuld PA. Evaluation of storage, retention and retrieval in disordered memory and learnig. Neurology. 1974; 11: 1019-25.

11. 記憶障害のアセスメント

37) Benton AL. 高橋剛夫訳. ベントン視覚記銘検査. 京都: 三京房; 1966.

38) 石合純夫. 高次脳機能障害学. 東京: 医歯薬出版株式会社; 2003.

39) ReyA. Lexamen psychologique :Dans les cas'd encephalopathie traumatique. Arch Psychol. 1941; 28: 286-340.

40) Osterrieth PA. Le test de copie d'une figure complexe: contribution a L'etude de la perception et la memorie. Arch Psychol. 1944; 30: 206-356.

41) Meyers J, Meyers K. The Meyers scoring system for the Rey complex figure and the recognition trial: professional manual. Lutz; Psychological assessment resources :1995.

42) 田中寛之, 西川 隆. エピソード記憶の評価法. 精神科医学. 2010; 39 (増刊): 522-32.

43) 吉益晴夫, 加藤元一郎, 三村 將, 他. 遠隔記憶の神経心理学的評価. 失語症研究. 1998; 18: 205-14.

44) 深津玲子, 藤井俊勝, 佐藤睦子, 他. 長期記憶に対する年齢の影響. 臨床神経. 1994; 34: 777-81.

45) Wechsler D. 日本版 WAIS-III 刊行委員会. WAIS-III 成人知能検査. 東京: 日本文化科学社; 2006.

46) 藤田郁代, 物井寿子, 奥平奈保子, 他. 失語症語彙検査. 東京: エスコアール; 2000.

47) 坂井麻里子, 西川 隆. 意味記憶の評価法. 精神科医学. 2010; 39 (増刊): 533-59.

48) Wechsler D. 杉下守弘訳著. ウェクスラー記憶検査. 東京: 日本文化科学社; 2001.

49) 数井裕光, 武田雅俊. 手続き記憶. 精神科医学. 2010; 39 (増刊): 540-5.

50) 竹井機器工業株式会社 http://www.takei-si.co.jp/

51) Wilson BA, Cockburn JM, Baddeley AD. 綿森淑子, 原 寛美, 宮森孝史, 他訳著. 日本版 RBMT リバーミード行動記憶検査. 東京: 千葉テストセンター; 2002.

52) 原 寛美, 編. 高次脳機能障害の評価. In: 高次脳機能障害ポケットマニュアル. 東京: 医歯薬出版; 2005. p.37-64.

〈海野聡子〉

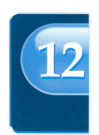

12 記憶障害のリハビリテーション

　記憶障害は外傷性脳損傷患者のおよそ80％に生じる臨床症状であり，外傷性脳損傷のリハビリテーション（以下リハ）の中でも最も頻度が高く，リハ医療現場でも難渋するリハ課題である．本項目では記憶障害リハの実施概要と具体的なアプローチに関して述べる．

A 記憶障害のリハビリテーションの実施概要

　記憶障害のリハビリテーションを行う上では，患者の年齢，受傷後期間，記憶障害の重症度，生活様式などを総合的に評価して行う必要がある．記憶障害が重度であれば外的補助手段や環境調整から開始すべきである．しかし，場合によっては外的補助手段が困難な場合もある．つまり，情報を書き留めておくことを忘れる，または何が記されているかどうかチェックするのを忘れてしまう場合がある．そのような患者は，環境調整により記憶を補助することから開始すべきである．外的補助手段の活用がそれほど必要のない軽度の記憶障害患者であれば内的補助手段から開始する方がよい．内的補助手段に関しては，そのストラテジーが使えるかどうかは，脳損傷の原因と部位，および個々の患者の生活様式と好みに左右されるところが大きい．脳損傷の部位としては，左半球損傷患者では記憶の障害が主として言語性記憶にあり，他の記憶にほとんど障害がない場合には，視覚イメージ法の使用を十分に考慮し，その適応を検討する．それに対して，言語的ストラテジーは，言語性優位半球がかなり保たれており，記憶障害が主として非言語性である患者に最も効果的である．言語的ストラテジーとしては，PQRST法や手がかり消去法などがある．また，訓練目標を具体的に設定することが重要である．たとえば，重度の記憶障害患者に対して，病院までの通院が自立することを目的として，自宅から病院までの目印になる箇所の名前を記憶する訓練から開始する．このように，患者の生活に特化した目標を立てて訓練することで，日常生活への般化を促していくことが重要である．また，この考え方は領域特異的知識の習得としても位置づけられる．この概念は，SchacterとGliskyによるもので，脳損傷患者にとって「日々の生活に役立つ実際的，領域特異的な知識の獲得と維持を目的」とするリハが，記憶そのものの改善をめざすリハよりも実際的で効果的であるとする視点である[1]．記憶障害のリハビリテーションの帰結は自立や社会的再統合をいかに援助したかで評価することであり，その帰結が望ましければ，記憶障害が残存したとしてもリハビリテーションは成功とみなされる[2]．最後に，訓練に家族や介護者を取り込んで行うことが重要である．訓練場面での改善効果が般化しにくい記憶障害のリハビリテーションにおいて，生活場面でも同様または類似の訓練を同じ目標，同じストラテジーを用いて行うことが般化を促すものと考えるからである．

　以下に，記憶障害のリハビリテーション・ストラテジーについて具体的に述べる．

12. 記憶障害のリハビリテーション

B 記憶障害のリハビリテーション・ストラテジー

記憶障害の実際的な方法を表12-1に示す．これらの訓練について，その概念や方法を以下に述べる．

表12-1 記憶障害のリハビリテーション・ストラテジー

1. 環境調整（environmental adaptation）
2. 学習法の改善
3. 代用手段の利用
   a. 内的ストラテジー（internal strategies）
   b. 外的代償法（external memory aids）
4. グループ訓練

1 環境調整（environmental adaptation）

記憶障害が重度で，他の認知障害を合併する場合には，患者を取り巻く環境（病室，病棟，居室，自宅など）に手を加えて，情報を認識しやすい工夫を行う．記憶障害患者を援助するために最初に試みられるべき手法であり，すべての記憶障害患者に必要な支援である．

たとえば，戸棚や引き出しなどに収納内容がわかるようにラベルを貼る，行動の順序をチェックリストにして生活の中での動線を意識して部屋のわかりやすい場所に貼る，また行動できたらチェックする，部屋のトイレにも場所が認識できるようにドアを色分けして掲示する，道順を認識しやすくするために廊下に色分けした線を引く，財布や眼鏡，鍵，携帯電話などをいつも所定の場所に置く，などである．生活全般での記憶への負担を減らすために，起床時間や就寝時間，起床後の行動など日課を決めて規則正しい生活をすることが大切である．コミュニケーション面での調整として，家族や友人，同僚など周囲の人は話す内容を具体的に端的に説明し，必要に応じて紙に書いて貼るなどの工夫が重要である．

このように工夫をこらして環境調整を行うことで，記憶への過度な負担をかけることがなくなり，記憶障害患者にとっては心理的ストレスの回避となり，記憶すべき内容を記憶するのに有利に働く．

2 学習法の改善

記憶障害のある患者にとって新たな学習はきわめて困難であるため，患者自身の生活において重要と思われることを訓練目標に掲げて学習する必要がある．記憶障害のリハビリテーションにおいて学習効果を促進させるストラテジーとして，誤りなし学習，間隔伸張法の2つを取り上げて説明する．

a）誤りなし学習（errorless learning）

「まちがってもいいから，とにかくやってみる」という手法で誤答があった場合にそれを修正するというやり方は，健常者にとっては単なる機械的記憶よりも記憶効率は良好である．しかし，記憶障害を有する脳損傷者では違う．これらの患者はエピソード記憶および顕在性の記憶に明らかな障害を示すが，手続き記憶および潜在性の記憶は良好であることが多い．ある課題を使用して訓練を行う場合に，答えを教示せず，まず自分で思い出してもらい，誤答に対してそれを訂正した場合，エピソー

131

ド記憶の障害のために手続き学習においてその誤答を学習してしまい，繰り返す可能性がある．また，手続き学習や潜在学習が，反応が形成されるごとの単純な習慣の増加に関与しているなら，誤り反応の繰り返しは誤りを増強させる．Baddeley ら[3] は，健忘患者，若年者，高齢者に対して5文字単語の学習課題を errorless 条件と errorfull 条件とで行い，その成績を比較検討した．結果はerrorless 条件の方が，学習効果は有意に良好であった．健忘患者は，学習過程において誤りをおかさないほうが学習効率が良好であり，試行錯誤を含んだ訓練より優れていることを示している．Squires ら[4] は，新たに単語を関連づけて学習課題を errorless 条件と errorfull 条件とで行い，errorless 条件の方が有効であることを報告している．Clare ら[5] が行ったレビューにおいても，特に脳損傷患者において，errorless 条件での学習効率がよいという報告が多数あるが，有効性には制限があることを理解して用いるように述べている．

b) 間隔伸張法（spaced-retrieval technique）

間隔伸張法とは，第1施行と第2施行とも，想起が成功した場合，両者の時間間隔が長ければ長いほど，第3施行で想起が成功する可能性が高くなるという結果に基づいた方法である[6]．まず，短い保持時間の後にテストを行い，想起に成功したらその後の保持時間を次第に長くし，想起テスト間の間隔を徐々に延長していく[7]．または，試行と試行の間に介在させる項目の数を多くする．具体的には，連続する保持間隔を各々倍にしていくことである（たとえば，0，2，4，8，16分，次はおおよそ30分，1時間，2時間，4時間と続く）．もし想起試行を前もってそのように計画しておくのであれば，それと同じ倍化のルールを日数にも適用することができる[8]．この方法は，Schacter ら[9] が，健忘患者において有効性を示した．その後，アルツハイマー病患者や失語症の呼称訓練に間隔伸張法が有効であることを報告しており，幅広い病態の患者に応用が可能である．

3 代用手段の利用

a) 内的ストラテジー（internal memory strategies）

内的ストラテジーとは，健常者でも日常利用している記憶術のことであり，記銘や想起をしやすくするために，患者自身の頭の中で用いるストラテジーである．新たな情報を学習する際に利用していくことは有効である．内的ストラテジーには，視覚的ストラテジーと言語的ストラテジーがあり，各々の代表的な手法について以下に説明する．

1) 視覚的ストラテジー

【視覚イメージ法（visual imagery technique）】

これは，記憶を助けるために，記憶すべき情報の視覚的イメージを形成し，これを利用するという戦略である．この方法は，記憶障害の治療に関する研究の中で最もよく検討されている．代表的な方法としては，顔-名前連想法（face-name association），がある．顔-名前連想法は，人の名前を記憶するために開発された方法で，まず，記憶すべき人の際だった特徴（たとえば，大きな目）をその人の心的イメージに結びつける．次に，固有名詞である人の名前が普通名詞ないしは心的イメージに変換される（たとえば，「山田」さんなら，山のなかの田んぼ）．その後，顔の特徴（大きな目）と変換されたこのイメージ（山のなかの田んぼ）が結合される（イメージは，"大きな目で山のなかの田んぼをみる"という具合になる）．人の名前の分解の際には，2つ3つの普通名詞へ分解後に名前に特別な意味をつけたり，その絵が思い描かれたりする．そして，このイメージと，その人の顔の特徴と

を結びつける訓練を行う（たとえば，大きな目により山のなかの田んぼのイメージが連想されるようにする）．Kaschel ら[10]は，脳損傷後に軽度の記憶障害が残存した患者に対して視覚イメージ法を10週間施行して，3カ月後にも効果が持続していたことを報告している．

【ペグ法（peg-type mnemonics）】

ペグ法は，標準的なペグ（手がかり）語とそれに結びつけられた覚えるべき項目の一組を学習するものである．たとえば，買い物リストで，①洗剤，②卵，③牛乳で，そのペグ語が，①頭，②目，③鼻とすると，①頭に洗剤がついた，②目に卵が入った，③鼻から牛乳が出てきた，というイメージを作り一連のものを覚える．しかし，この方法はペグ単語の学習が困難であることや，メモなどの外的補助手段の方が記憶障害患者にとって簡便で有用であることが指摘されている．

2）言語的ストラテジー

【PQRST 法】

記憶障害患者にとっては，新聞記事のような散文を覚えることが共通して難しいことがある．PQRST 法は，新聞記事や教科書などの書字情報を記憶する一種の学習法であり，Glasgow ら[11]によって最初に試みられた．彼らは，重度の脳損傷患者の言語性記憶障害に対して，Preview（予習：まずざっと手短かに読む），Question（質問：テキストの主な質問を考える），Read（精読：文章を注意深く読む），State（記述：答えを述べる），Test（テスト：文章を理解したか，設定した質問に十分に答えたかをチェックする）の順序に従って試行した．その結果，リハーサル法や訓練前に自己で行っていた方法よりも，内容を再生するのに効果があったことを報告した．その後，Wilson[12]は，この PQRST 法を多くの症例に使用し，リハーサル条件よりも勝っており，特に遅延期間を置いた後の再生においてその有効性を指摘している．同様の方法は，テレビのニュースや番組をみるなどの日常生活にも応用できる．欠点としては，訓練において通常の学習法と比べ，意識的努力を要するために時間がかかる点があげられる．また，Question を考えることが困難なケースも多く，その場合は Question を事前に提示することでも治療効果は認められる．

【手がかり消去法（method of vanishing cues）】

手がかり消去法[13]は，学習する（たとえば，人名を記憶する）際に手がかりを与え，試行を重ねるに連れて，手がかりとなる情報が徐々に減らされていくのが特徴である．つまり，患者が正答を得ると正答した文字数より一つ少ない文字数の手がかりが与えられ，最終的には手がかりなしで正答を得るようにする．具体的には，『けんたろう』という名前を覚えるのに，『けんたろう』，『けんたろ・』，『けんた・・』，『けん・・・』，『け・・・・』，『・・・・・』と，正答が得られるにつれて手がかりを減らしていく．訓練方法を修正して行うことも提案されている．つまり，想起すべき単語の最初の文字を与えることを最後まで保留しておくことである．この方法は，患者が語頭の文字を自発的に思い出す可能性があること，語頭の文字を与えることは想起の手がかりとして非常に大きな効果があること，患者が語想起に頭文字を頼るようになるために変法されたものである．Glisky と Schacter の研究では，健忘患者に手がかり消去法を用いることによってコンピュータ操作の方法を学習でき，学習により獲得した知識や技能を9カ月以上保持したことを報告している[14]．

b）外的代償法（external memory aids）

外的代償法は，健常者にも日常生活で用いられる記憶の外的補助具（メモやノート，目印など）の

使用方法を，記憶障害患者に習得させ，代償的行動として活用してもらうことである．この方法を記憶障害患者に用いるには，記憶障害に対して自覚があり，メモをとってそれをチェックする自発的な能力が要求される．外的補助具には主に2つの機能がある．1つは，タイマーやアラームのように，外的手がかりとしてすでに記憶している情報にアクセスを促すためのもの，注意を喚起する機能をもつものである．もう1つは，記憶すべき情報そのものを外的に貯蔵しておく補助具である．必要に応じて，外的手がかりを組み合わせて活用することにより，記憶障害患者には有用な代償法となる．外的補助手段は，実際に使ってもらうようになるまで訓練を反復学習する必要があるため[15]，ある程度長期訓練を継続できることが重要である．

【情報を外部に貯蔵する方法】

この方法の代表はメモリーノートである．この方法は簡便であり，臨床的にもよく用いられている．情報をノートに記録していく訓練は，以前からその方法や効果に関して報告されている．Zencius ら[16] は，脳損傷患者に対してメモリーノートの使用と内的ストラテジーを比較し，メモリーノートの使用の方が有効であったと報告している．日記やノートの使用は，記憶障害の外的補助具として最も手頃なものであるが，日常記憶の代償手段として習得して役立てていくためには，よくデザインされた計画のもとでの十分な訓練を実施することが必要である．また，受傷以前に携帯電話の機能をよく利用していた患者に関しては，携帯電話のメモ機能を利用する方が簡便で，日常生活に般化しやすい傾向がある．

【内部に貯蔵された情報にアクセスするための手がかり方法】

想起するための手がかり法は，ある行為を行うことのシグナルであり，行為そのものの詳細な内容は含まれない．具体的には時計や携帯電話のアラームがよく用いられる．臨床的には，前述したように，記憶障害患者の症状に応じて，メモリーノートなどと併用して用いられる．この手がかりは，行為が必要とされる近い時間に示され，その時に必要な行為が想起される必要がある．アラームが鳴っても，行為が想起できないケースには，アラームによりメモリーノートをみることを訓練することから始めなければならない[17]．

4 グループ訓練

記憶障害患者は，自分の障害の理解が難しく，障害の対処法もわからずに生活していることが多い．生活の中では記憶障害により生じる失敗のために，家族や他者から注意されるなどの心理的ストレスが増強され，その結果として社会的孤立をきたしやすい．Evans ら[18] は，脳損傷による記憶障害患者を対象に11カ月のグループ訓練を行い，記憶能力自体の改善は得られなかったが，外的補助手段や内的ストラテジーの使用頻度の増加や不安，抑うつの軽減と自信の回復に効果をもたらしたことを報告している．記憶障害をもつ患者が，お互いに記憶障害への対処法を話し，お互いの困難を共有することで不安と抑うつの改善に繋がることとなる．

グループ訓練の中では，代償方法を習得するための訓練，注意障害などの他の認知障害に対する訓練，社会的スキルのための訓練，さらに患者間の情報交換など，訓練時間に応じて多様なプログラムをとることができる．また，見当識訓練（reality orientation: RO）をグループ訓練の中に取り入れることも有用であるとされている[19]．RO は，同じ部屋，同じ時間帯，同じ指導者で行うとよい．まずは黒板に参加する患者の名前を書いて，名前をよび自己紹介することから始める．見当識に関して

は，毎回基本的知識を復習し，思い出せないときは情報を与え訂正する．それができれば，家族，仕事といったことや地理，歴史，数学など複雑な情報へと難易度を変えて提示する．また，記憶障害の改善のための方法（援助）を提示することも行う．具体的には，患者に，自分は誰であるか？　患者に話しかけるのは誰か？　今行われていることは何か？　について質問し訂正する．また日時や場所の情報を，それができれば複雑な情報を与える．治療者は，患者に，はっきりとかつ簡単に特定の情報を与えなければならない．患者には参加している他の患者と話し合うことが求められる．

おわりに

記憶障害患者に対して，上記に示したリハビリテーションの手法を1つではなく，複数を組み合わせて行うことで，記憶障害の改善または記憶能力自体の改善は得られなくても，その患者の日常生活の向上が得られる．個々の患者の障害や社会的背景に応じて，適切なリハビリテーションが行われることが社会参加につながる．また，記憶障害患者の社会的孤立や不安・抑うつを軽減させるためにも，目には見えない記憶障害の状況を家族や職場などへ情報提供し，周囲の理解を深めることも重要である．

■文献

1) Schacter DL, Glisky EL. Memory remediation:restoration, alleviation, and the acquisition of domein-specific knowledge. In: Uzzel BP, et al, editors. Clinical Neurospychology Intervention. Boston: Nijhoff; 1986. p.257-82.

2) Turkstra LS. Treating memory problem in adults with neurogenic communication disorders. Semin Speech Lang. 2001; 22: 147-55.

3) Baddeley A, Wilson BA. When implicit learning fails: amnesia and the problem of error elimination. Neuropsychologia. 1994; 32: 53-68.

4) Squires EJ, Hankin NM, Parkin AJ. Errorless learning of novel associations in amnesia. Neuropsychology. 1997; 35: 1103-11.

5) Clare L, Jones RS. Errorless learning in the rehabilitation of memory impairment: a critical review. Neuropsychol Rev. 2008; 18: 1-23.

6) Bjork RA. Retrieval practice and the maintenance of knowledge. In: Gruneberg MM, et al, editors. Practical aspects of memory: current research and issues. New York: J Wiley and Sons Inc; 1988. p.283-8.

7) 綿森淑子，本多留美. 記憶障害のリハビリテーション―その具体的方法―. リハビリテーション医学. 2005; 42: 313-9.

8) Wilson BA. Memory therapy in practice. In: Wilson BA, et al, editors. Clinical Management of Memory Problems. London: Chapman & Hall; 1992. p.120-53（綿森淑子，監訳. 記憶障害患者のリハビリテーション. 東京: 医学書院; 1997）．

9) Schacter DL, Rich SA, Stampp MS. Remediation of memory disorders: experimental evaluation of the spaced retrieval technique. J Clin Exp Neuropsychol. 1985; 7: 79-96.

10) Kaschel R, Della Sala S, Cantagallo A, et al. Imagery mnemonics for the rehabilitation of memory: a randomized group controlled trial. Neuropsychol Rehabil. 2002; 12: 127-53.

11) Glasgow RE, Zeiss RA, Barrera M Jr, et al. Case studies on remediating memory deficits in brain-damaged individuals. J Clin Psychol. 1977; 33: 1049-54.

12) Wilson BA. Rehabilitation of Memory. New York: Guilford Press; 1987.

13) Glisky EL, Schacter DL, Tulving E. Learning and retention of computer-related vocabulary in amnesic patients: method of vanishing cues. J Clin Exp Neuropsychol. 1986; 8: 292-312.

14) Glisky EL, Schacter DL. Long-term retention of computer learning by patients with memory disorders. Neuropsychologia. 1988; 26: 173-8.

15) Wilson BA, Watson PC. A practical framework for understanding compensatory behavior in people with organic memory impairment. Memory. 1996; 4: 465-86.

16) Zencius A, Wesolowski MD, Burke WH. A comparison of four memory strategies with traumatically brain-injured clients. Brain Inj. 1990; 4: 33-8.

17) 鹿島春雄, 加藤元一郎, 本田哲三. In: 認知リハビリテーション. 東京: 医学書院; 1999. p.115-40.

18) Evans JJ, Wilson BA. A memory group for individuals with brain injury. Clin Rehabil. 1992; 6: 75-81.

19) 原　寛美, 綿森淑子. 記憶障害のリハビリテーション. In: 大橋正洋, 他編. リハビリテーション MOOK 4　高次脳機能障害とリハビリテーション. 東京: 金原出版; 2001. p.114-22.

〈岩永　勝, 蜂須賀研二〉

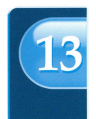

13 遂行機能障害のアセスメント，リハビリテーション

　人が何かを考えて，効率よく行動しようとするとき，それは遂行機能という能力を駆使している．脳血管障害，外傷性脳損傷，脳腫瘍手術後，脳炎後遺症などさまざまな原因によって脳損傷を受けた場合，その後遺症として遂行機能障害をきたすことがある．多くは意識障害，前頭葉機能障害，注意障害，記憶障害，見当識障害などを併発している可能性がある．遂行機能障害を厳密に抽出するためには，上記の神経心理症状を繊細に抽出するアセスメント（評価）が非常に重要とされる．そのためにはまず，臨床家は遂行機能障害の概念をしっかりともっていなければならない．神経心理症状の抽出とともに，頭部画像所見や脳波所見などをみて局在損傷なのかそうでないのかを見極める必要がある．また局在損傷の場合，どこの部位が中心的損傷部位であるのかを把握することも必要である．

　遂行機能障害をもつ高次脳機能障害症例の多くは，意欲低下・抑うつなどの精神症状をも併発する場合があり，これらの精神症状が行動のパフォーマンスをさらに低下させる可能性が考えられる．また脱抑制，多幸，常同行為，固執，強迫症状などのいわゆる前頭葉症状についても必要な理解をもつ必要がある．なぜならば，上記の前頭葉症状は症例の行動面に多大な影響を与えるからである．脳損傷後の症例については，急性期の意識障害を経て亜急性期，慢性期と経過をたどっていく過程で精神状態が変遷していくことが多い．臨床場面や検査場面でおのおのの症例に対して，適切な診断をくだし個別性の高いリハビリテーションを考えていくことがとても重要であるといえよう．以上の見地に立って，この章では，まず遂行機能障害について概説をする．そして遂行機能障害の評価方法（アセスメント）について述べる．最後に，遂行機能障害の認知リハビリテーションについて具体的な方法に話を進めたい．

A 遂行機能障害とは

　遂行機能障害とは，「ものごとを効率よく行動する能力」であり，人の高次脳機能障害を考えるうえで重要な脳の機能である．遂行機能は「目標の設定」「計画の立案（プランニング）」「目標に向かって計画を実際に行うこと」「効果的に行動を行うこと」の4つの要素で構成されているといわれている[1]．

　「目標の設定」には，状況の把握やゴール（目標）の維持が必要である．「計画の立案（プランニング）」には，アイデアの発案や適切な知識の想起が必要である．また「目標に向かって計画を実際に行うこと」は情報の一過性の保持，干渉の排除が重要となる．最後の「効果的に行動を行うこと」は誤りの訂正ができることで，より効果が促される[2]（表13-1）．また大きな目

表13-1 遂行機能障害に含まれる4つの要素

1. 目標の設定
2. 計画の立案
3. 目標に向け計画を実際に行うこと
4. 効果的に行動を行うこと

標達成のためには，いくつかの下位項目（subgoal）を設定することも必要である．

これらの行動には本人の気づき（ないしモニタリング）が必要とされるが，遂行機能障害をもつ患者は，自分の状態に対する気づきが低いために患者自身の自己評価とともに身近にいる介護者からの行動観察評価などが重要となる．

B 遂行機能障害のアセスメント

遂行機能障害は前頭葉症状という側面で考えると知性・思考障害の１つといえる[3]．前頭葉は認知的階層構造の中でより上位のメカニズムに位置づけられており，前頭葉損傷症例では注意，運動，言語，記憶，知性・思考，情動など各領域にわたる障害が生じる．遂行機能障害は上記の中では知性・思考の障害の一側面をになうが，それはあくまでも一側面であり前頭葉機能障害の知性・思考障害のすべてを映し出すものということでもない．臨床家はそのことに注意を払わなければならない．

遂行機能障害症例は，決まりきった手順の仕事は比較的しやすいという．しかし，新奇で複雑な課題がうまくできなくなり，状況にあわせて適切さや柔軟さをもち対応することが苦手となる．机上の神経心理検査も後述するように大切であるが，それにもまさり日常行動の観察が重要といえる．具体的には料理の手順，銀行や公共機関での手続き，買い物の仕方，駅での切符の買い方を含む交通機関の利用の仕方，などを丁寧にききとることである．

遂行機能障害の症例に行う神経心理検査としては，多くは前頭葉機能を反映する検査が適切とされている．ウィスコンシンカード分類検査（Wisconsin Card Sorting Test: WCST）[4]，語流暢性課題（語頭音・カテゴリー），Stroop テスト，トレイルメーキングテストなどがそれにあたる．遂行機能障害症例は上記の検査成績でも低下を認めることが多い．しかし，前頭葉機能検査がすべて正常でも，明らかに遂行機能障害を認める症例の報告もある[5]．Shallice ら[5] は遂行機能障害を鋭敏に抽出するように修正6要素テストを考案した．さらにそれを Wilson らは改変し，より包括的な遂行機能障害検査として Behavioural Assessment of the Dysexecutive Syndrome（BADS）を作成した[6]．

BADS の中には，修正6要素テスト，規則変換カードテスト（Rule Shift Card Test），行為組み立てテスト（Action Program Test），鍵探しテスト（Key Search Test），時間判断テスト（Temporal Judgement Test），動物園地図テスト（Zoo Map Test）の6つがある．本邦でも神経心理検査としてこれを用い，また認知リハビリテーションでも応用されている．遂行機能障害の認知リハビリテーションは近年のメタアナリシスによる検討でも評価が高まっている[7]．BADS の中にある質問表 Dysexecutive Questionnaire（DEX）も遂行機能障害の診断や重症度の判断に有用である．

また，Lezak[1] の考案したティンカートーイテスト（TTT）も遂行機能障害の評価の妥当性が高いといわれよく使用される．TTT そのものは，本来ホイール，スティック，コネクターなど形状の異なる部品を組み合わせて作る子どものための創作玩具である（図 13-1）．高次脳機能障害の臨床評価あるいは治療においては，TTT 全体を遂行機能の評価として各創作の項目ごとに点数を与える（表 13-2）．Lezak によりこのように点数化されているが，open-end 構造をもち自由度が高く，採点表での不足の指摘もある[8]．またこのツールのユニークなところは，行動目的を達成するという症例の収束的な機能をみることも多い遂行機能検査の中で，人の発散的かつ創造的な機能を評価し観察できる点である．三村[9] は前交通動脈破裂後の症例に（1見本段階→2単純構成段階→3複雑構成段階）

13. 遂行機能障害のアセスメント,リハビリテーション

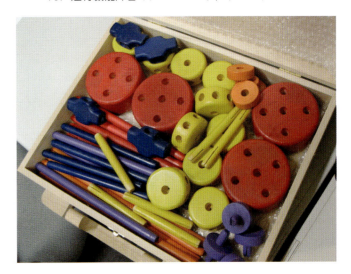

図 13-1 TTT
写真にあるホイール・スティック・コネクターなどの形状の異なる部品(50ピース)を組み合わせて創作を行う.

表 13-2 ティンカートーイテスト(TTT)の採点表

最高(可能)得点: 12　最低(可能)得点: -1

変数	採点基準	最大得点
物品使用数(np)	n≧20=1, n≧30=2, n≧40=3, n≧50=4,	4
名称(name)	あり=1, なし=0	1
可動性(mov)	全体=1, 部分=1	2
対称性(sym)	2方向=1, 4方向=2	2
立体性(3d)	三次元=1	1
安定性(stand)	支えずに立っている=1	1
構成(cons)	何らかの組み合わせをした=1	1
誤り(error)	1つ以上のつなぎ方の誤り	-1

という三段階によるTTT訓練を施行している.われわれも,TTTをリハビリテーションに応用した.遂行機能リハビリテーションを行う時には図13-2左のように具体的に課題と目標を設定し,その具体的方法を考える.この場合,できるだけ症例が納得して楽しみながらリハビリテーションに取り組み,達成感をもてる方法を症例と共有できるように工夫することが大切である.また,図13-2右のようにリハビリテーションの期間とリハビリテーション前後の評価法を決めてその効果について客観的なエビデンスを抽出することも気にとめたい.

近年では,遂行機能障害の評価は認知症においても大切であり,より早期の遂行機能障害の抽出や評価がとくに前頭側頭型認知症や皮質下認知症で予後予測に重要とされている[10].アルツハイマー型認知症についていえば,遂行機能障害の中でもさらに要素的なものとしての言語面での発動性,すなわち語流暢性課題(カテゴリー)における産出低下が予後予測因子としても注目される[11,12].語流暢性課題は短時間でできる比較的簡便な課題で高齢者・認知症症例にも負荷が高くないため実臨床においても頻用されている.軽度の注意負荷をかけながらの運動も認知症予防において注目されている.

13. 遂行機能障害のアセスメント，リハビリテーション

〈遂行機能リハビリテーション
　課題と目標〉
自分で目標を決め，計画を立て，実際に課題（例：TTT）を遂行し，効果的に行動する能力をつちかうこと

〈具体的方法〉
TTTを用いて，「はじめに何を作るか」を意識し，終了後「作品を説明する」ことで，遂行機能障害への自覚を与え刺激する．

〈期間〉
訓練期間3カ月
評価期間を入れて全5カ月

〈評価〉
訓練前後認知機能評価として
WAIS-R（PIQ）・BADSを行う．
日常の行動変容をDEXなどで確認する．

図13-2　遂行機能リハビリテーション　全体の枠組み

　アルツハイマー型認知症治療薬はAChエステラーゼ阻害剤，メマンチン製剤を含む合計4剤が2011年から本邦では使用可能となっている．今後のアルツハイマー型認知症治療の取り組みとしては，早期の診断，予後予測および適切な薬物療法および遂行機能を向上する認知リハビリテーションの関与，家族への心理的介入等がさらに求められる領域である[13]．

C　遂行機能障害の認知リハビリテーション

　遂行機能障害の評価として重要であるBADSや，ティンカートーイテスト（TTT），ハノイの塔（図13-3）などを遂行機能障害のリハビリテーションとして応用し使用することがある．われわれは，右前頭葉背外側損傷1例に遂行機能訓練を行って報告をした[14]．下記に症例を示す．

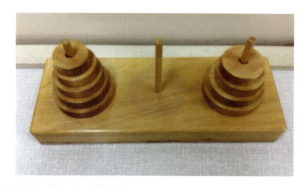

図13-3　ハノイの塔

■**症例**　発症時Z歳男性．
X年Y月意識消失・頭痛・痙攣発作にて発症．某大学病院神経内科入院，諸検査の結果，脳静脈洞血栓症と診断された．保存療法（ワーファリン投与）にて加療後，X年Y＋2月退院．その後物忘れと日常生活上判断力低下を自覚してX年Y＋11月当科初診．同月Jackson発作を起こす．X＋1年に会社で混乱しパニック発作を起こし，その後休職後遂行機能リハビリテーションを希望され，遂行機能障害の認知リハビリテーション開始となった．症例のMRI脳画像所見を図13-4に，また脳血流シンチグラフィー（ECD SPECT）所見を図13-5に示す．MRI所見では，右前頭葉背外側部にhigh intensityの所見を認めた．ECD SPECTでも同様に右前頭葉背外側部を中心とした血流低下を示した（赤いところが血流低下の強い部位）．

13. 遂行機能障害のアセスメント，リハビリテーション

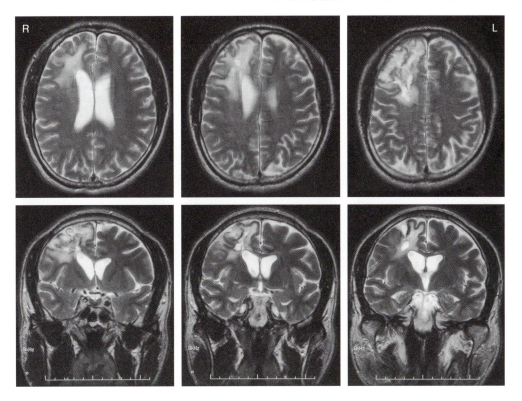

図 13-4　症例の MRI 脳画像所見

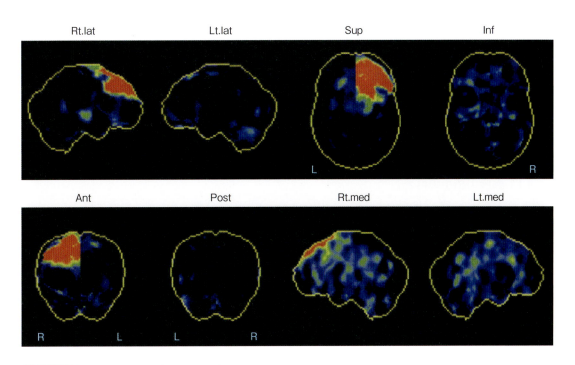

図 13-5　脳血流シンチグラフィー所見

141

13. 遂行機能障害のアセスメント，リハビリテーション

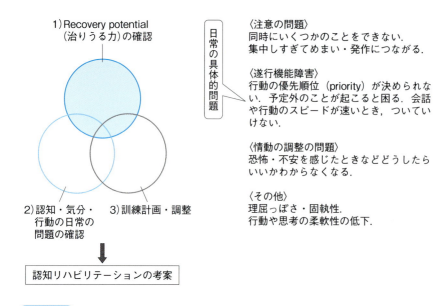

図 13-6 リハビリテーションを考案する過程

　症例の実際のリハビリテーションを考案する過程を図 13-6 にまとめた．

　図 13-6 右に示すように症例の問題は「注意・遂行機能障害・情動・その他」と大きく 4 つに整理された．「その他」の項目は，分類困難な行動・思考上の変化で，「理屈っぽさ・固執性・行動や思考の柔軟性の低下」などを示した．

　遂行機能障害症例は，広くは前頭葉症状として上記のような行動面・言動面で社会的問題を生じることが多く，それもリハビリテーションのターゲット症状として考慮に入れなければならない．そのうえで，図 13-6 左に示すように 1) Recovery potential（治りうる力）の確認，2) 認知・気分・行動の日常の問題の確認，3) 訓練計画・調整を行い，実際のリハビリテーションに進むことになる．

　症例には，TTT による訓練とハノイの塔（変法）による訓練の組み合わせを 3 カ月間施行した．その訓練方法と評価検討については，論文を参照されたい[14]．とくに本項では，前者の TTT リハビリテーションの重要な部分について詳述する．

1　TTT 訓練の教示の与え方

　TTT 訓練において教示は次のように 4 段階与えた．1 段階目の教示として「自由に作りたいものを作ってください．」「色々なパーツを使ってみてください．」「何を作ったか作業が終わったら説明してください．」

　2 段階目の教示として「前回作ったものを再現します．これよりもさらにたくさんのパーツを使ってみるようにしてみてください．作りたいものは自由で結構です．何を作ったか作業が終わったら説明してください．」3 段階目の教示として「前回作ったものを再現します．必ずしも実在のものどおりではなくていいので，ご自分のイメージをふくらませてみてください．作りたいものは自由で結構です．何を作ったか作業が終わったら説明してみてください．」4 段階目の教示として「前回作ったものを再現します．また，同じ題材で私の作ったものを，提示してみます．これをヒントにイメージをふくらませてみてください．作りたいものは自由で結構です．何を作ったか作業が終わったら説明

してみてください.」

　このように TTT 教示としては，症例に健忘や見当識障害があっても，段階的な自己のパフォーマンスを想起する手がかりを与え，症例の発散的思考をより刺激する具体的な言葉を用いることをセラピストは意識することが重要である.

2　TTT 訓練の作品，言語による説明

　実際に訓練でできあがった作品の変化を，図 13-7 に示す．作品を作った後に，症例には，作品の意図と評価を語り，セラピストはその作品において遂行機能障害という観点からどこが不足しているかを指摘し，行動変容を促すようにする．以下は，症例が作った作品をめぐるセラピストとのやりとりである．

　左上が 1 段階目の作品である（図 13-7）．症例は次のように説明した.

　「名前は戦車．丸いものと直線をつなぐプラグがあったので，これが車のようなものになるのではないかと思った.」「でも途中からうまくいかなかった.」セラピストは，構成につながりがない点，パーツ使用が少ない点などを指摘し，「どのような作品を作りたいかイメージしてからとりかかる」ことの必要性を話しあった．右上が 2 段階目の作品である．症例の説明は，「作品名はプロペラ機．作りながらイマジネーションをふくらませていった.」というものであった．作品の構成はしっかりし可動性や空間的広がりもみられた．左下が 3 段階目の作品である．症例の説明は「作品名は神殿．乗り物ばかりなので，神殿のような建物にしようと思った.」「でも後ろの青い棒がつながらなかった‥」と意図しながらも構成できないことを語った．右下が 4 段階目．症例の説明は「作品名は車

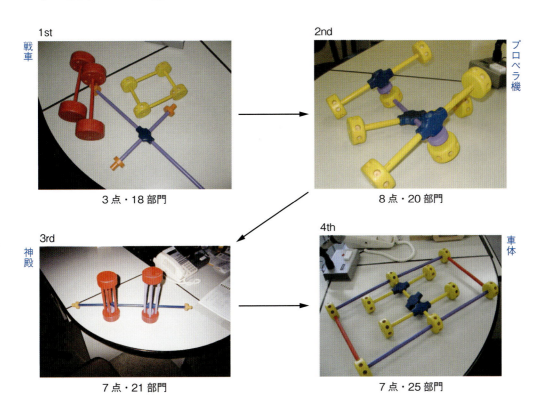

図 13-7　訓練でできあがった作品

体．作品は作りながらよりも，できあがったものから想像してしまう」と語った．セラピストからは使用部品は増えてきて，構成も複雑になってきていることを評価した．4回の訓練経過では得点自体は初期に上がりその後変化はなかったが，使用部品数が増え大きな作品を作るようになってきた．一連の本訓練ののちに，BADSの総得点は49 → 70と著明な改善を示した．

発散的思考を促しそれを言語化するというTTTトレーニングは，前頭葉背外側損傷の起こす「課題に関連する文脈情報 task relevant context を能動的に保持できない」障害に対して自己教示法的関与[15] あるいは自己監視訓練的関与[16] をして，障害を修正する可能性が示唆されたと考える．

訓練後数年の経過で，本症例は会社を復職後に認知症になった親の介護のために退職した．現在も外来通院をしているが，日常生活を行うに十分な遂行機能，日常行動動作を保持し活動をしている．

上記に示したように，遂行機能障害に対する認知リハビリテーションは，遂行機能障害の評価法（TTT，ハノイの塔など）をリハビリテーションツールとして応用したものもリハビリテーション効果が検証されている．一方で，日常生活行動をより具体的に（調理などの家事，以前行っていた趣味)[17, 18] などを用いた個別性の高い認知リハビリテーションも効果的である．また復職というゴールに具体的なサブゴールを設定することにより，効率的に社会適応して促進するリハビリテーションも有効である[19, 20]．遂行機能障害の発散的側面と収束的側面をともに刺激することの意味をさらに深める必要を考察した．

より要素的な遂行機能の回復を目指した認知リハビリテーションアプローチ，あるいは家事や復職など大きな日常生活行動の快復を目指した同アプローチであっても，症例自身が障害に気がつき，それをカバーしようとする自覚や意識をもつことがもっとも重要であると考える．

おわりに

遂行機能は，日常生活を行ううえで最も大切なものである．一般的に高次脳機能障害は「みえない障害」といわれるが，遂行機能障害は高次脳機能障害の中でも失語・失行・失認などよりも「さらにみえにくい障害」ともいえるかもしれない．遂行機能障害をきたす疾患としては，脳血管障害後遺症，脳炎後遺症，頭部外傷後遺症，脳腫瘍術後などの器質性精神障害の範疇に入れられる障害以外に，認知症疾患においても認められる病態である．近年の本邦における高齢化社会で，この病態を正確に理解し，評価し適切な認知リハビリテーションを行うことは非常に重要である．とくに遂行機能障害症例は，意欲の低下や抑うつ的な気分，いらいらや興奮などの精神症状を呈することもあり本人だけでなく家族，病棟，復帰後の職場，地域社会でも問題行動を呈して悩ましい状況になるようなことも少なくない．神経内科・脳神経外科・リハビリテーション科・精神神経科など医師間の連携，またリハビリテーションスタッフ・臨床心理士・ケースワーカー・看護職，あるいは地域医療の担い手たちなどによるチーム連携がより効果のあるリハビリテーションを作るうえで大事な視点となってくる．その中心にあるのは，遂行機能障害をもつ症例自身であり，症例の意識，動機をあげながらよりよい認知リハビリテーションを構築していくことに異論を唱えることはできない．われわれ医療者はさらなる研鑽を求められている．

13. 遂行機能障害のアセスメント，リハビリテーション

■文献

1) Lezak MD. Executive functions and motor performance. Neuropsychological Assessment. 3rd ed. New York: Oxford University Press; 1995. p.650-85. （鹿島晴雄，監訳. レザック神経心理学的検査集成. 東京: 創造出版; 2005.）

2) 三村 將. 遂行機能障害. In: 鹿島晴雄，他編. よくわかる失語症セラピーと認知リハビリテーション. 大阪: 永井書店; 2008. p.505-15.

3) 森山 泰，加藤元一郎. 前頭葉症状. In: 岩田 誠，他編. 臨床神経学・高次脳機能障害学. 東京: 医学書院; 2006. p.287-91.

4) 加藤元一郎. 前頭葉損傷における概念の形成と変換について-新修正法 Wisconsin Card Sorting Test を用いた検討-. 慶應医学. 1988; 65: 861-85.

5) Shallice T, Burgess P. Deficits in strategy application following frontal lobe damage in man. Brain.1991; 114:727-41.

6) Wilson BA, Alderman N, Burgess PW, et al, editors. BADS; Behavioural Assessment of the Dysexecutive Syndrome. UK: Thames Valley Test Company, Thieme; 1996. （鹿島晴雄，監訳. 遂行機能障害症候群の行動評価 日本版. 東京; 新興医学出版社; 2003.）

7) Cicerone KD, Langenbahn DM, Braden C, et al. Evidence-based cognitive rehabilitation: updated review of the literature from 2003 through 2008. Arch Phys Med Rehabili.2011; 92: 519-30.

8) 山本吾子，三村 將，鹿島晴雄. Tinker Toy Test. 脳と精神の医学. 1999; 10: 445-9.

9) 三村 將. 前頭葉機能障害のリハビリテーション. 老年精神医学雑誌. 2004; 15: 737-47.

10) 小口芳世，田渕 肇，加藤元一郎. 認知症における遂行機能障害. 老年精神医学雑誌. 2011; 22: 1241-125.

11) Haxby JV, Grady CL, Koss E, et al.Heterogenous anterior-posterior metabolic patterns in dementia of Alzheimer type. Neurology. 1988; 38: 1853-63.

12) Monsch AU, Bondi MW, Butters N, et al. Comparisons of verbal fluency tasks in the detection of dementia of the Alzheimer type. Arch Neurol. 1992; 49: 1253-8.

13) 穴水幸子，加藤元一郎，鹿島晴雄. 認知リハビリテーション-総論-. In: 深津 亮，他編著. くすりに頼らない認知症治療 I. 東京: ワールドプランニング; 2009. p.97-108.

14) 穴水幸子，加藤元一郎，斎藤文恵，他. 右前頭葉背外側損傷に対する遂行機能リハビリテーション. 認知リハビリテーション. 2005; 51-8.

15) Cicerone KD, Wood JC. Planning disorder after closed injury; A case study.Arch Phys Med Rehabili. 1987; 68: 111-45.

16) Alderman N, Fly RK, Youngson HA. Improvement of self-monitoring skills, reduction of behavior disturbance and dysexecutive syndrome（Comparison of response cost and new programme of self-monitoring training）. Neuropsychological Rehabilitation. 1995; 5: 193-221.

17) 吉岡 文，浦野雅世，横井 剛，他. 左後頭葉出血後，半盲，視覚症状および不安障害を呈した症例-復職に至る経過-. 認知リハビリテーション. 2006; 75-84.

18) 小倉郁子，早川裕子，三村 將，他. 高次脳機能障害を持つ患者に対する調理訓練の経験. 認知リハビリテーション. 2007; 40-5.

19) 穴水幸子，吉岡 文，三村 將，他.「ワープロ入力」リハビリテーション-脳血管障害後の適応障害が改善した 1 例-. 認知リハビリテーション. 2009; 14: 41-50.

20) 前田 優，早川裕子，吉岡 文，他. 発動性が低下した一症例に対する復職アプローチ. 認知リハビリテーション. 2009; 1: 165-71.

〈穴水幸子，三村 將〉

14 半側空間無視のアセスメント，リハビリテーション

　半側空間無視とは，大脳半球損傷の反対側に提示された刺激を報告したり，刺激に反応したり，与えられた刺激を定位することが障害される病態である[1]．一般に右半球損傷で生じるとされているが，左半球損傷で右側無視を認めることもある[2]．原因疾患や発症からの期間，評価法などによって異なるが，右半球損傷の13〜100％にみられる[3]といわれ，臨床家にとって非常に高率に遭遇する高次脳機能障害の1つである．半側空間無視を呈する患者では，患側への無視や不注意のため，食事や更衣，移乗，歩行などの日常生活場面で問題が生じるだけでなく，家庭や職場においてもしばしば監視を必要とする[4]．経過中に改善あるいは消失することがあるが，残存する場合も少なくない．そのため，詳細なアセスメントとリハビリテーションが必要になる．

A 無視の検出法

　発症頻度から考えると，右大脳半球に病変を有する場合には，半側空間無視があることを疑って診察を始めるべきである[5]．患者の眼前に聴診器や30cmほどの紐を呈示し，その中央を指さすように

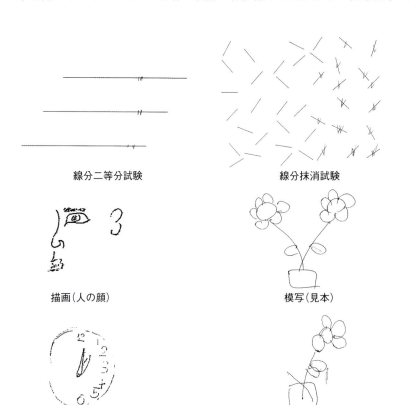

図14-1 半側空間無視における反応の例

14. 半側空間無視のアセスメント，リハビリテーション

指示した際，右に偏倚してしまうことで半側空間無視を検出できる．短時間の座位が可能になれば，机上での検査を行うが，線分二等分検査や模写課題(図14-1)など，いくつかの机上テストを組み合わせた方が検出率は向上する[6]．標準テストバッテリーとして本邦ではBIT行動性無視検査日本版[7]が頻用されている．これは，線分二等分試験や文字抹消試験，図形模写試験など6種類の通常検査と写真課題やメニュー課題，時計課題，地図課題など9種類の行動検査からなる．通常検査が半側空間無視の有無を明らかにすることを目的とするのに対し，行動検査は，(1) 半側空間無視に伴って生じやすい日常的問題を予測し，(2) 訓練担当者がリハビリテーションの課題を選択する手がかりとすることを目的とする．また，これらの誤反応や反応時間を分析することで，半側空間無視の質的な評価も可能と考えられている[8]．BIT行動性無視検査日本版には，健常者の正常下限の成績が示されているので，得られた成績から半側空間無視の有無を比較的容易に判断できる．ただし，意識障害や全般的注意障害があると，実際の障害よりも得点が低くなることがあるので，注意すべきである．

B 日常生活活動の観察

机上検査をする前の段階で，日常生活の観察から半側空間無視を疑う場合もある．表14-1にHalliganら[9]の半側空間無視による日常行動異常のチェックリストを提示する．実生活の状況を評価することは，その病状を把握し，アプローチを行う上で，非常に大切である[4]．発症からの時期や患者の病状によって，半側空間無視が日常生活場面に与える影響は異なる．発症早期には，顔や視線が右を向いている，ベッドの右端に寄っている，左上肢が体の下敷きになっても平気にしている，無視側から話しかけても気づかないなど，日常生活の観察から得られる情報は多い．日常生活場面では，食事動作において，左側に置かれたごはんやおかずに気づかずに食べ残したり，お椀に気づかずひっくり返したりすることもある．顔の左側に食べかすをつけていたり，口腔内の左側に食べ残しがあったりすることもあるが，患者自身は気づいていない．ベッドから車いすへ移るなどの移乗動作において，起き上がる時に左側の手足に気づかず，無造作にひねったり，左足を床に着けずに立ち上がろうとして，バランスを崩したりすることも少なくない．車いすに座っても，左側のフットレストやブレーキ操作を忘れることが多い．さらに，健側の手足を使って車いすを操作すると，左側の壁や扉，人に気付かずにぶつけることも多い．排泄動作が可能となっても，トイレによってはペーパーを

表14-1　半側無視による日常行動異常のためのチェックリスト (Halligan)[9]

・着衣に困難を要しないか？
・身体空間の左右について無視されないか？
・他人と話すことやコミュニケーションすることが困難ではないか？
・読みが困難ではないか？
・ドアやカーブなどで車いすが接触することがないか？
・整容や入浴動作が困難ではないか？
・書字に際し，ページの片側を無視することはないか？
・患者自身の現在の状態に対して否認したり，無関心ではないか？
・食事の際に，皿の片側に置かれた食べ物を見落とさないか？
・自分の身体の左右についての知識が乏しくないか？
・物をなくしたと訴えたり，自分の所持品をしまっておいた所を忘れてしまうことがないか？

JCOPY 498-22805

147

14. 半側空間無視のアセスメント，リハビリテーション

左側に設置している場合もあり，不意に身体を傾け，転倒することもある．更衣動作の際には，左側の袖を通すことを考えずに，右側の袖だけを通して，着たつもりになっている．靴や装具も同様で，重症であれば左側の靴や装具を自らつけるよう動作を始めることは難しい．整容動作に関しては，顔の左半分だけ，ひげを剃り残したり，化粧をしないなど，周囲の人を呆れさせることがある．また，左半身の感覚障害を伴うことも多いため，風呂でやけどやけがをすることもある．歩行に際し，患側へ崩れて，左側に置かれたものに患肢を引っかけることもある．歩行動作が十分に可能であっても，左から歩いて来る人に気付かずにぶつかることもあるので，日常生活全般にわたって注意が必要である．

最近，日常生活場面で左側の無視の有無と重症度を評価するために Catherine Bergego Scale[10] が汎用されている．これは，整容場面でひげの剃り忘れがないか，食事での左側の食べ残しがないか，左側の対象物にぶつかることがないか，馴染みの場所で左へ行けないことがないか，などの10項目の行動観察からなり，無視がない0点から重度の3点まで総計30点で評価を行うものである．

1 視野障害と半側空間無視

視野障害は，一点を凝視した場合，どの範囲が見えていないかを評価するのに対し，半側空間無視は眼球を自由に動かしてよい状況で生じる反応の欠如をいう．視野障害と半側空間無視はしばしば鑑別を要するが，それぞれ独立した症状であり，合併することも少なくない．

2 無視の病巣

半側空間無視の責任病変については，古くから劣位半球の下頭頂葉，あるいは右側頭頭頂葉接合部が知られているが，最近では中〜上側頭回（STG）や前頭葉背外側の役割も重視されている（図14-2）[11-13]．脳梗塞では中大脳動脈領域によるものが一般的で上行枝と下行枝のどちらでもみられる．また，後大脳動脈領域や前脈絡動脈領域の梗塞でも半側空間無視がみられることがある．脳出血では被殻や視床の病変でみられるが，血腫による周囲への圧迫だけでなく，皮質下線維の障害やdiaschisisによる遠隔効果も原因となっていると考えられている．

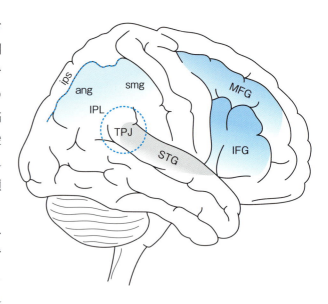

図14-2　半側空間無視の責任病巣[13]

3 無視の機能予後

半側空間無視は発症1週間以内の右半球損傷の多くに認めるが，一過性のものでは平均回復期間は9週間であるという．脳出血で生じた半側空間無視の予後と血腫量の関係について検討したところ，視床に限局した病変では一過性であるが，高齢者で40mL以上の被殻病変では，半側空間無視が平均14週後でも残存する[14]．Appelrosら[15]によれば，発症2〜4週に存在した半側空間無視が6カ月後に完全に消失したのは，わずか13％であったという．

14. 半側空間無視のアセスメント，リハビリテーション

4 無視のメカニズム−無視のタイプ

　半側空間無視の発現機序については，視野障害や眼球運動障害などの要素的障害説や，外界の心的表象が障害される空間表象障害説，損傷半球の反対側への注意を向けることができなくなる注意不均衡説，側頭頭頂後頭葉や前頭葉などの皮質，辺縁系，視床，中脳網様体などの回路網の障害による注意覚醒水準低下説，方向性の注意障害説などさまざまな機序が考えられているが，今なお明らかではない[16-18]．病巣部位によって半側空間無視の性状が異なる可能性も指摘されている．すなわち，前方病巣であれば，病巣対側へ探索することが困難となり，後方病巣では，知覚した対象の病巣対側へ注意を向けることが困難となる．

　表 14-2 に発現機序からみた半側空間無視の分類を示す[19, 20]．知覚性無視は外空間の知覚的要素の無視で，左空間の知覚表象が統合されることの障害を意味する．表象性無視は，健常人では刺激の全体をみて個々のものを処理するが，半側無視では前注意的な表象の枠組みが壊れている．注意性無視は覚醒水準の低下により無視が生じるものをいい，前運動無視というのは，左空間への運動的探索が障害されたものをいう．半側無視患者の治療を行う際には，単に左方向を向かせればよいのではなく，目的をもってアプローチを行い，それがどのように有用であったかを評価する姿勢が必要である．そのため，発現機序を推測したうえで，適切なリハを行っていくべきであろう．

表 14 - 2　発現機序からみた半側無視 （Robertson より，種村改変）[19, 20]

知覚性無視（Paterson 1944, Battersby 1956）
奥行き知覚や Object decision，錯綜図認知
表象性無視（Bisiach 1978）
家の間取りや駅周囲の地図
注意性無視（Kinsbourne 1970, Heilman 1985）
数唱をはじめとする注意の検査
走査性（前運動）無視（Heilman 1985, Marshall 1993）
線分延長課題や運動探索課題

C　リハビリテーション

1 トップダウンとボトムアップ

　近年，半側空間無視に対するリハビリテーションは，大きく分けて，無視側への注意を促し行動を変容させる "トップダウンアプローチ" と，末梢からの刺激を与えることによって高次の中枢への作用を期待する "ボトムアップアプローチ" に大別されている[21]．トップダウンアプローチによる訓練法は，セラピストが言語性の手がかりを与えたり，視覚性に目印をつけたり，さまざまなストラテジーを与えたりして，結果のフィードバックを与えつつ訓練を繰り返して行い，自発的な左方探索を獲得させる意識的な訓練アプローチである．視覚走査訓練や spatiomotor cueing などがある．

　これらは，患者自身が無視症状に気づき能動的に注意を向ける必要があり，他の高次脳機能障害を合併している場合などでは訓練が困難となることがある．これに対し，ボトムアップアプローチによる訓練法は，意識的に代償的方略を学習するのではなく，空間性注意の基盤となる感覚入力と運動出

● 14. 半側空間無視のアセスメント，リハビリテーション

力あるいはその協調に介入する．電気刺激やカロリック刺激，視運動刺激，半視野やまたは片眼の遮蔽，体幹の回旋などがあり，時間的，空間的に限局した範囲内でさまざまな効果をあげているが，大規模な無作為試験が行われたものはなく，確立された理論に基づいた報告は少ない[18, 22]．

最近，プリズム眼鏡を用いた治療法（プリズム適応療法）が，半側空間無視の治療法に応用されている[23]．これは，視野を右にずらすようなプリズムの入った眼鏡をかけてリーチ動作訓練を繰り返し，眼鏡をはずしたあとの錯覚を利用した訓練方法である．このようなアプローチに対する期待は大きいが，日常生活場面での改善に効果的であったとする報告はまだ少なく，評価方法の統一や日常生活への汎化が望まれている．

2 無視を呈する患者のリハ

半側空間無視が軽度であれば，実用レベルを目指して機能訓練を行うが，重度で障害が残る可能性がある場合には，残された機能をうまく活用して代償を図らねばならない．訓練効果の汎化は難しく，さまざまな場面を想定して対処することが重要である．無視によって二次的に遂行できなくなる動作を改善させるには，日常生活活動訓練を通じて機能を高めていく．入院中は環境の整った病棟でリハを受けているため活動量も多いが，自宅に帰った後に寝たきりとなってしまった患者に遭遇することがある．したがって発動性を高めながら，自己の障害の認識を促し，患側に頭や眼を向けさせるよう日常生活の中で繰り返し指導する．起居，移乗，更衣動作などでは，一連の動作が決まっているので，その手順を学習するようにし，左空間や身体に対する見落としを防ぐ試みも行われている．また，ベッドやお膳の配置などを考え，車いすの位置を工夫するなど，外部環境を変えて順応を容易にすることも大切である．また，机上検査や診察場面でみられる所見と実際の日常生活で遭遇する困難度とは必ずしも相関しない．そのため，家族や住環境などの外部環境へ働きかけ，実際の生活の場に順応させる必要がある．キーパーソンとなる家族には，患者の有する障害像を詳細に伝え，対応していかねばならない．家族が脳卒中急性期に半側空間無視の治療を行うことは難しいが，1日50～300回の起立訓練，10～50回の移乗訓練，10～60分の歩行訓練を家族と共に自主的に行った群では，行わなかった群に比べ，平均約3週間の入院期間に，身体機能やADLだけでなく，全般的な認知機能および半側空間無視が有意に改善したことが報告されている[24]．このことから，評価を行う際にはなるべく家族に立ち会わせ，医療者と共通の認識をもたせ，在宅でも継続可能な訓練を入院中から指導していくことが大切である．また，あらかじめ予想される日常生活上の障害や社会生活での問題点を列挙し，それぞれの対応法やアプローチ方法も入院早期から指導していくべきである．

職場復帰への可能性があるならば，具体的な仕事の内容を聞き出し，速やかに職業前訓練を開始する．患者が自らの障害を認識した上で，復職に対する強い意志をもたなければ，職場復帰はなしえない．同時に，職場の上司や同僚に対しても十分な病状説明や情報提供を行い，患者の病状や精神状態を十分に考慮した上で，早期から復職の時期を検討しておくべきである．

■文献

1) Heilman KM. Neglect and related disorders. In: Heilman KM, et al, editors. Clinical Neuropsychology. 3rd ed. New York: Oxford University Press; 1993. p.279-336.

2) Maeshima S, Shigeno K, Dohi N, et al. A study of right unilateral spatial neglect in left hemisphere lesions: the difference between right-handed and non-right-handed post-stroke

14. 半側空間無視のアセスメント，リハビリテーション

patients. Acta Neurol Scand. 1992; 85: 418-24.

3) Bowen A, McKenna K, Tallis RC. Reasons for variability in the reported rate of occurrence of unilateral spatial neglect after stroke. Stroke. 1999; 30: 1196-202.

4) 前島伸一郎，船橋利理，板倉　徹，他．半側空間無視のリハビリテーション．臨床リハ．1993; 2: 354-7.

5) 寺本洋一，新舎規由，石神重信．脳卒中亜急性期の半側空間無視．臨床リハ．2005; 14: 154-61.

6) Maeshima S, Truman G, Smith DS, et al. Factor analysis of the components of 12 standard test batteries, for unilateral spatial neglect, reveals that they contain a number of discrete and important clinical variables. Brain Injury. 2001; 15: 125-37.

7) 石合純夫．BIT 行動性無視検査日本版．東京：新興医学出版社；1999.

8) 御園生香，石合純夫，小山康正，他．BIT 日本版通常検査における右半球損傷患者の誤反応分布－Laterality index による検討－．神経心理学．2001; 17: 121-9.

9) Halligan PW, Cockburn J, Wilson BA. The behavioural assessment of visual neglect. Neuropsychol Rehabil. 1991; 1: 5-32.

10) Bergego C, Azouvi P, Samuel C, et al. Validation d'une echelle d'evaluation fonctionnelle de l'heminegligence dans la vie quotidienne: l'echelle CB. Ann Readapt Med Phys. 1995; 38: 183-9.

11) Karnath H, Ferber S, Himmelbach M. Spatial awareness is a function of the temporal not the posterior parietal lobe. Nature. 2001; 411: 950-3.

12) Mort D, Malhotra P, Mannan S, et al. The anatomy of visual neglect. Brain. 2003; 126: 1986-97.

13) Parton A, Malhotra P, Husain M. Hemispatial neglect. J Neurol Neurosurg Psychiatry. 2004; 75: 13-21.

14) Maeshima S, Ueyoshi A, Matsumoto T, et al. Unilateral spatial neglect in patients with cerebral hemorrhage: The relationship between hematoma volume and prognosis. J Clin Neurosci. 2002; 9: 544-8.

15) Appelros P, Nydevik I, Karlsson GM, et al. Recovery from unilateral neglect after right-hemisphere stroke. Disabil Rehabil. 2004: 26: 471-7.

16) 武田克彦．半側空間無視の神経機構．神経進歩．1986; 30: 859-70.

17) 前島伸一郎．半側無視の下位分類．高次脳研究．2006; 26: 235-44.

18) 前田真治．半側空間無視．高次脳研究．2008; 28: 214-23.

19) Robertson IH, Marshall JC. Unilateral neglect: Clinical and experimental studies. Hove: Lawrence Erlbaum Associates; 1993.

20) 種村留美．右半球障害について－特に左半側無視の多様性とその捉え方を考える．作業療法．1998; 17: 448-54.

21) 石合純夫．半側空間無視へのアプローチ．高次脳研究．2008; 28: 247-56.

22) Bowen A, Lincoln NB, Dewey ME. Spatial Neglect：Is Rehabilitation Effective? Stroke. 2002;33: 2728-9.

23) Rossetti Y, Rode G, Pisella L, et al. Prism adaptation to a rightward optical deviation rehabilitates left hemispatial neglect. Nature. 1998; 395: 166-9.

24) Osawa A, Maeshima S. Family participation can improve unilateral spatial neglect in patients with acute right hemispheric stroke. Eur Neurol. 2009; 63: 170-5.

〈前島伸一郎，大沢愛子〉

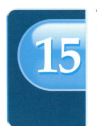

15 言語障害のアセスメント，リハビリテーション

　自閉症スペクトラムなど発達障害においても高次脳機能障害としての言語障害が知られているが，ここでは後天性の脳損傷による言語障害である失語症に焦点を当てたい．失語症はいったん獲得された言語が限局性の大脳病変により障害されるもので，認知症などの全般的な知能低下や失行，失認，構音障害など，他の機能障害によって二次的に生じているものではない症候群をいう．一般に失語症は「話す」「聞く」「書く」「読む」の言語の全てのモダリティ（様式）を障害し，その中核症状は喚語障害にある．失語症は神経心理学の歴史の中でも早くから研究されてきた領域であり，今日に至るまで多種多様な失語論が展開されてきている．そのため，用語や失語タイプの名称なども必ずしも統一がとれてはいない．ここでは現在，本邦で最も一般的に使われているものを採用して話を進めることにする．

A 失語症のアセスメント

　失語症のアセスメントは患者の全体像を見積もる「インテーク面接」，失語症の有無，タイプ，重症度を確定する「鑑別診断」，個別の障害特徴をさらに明確にし，適切なリハビリテーションにつなげるための「掘り下げ検査」，そしてリハビリテーションの効果を確認するための「訓練評価検査」がある．

1 インテーク面接

　インテーク面接では言語障害の有無とおおよその程度，認知症，失認，失行，注意障害，記憶障害など失語症以外の高次脳機能障害の有無とおおよその程度，麻痺性構音障害の有無とおおよその程度をスクリーニングする．これを原因疾患，病巣，発症からの経緯などの医学情報と併せて，失語症がありそうか，また，あるとすれば鑑別診断検査をして，信頼に足る結果を得られる状況にあるのかを見積もる．同時に忘れてならないのは患者のコミュニケーション能力のレベルと置かれているコミュニケーション環境の見積もりである．もし，何らかのコミュニケーション障害があれば，当座，周りとのコミュニケーションをどのようにとるか，支援する必要があるからである．

2 鑑別診断検査

　鑑別診断検査は失語症の有無，失語タイプ，重症度の特定を目的とする．鑑別診断検査は「話す」「聞く」「書く」「読む」の言語の全てのモダリティを評価する包括的な検査で，かつ，標準化されており，統計的に失語の有無が推定できる．しかし，実際には軽度の失語症と脳損傷をもつ非失語症の鑑別や，認知症，意識障害と重度の失語症の鑑別はそう簡単ではない．

　失語タイプは患者の症状の特徴を端的に表現でき，共通理解を得やすいので有用である．失語のタイプ分類には言語機能の局在に基づく「古典的分類」，機能システムの局在に基づく「Luriaの失語症分類」，症状に焦点を当てた「Schuellの失語症分類」などが知られている．本邦で最も広く使わ

15. 言語障害のアセスメント，リハビリテーション

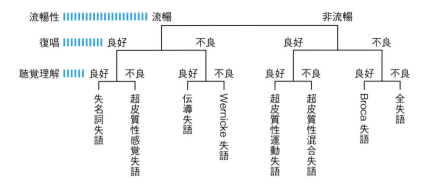

図15-1　古典的分類基本8タイプ[16]

れているのが古典的分類の流れをくむもので，ボストン学派の新古典的分類とよばれるものである．これは発話の流暢性，聴覚理解，復唱の3側面の評価で8つの失語タイプに分類するものである（図15-1）．3つの側面が全て重篤に損傷される全失語，復唱のみが保たれる孤立性失語（超皮質性混合失語），非流暢で復唱が障害されるが聴覚理解が保たれるBroca失語，復唱と聴覚理解が保たれるが非流暢な発話の超皮質性運動失語，発話は流暢だが聴覚理解と復唱が障害されるWernicke失語，流暢で聴覚理解が保たれるが復唱が障害される伝導失語，発話は流暢で復唱も良好であるが聴覚理解が障害される超皮質性感覚失語，喚語障害のみの失名詞失語（失名辞失語，健忘失語）に分類される．

失語症では程度の差はあれ「話す」「聞く」「書く」「読む」全てが障害されるが，特定のモダリティが選択的に障害される場合もある．それらは純粋型とよばれ，それぞれ「純粋語唖」「純粋語聾」「純粋失書」「純粋失読」とよばれる．さらに，読み書きのみが障害される「失読失書」がある．

この他に特殊な失語症として本人および家族に左利きの素養がないのに右半球損傷で生じた失語である交叉性失語，また，数年以上認知症の症状を伴わない進行性の失語症である緩徐進行性失語がある．

新古典的分類では失語症は主に左半球の言語野，すなわちBroca野，中心前回，中心後回，縁上回，Wernicke領野などの環Sylvius言語野とこれを取り巻く環々Sylvius言語野の損傷で生じると考えられており，主病巣の位置と広がりが失語症状と対応し，タイプ分類にもつながると考える．他方，失語症は被殻や視床など基底核病変でも生じる．これらの失語症はその損傷部位から皮質下性失語とよばれる．被殻周辺で生じる失語症は被殻・内包型失語とよばれ，大よそ古典的分類の失語のいずれかに類似した症状を呈する．視床で生じる失語症は視床失語とよばれている．

失語症鑑別診断検査

本邦には標準化されている失語症検査としてWAB失語症検査（WAB），標準失語症検査（SLTA），失語症鑑別診断検査（DD検査，老研版）がある（表15-1）．WAB失語症検査はKertesz（1982）[1]により開発された英語版WAB失語症検査の日本語版で，1986年にWAB失語症検査日本語版作成委員会により作成された．英語版WAB失語症検査[2]は世界20カ国以上で翻訳されており，国際的共通理解を得やすい．この検査の特徴は知能，構成障害，失行，半側空間無視など言語以外の課題が設けられており，言語課題にこれらを含めて算出する大脳皮質指数（CQ: Cortical Quotient）と読み書きを除く言語課題から算出する失語指数（AQ: Aphasia Quotient）により失語症の鑑別と高次

● 15. 言語障害のアセスメント，リハビリテーション

表 15-1　失語症の鑑別診断検査の特徴

WAB	SLTA	老研版
得点からのタイプ分類	6 段階の評価法	重症度判定基準
失語指数による失語症鑑別	モダリティ間の直接比較	聴覚的把持力
他の高次脳機能のスクリーニング	重症度の目安	系列語
流暢性評価	動作の説明	数と計算課題の充実
触覚呈示	漫画の説明	頻度別単語検査
口頭綴りと認知	補助テストの充実	語頭音の語流暢
写字と文字のマッチング		
良好な場合の中止基準		
国際的に知られている検査		

脳機能障害の程度の目安が得られる点にある．さらに，WAB では流暢性，話し言葉の理解，復唱，呼称の得点プロフィールから全失語，Broca 失語，Wernicke 失語，失名詞失語のタイプ分類が可能である．この他にもロックイン・シンドローム，ゲルストマン・シンドローム，視覚失認，視覚失語，純粋失読，純粋失書，などを意識した課題が含まれ，高次脳機能障害全体の中で失語症をとらえようとしており鑑別診断には適している．

標準失語症検査（SLTA）[3] は日本失語症学会により 1974 年に Schuell-笹沼失語症簡易検査をもとに作成された失語症の鑑別診断検査である．SLTA は本邦において最も多く使われてきた検査であり，国内の先行研究との比較を行うには適している．この検査は各項目ごとに重度，中等度，軽度の平均値が Z 得点で示してあり，項目別の重症度の目安が得られる．また，SLTA 補助テストが後に作られている．これには談話レベルの課題が多く含まれており，健常群，失語群に加え，非失語脳損傷群のデータがあるので軽度失語症の評価に対応できる．さらに SLTA は反応の評価が 1～6 段階で行われるため，症状の小さな変化を捉えることができ，訓練効果を見る上で役立つ．

失語症鑑別診断検査（DD 検査，老研版）[4] は Schuell らのミネソタ失語症鑑別診断検査をもとに Schuell-笹沼失語症簡易検査を経て開発されたものである．各課題の質問数が多く，話す，聞く，読む，書く，数と計算の 5 つの側面を重点的に評価しており，この 5 つの側面のプロフィールでタイプ分類する Schuell の失語分類には適している．この検査では重症度が 9 項目の得点により自動的に最重度，重度，中等度，軽度の 4 段階に分けることができるという他の検査にはない特徴を有している．また，単語と数詞の聴覚的把持力課題が含まれており言語性短期記憶障害の鑑別に対応可能である．さらに数詞の理解課題など数と計算について詳しく検査できる点が特徴的である．

3 掘り下げ検査

掘り下げ検査は個人の言語障害の特徴を明らかにし，それに基づいてどの訓練法が適しているか，そしてどのレベルから訓練を始めるのかのベースラインを提供する．既成の掘り下げ検査としては SALA 失語症検査，重度失語症検査，日常コミュニケーション能力検査（CADL），失語症構文検査，トークンテスト，失語症語彙検査，抽象語理解検査，モーラ分解・音韻抽出検査などがある．

SALA 失語症検査[5] は認知神経心理学的モデルに沿った 40 もの下位検査からなる言語機能の総合的検査である．異同弁別，アクセント異同弁別，語彙性判断，類似性判断など，鑑別診断検査には含

154

まれていない課題も多数あり，また，使用されている刺激語は親密度，心像性，長さなどが統制され，さらに無意味語による課題も含まれているなど徹底しており，認知神経心理学的モデルに沿って障害を詳しく評価するのに適している．

重度失語症検査は，失語症鑑別診断検査ではフロア効果により，そのプロフィールが得にくい重度の失語症を評価するために竹内ら（1997）[6]により開発された検査である．言語課題（パートIII）に加え，やりとり，指差し，マッチング，動作模倣など象徴機能以前のコミュニケーションに必要な能力を測定するパート1，ジェスチャーの理解や表出，描画能力など非言語性記号課題のパートIIなどがあり，それぞれ独立して標準化されているので必要に応じて選択活用できる．

日常コミュニケーション能力検査（CADL）はHollandにより開発された検査の日本語版であるが，課題は綿森ら（1990）[7]により日本人にとって異和感がないものに工夫されている．ジェスチャーや絵など，言語以外のものも含めた日常生活におけるコミュニケーション能力を評価するもので，総合得点によりレベル1の全介助からレベル5の自立までコミュニケーション能力レベルが判定できる．他の検査が言語知識の正確さを測る中で言語運用能力を測る貴重な検査である．

失語症構文検査（STA）は藤田ら（1984）[8]により開発された検査で，構文の理解と表出を話す，きく，読む，書くの4つのモダリティで評価する．長さがコントロールされているので，構文の側面を正確に評価できる．意味ストラテジー，語順ストラテジー，助詞ストラテジー，助詞ストラテジーと関係節のいずれのレベルに位置するかにより，何処から訓練を行えばよいかを導き出すことができる．

トークンテストはDeRenziら（1962）[9]により開発された聴覚理解を評価する検査である．大小，色，形（例：大きい赤い丸）の異なるトークンを使う．語の長さが増加するパートI〜IVと文構造を持つパートVからなり，聴覚理解障害が聴覚的把持力の低下に因るものなのか，構文の理解の障害なのかを見分けるのに適している．トークンテストは非失語症と失語症の鑑別率が高いことが知られている．

失語症語彙検査（TLPA）は藤田ら（2000）[10]により開発された認知神経心理学的モデルに基づき単語の情報処理過程を評価する検査である．語彙性判断検査，名詞動詞検査，類義語判断検査，意味カテゴリー別名詞検査からなっており，刺激語は頻度，心像性，音節数でコントロールされている．認知神経心理学的モデルのどの処理過程に障害があるかを探るのに適している．

抽象語理解検査はその名の通り抽象語の聴覚理解，読解を調べる検査である．反応を音韻的誤りと意味的誤りに分類する．モーラ分解・音韻抽出検査は単語のモーラ数を答えるモーラ分解検査と，特定のモーラの種類と位置の同定を行う音韻（モーラ）抽出検査からなっている．この検査は主に仮名文字訓練のための掘り下げ検査として知られている．

4 訓練効果のアセスメント

臨床家は選択した訓練法が効果的かどうかを常にモニターし，より適切なリハビリテーションを提供する責任がある．そのためには訓練効果のアセスメントを日常的に行う必要がある．訓練を行う際には刺激の選択，採点法の選択，指導方法などを含む課題の選択と同時にベースラインの評価，合格ラインの設定を行う．訓練毎の評価の推移をグラフなどにまとめ，天井効果やフロア効果が起きていないかを評価する．また，短期目標の終了時期，あるいは退院時には訓練開始時に行った総合的な失

● 15. 言語障害のアセスメント，リハビリテーション

語症検査を行い総合的な変化を評価する．

B 失語症のリハビリテーション

1 急性期のリハビリテーション

　急性期のリハビリテーションで重要なのは，今までの生活から一変した現実に戸惑う患者とその家族に，症状を理解できるよう説明すること，さらにリハビリテーションの計画と予後など今後の見通しについて具体的に知らせ，不安を軽減することにある．患者や家族への心理的サポートはこの時期特に必要となる．また，急性期の支援では当座のコミュニケーション手段の確立が急務となる．評価から得られた患者のコミュニケーション・レベルに合わせて，医療スタッフ，家族らが伝えることができるよう，共通理解を図る．また，言語表出が制限されている場合は，絵や簡単な漢字などを使ったコミュニケーション・ボードなどを用いて，意志を伝えることができるよう支援する．

2 回復期のリハビリテーション

　自然回復の時期を過ぎ，症状が安定するこの時期には，より正確な症状の評価と予後の見積もりができるようになる．この評価に基づき言語機能の回復に向けた系統だった集中的な訓練を行う．同時に個々人の日常生活のコミュニケーションの向上に役立っているかをモニターし，他に何が必要かを見積もり，訓練プログラムに取り入れる．この時期の訓練法として広く用いられているものに刺激促通法，機能再編成法などがある．

a）刺激促通法

　失語症を言語機能の消失とはとらえず，機能が抑制されるかアクセスが制限されているという考えに立つ訓練法である．適切な刺激を系統立てて繰り返すことにより阻害されていた言語プロセスが促通されると考える．Schull ら（1964）[11] は感覚刺激，なかでも聴覚刺激が脳の言語プロセスを賦活させるのに重要な働きをすると考え刺激促通法という訓練法を確立した．訓練法のポイントは，1）適切な刺激の選択（使用頻度，長さ，速さ，音量などを患者の症状に応じて適切に調整すること），2）強力な言語刺激（聴覚刺激を中心とし，視覚，触覚等を合わせる），3）刺激を繰り返す，4）患者の反応を引き出す，5）正しい反応は褒める，6）誤った反応は矯正よりも刺激の適切さを再考する，である．言語機能の回復を担うシナプス形成において，適切な刺激を繰り返し入力することは重要と考えられており，刺激促通法は失語症の言語訓練において根幹をなす重要な方法となっている．

【遮断除去法（デブロッキング）】

　Weigl（1961）[12] によって開発された方法でより良好な言語様式を前刺激として用い，目標とする言語様式の機能遮断を解こうとする訓練法である．失語症状が機能の消失でないとする点，また，刺激することで機能の促通が得られるとする点で刺激促通法と一致している．しかし，遮断除去法では刺激は目標反応の直前ではなく，前刺激として課題前に与えられる点，また，その刺激は聴覚刺激とは限らず，より良好に保たれている言語様式である点が異なる．遮断除去法には目標語を前刺激に含める直接遮断除去法と目標語と関係のある語を前刺激とする関節遮断除去法がある（表15-2）．

15. 言語障害のアセスメント，リハビリテーション

表 15 - 2 ディブロッキング＋刺激促通法の例[16)]

目標：「水，電話，薬，風呂，トイレ」の自発話		
＜ベースライン＞		
各語の絵の呼称の正答率	45%	
各語の復唱	85%	
各語の聴覚理解	100%	
＜行動修正＞		
前刺激：	訓練語に3語加えて8語の絵で言われた語を取り，その後に復唱（遅延）	
刺激：	訓練語の絵を呈示	
反応（呼称）：	正答	無反応と誤反応
教化：	「良いですよ」	語頭語ヒント，正答を与え復唱
刺激：	「のどが乾いたら飲むのは…?」などの質問（口頭）	
反応：	正答	無反応と誤反応
強化：	「そうですね」	語頭音ヒント，正答を与え復唱
＜般　化＞		
訓練室での会話や日常生活で喚語できているかを確認		

b）機能再編成法

Luria（1970）[13)] により提唱された訓練法で，障害された機能の代償として残存機能を活用する．もっとも効果的に機能していた経路が障害されても，訓練によりそれまで抑制されていたり，未開発であった経路が新たに開発され，編成されて機能するようになると考える．この訓練法は部分的であれ言語能力自体が消失すると考える点で刺激促通法と異なる．機能再編成法では良好な機能の新たな利用法の学習が必要なので，適用には何らかの良好な機能と学習可能な知的・精神的能力を要する．

キーワード法仮名文字訓練は機能再編成法の代表的なものの1つである．失語症で多くの場合，意味システムよりも音韻システムが障害されるため，音韻システムを使う仮名文字の産出，理解の再学習が困難となる．キーワード法はモーラから直接仮名文字が想起できない場合，そのモーラが語頭にくる単語（キーワード）を経由して仮名文字を想起する方法で，より保たれている意味システムを活用したものである（表15-3）．

表 15 - 3 仮名文字訓練法[16)]

仮名単語キーワード（物井ら，1976）
目標仮名文字：「あ」
キーワード：/ashi/「あし」
訓練：「あし」を書けるよう練習
「あ」/a/ →キーワード/ashi/の想起 →「あし」の想起 →「あ」を書く
漢字キーワード（柏木ら，1978）
キーワード：/ashi/「足」
訓練：「足」を書けるよう練習
「足」から「あ」を想起し書けるよう練習
「あ」/a/ →キーワード/ashi/の想起 →「足」の想起　→「あ」を書く

● 15. 言語障害のアセスメント，リハビリテーション

【認知神経心理学的アプローチ】

　同じタイプの失語症でも症状の程度や広がりはさまざまである．効果的な訓練を行うのには１人１人の障害特徴にあったプログラムを用意しなければならない．一口に「書けない」といっても，その程度や種類，そして何よりもそれを引き起こすメカニズムが異なる場合がある．それぞれの発現メカニズムに基づいて訓練方法を導き出そうとするのが認知神経心理学的アプローチである．健常成人の言語処理モデルをもとに，どこがどの程度障害されているのかを評価し，その結果に基づき時に刺激促通法，時に機能再編成法を活用して効率よく訓練を行う．図15-2は単語レベルの言語処理モデルの例である．失語症鑑別診断検査や失語症語彙検査などから得られた結果をもとに，どの処理過程が主に障害されているのか，また，保たれているのかを評価していく．言語機能のリハビリテーションとして広く使われている基本となるアプローチである．

3　維持期のリハビリテーション

　訓練による言語機能の改善速度がきわめて緩やかになる時期がくる．この時期のリハビリテーションの目標は言語機能自体の改善から，到達した言語機能レベルの維持と，それをいかに活用して日常のコミュニケーション能力を改善するかに移る．実用コミュニケーションの訓練，社会や家庭復帰に

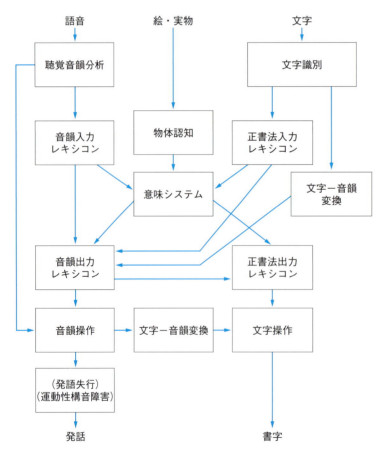

図15-2　認知神経心理学的モデル（Kay J, Lesser R, Coltheart M. Psycholinguistic assessments of language processing in aphasia（PALPA）: an introduction. Aphasiology. 1996; 10: 159-215 より一部改変）[16]

15. 言語障害のアセスメント，リハビリテーション

向けての支援，コミュニケーション活動の場の提供など包括的な支援が中心となる．

【実用コミュニケーションの訓練】

言語に限らず，ジェスチャーや描画など，使える物は何でも使ってコミュニケーション効果を向上させるのが実用コミュニケーション訓練の目的である．失語症の多くは高年齢であり，また，言語以外の高次脳機能障害を合併していることもあり，残存している機能を自ら工夫して効率よくコミュニケーションすることに気づかない場合が多い．それを支援するためのさまざまなプログラムが開発されている．その1つがPACE（Promoting Aphasics' Communicative Effectiveness）である．PACEはDavisら（1981）[14] により開発された対話を重視した訓練プログラムで，新情報の交換，話者の交代による機能的コミュニケーション，コミュニケーション手段の自由な選択，自然なフィードバックを重視している．物品，動作，物語が書かれた刺激カードの情報を互いに伝達し合う．どんな手段を使って伝えてもよく，多様性と適応性に重きを置く．

拡大代替コミュニケーション（Augmentative and Alternative Communication: AAC）は一般に言語の表出症状が重篤である場合，これを言語にかわるものを使って補おうとする方法であるが，これを永続的に使うのではなく，言語表出が改善するまでの代用として，また，言語表出の改善を早めるプロンプトとして使うこともある．アメリカインディアン手話（AMERIND）を使うジェスチャー再編成法，描画法，コミュニケーション・ボードやノート，VOCA，携帯用パソコン用のさまざまなソフトが開発されているが，共通して新たに技術を習得する必要があるので，その適正や効果の評価を丁寧に行う必要がある．

C 小児失語症のアセスメントとリハビリテーション

おおよそ2歳から思春期までの小児期に獲得された言語が大脳病変により障害された場合を小児失語とよぶことが多いが，それ以前の言語獲得途中の場合も含めることもある．成人の失語症との違いは脳の可塑性と脆弱性にある．小児では限局病変の脳血管障害による言語障害の回復は同じ程度の病巣の成人に比べ速い．また，左半球切徐例や言語野に大きく及ぶ損傷例では，言語機能が右半球に移ることが知られており，小児の脳が成人に比べて可塑性が高いことを示唆している．他方，頭部外傷や脳炎などで脳が広範囲に損傷された場合は，同程度の成人に比べ，回復が遅く予後も悪い．これは機能局在が確立する前の障害であるため，獲得していく予定の機能の習得が妨げられるためと考えられ，小児の脳の脆弱性を示唆している．そのため，成人でみられる失語症タイプは小児でも見られるものの，発症年齢，病巣の広がり，原因疾患による症状および予後はより多様で複雑である．

小児失語症のアセスメントはその年齢により異なる検査を用いる．幼児期や小学校の低学年までは主に言語発達検査を用いる．それ以降は成人の失語症検査を用いることができよう．一般に小児失語症では話し言葉の回復は速やかで，日常会話には困らない程度に回復しても，読み書きで困難を呈したり，学業不振に陥ることも少なくない．その点で小児失語症のリハビリテーションは教育とも密接に関係してくる．

D 発語失行のアセスメントとリハビリテーション

ブローカ失語や全失語でみられる一貫性に乏しい音の誤りを伴う，ぽつぽつ切れる単調でゆっくり

● 15. 言語障害のアセスメント，リハビリテーション

した発話はアフェミア（aphemie），アナルトリー（anarthriea），発語失行（apraxia of speech）など，さまざまな名前でよばれている．この発話の障害が失語症の一部であるかどうかは議論のあるところである．ここでは本邦でも広く受け入れられている「発語失行」を採用して話を進める．

Darley ら（1975)[15] によれば発語失行は「大脳の損傷の結果，音韻の意図的実現における発声発語器官の位置や筋運動の順序のプログラム障害の結果生ずる構音障害で，これを補おうとするため二次的にプロソディ障害が伴う」ものと定義される．発語失行は言語の障害である失語症と運動の障害である麻痺性構音障害との間に位置する障害で構音のプログラミングの障害と考えられている．発語失行は他の用語に比べ障害メカニズムの仮定が明確なので，その評価や訓練方法が具体的に導きやすく臨床では活用しやすい．

発語失行純粋型の鑑別診断はその定義から内言語障害である失語症によるものではないこと，麻痺性構音障害（仮性球麻痺性構音障害）によるものではないことを示す必要がある．そのため，標準化された失語症検査と構音障害の検査の両方を行うことになる．構音障害の検査としては，構音器官の麻痺や運動障害を調べる構音器官検査，口腔顔面失行の検査，構音検査が必要となる．発語失行には軽度の右顔面麻痺や口腔顔面失行が合併することが多いが，二重乖離によりこれらとは独立した障害である考えられている．

表 15-4　発語失行の訓練の流れ[16]

---

a）訓練レベルの選択
　　発声──母音──より簡単な子音＋母音（音節）──単語──文──文章
　　　　　　　　　　　　　　　　　　　　　　　　　　　（プロソディ訓練も）

　　　　　系列語，挨拶など慣用語，歌の併用────────
　　　　　（自動性と随意性乖離がある場合）

b）訓練方法
　　重　度：メロディックイントネーションセラピー（MIT）
　　　　　　斉唱
　　　　　　歌（発声）等
　　重中度：口腔顔面失行が強い場合は随意的な非構音運動の併用も考える
　　　　　　発声持続（意図的構音）
　　　　　　口形強調提示による母音
　　　　　　ハミングから/ma/など非構音運動の利用での音節，単語（短い）
　　　　　　MIT 等
　　中等度：系統的構音訓練（簡単な音から，短い音節から，簡単な調音結合から等）
　　　　　　構音運動の説明や提示による理解，口形や口形図によるヒント提示
　　　　　　触覚−運動感覚情報の強調
　　　　　　視覚フィードバックの強調
　　　　　　（鏡，エレクトロパラトグラフィー，ビジピッチ，発声発語訓練装置など）
　　　　　　聴覚フィードバックの強調
　　軽　度：言い難い調音結合の単語での訓練，文，文章での訓練
　　　　　　プロソディの訓練（より自然に：より速く，より長く，豊かなイントネーションで）
　　　　　　テープレコーダーによる自己評価，自主学習
　　　　　　復唱，音読から漫画説明や会話場面へ

---

15. 言語障害のアセスメント，リハビリテーション

　発語失行の訓練は重度の場合は斉唱やメロディック・イントネーション・セラピーなど自動性を活用してのアプローチが主であるが，重中度から中度では簡単な音から複雑な音へ，短い発話から長い発話へと視覚・聴覚・触覚のフィードバックを活用しながらシステマティックな随意的構音運動の訓練を行い，再プログラミング化を目指す．軽度では音の誤りはほとんどみられなくなるが，プロソディの障害が残るので，より速く，自然なイントネーションの発話を目指し，プロソディの訓練が主となる（表 15-4）．

■文献

1) Kertesz A. The Western Aphasia Battery. New York: Grune & Stratton; 1982.
2) WAB 失語症検査日本語版制作委員会．WAB 失語症検査日本語版．東京：医学書院；1986.
3) 日本高次脳機能障害学会 Brain Function Test 委員会．標準失語症検査．東京：新興医学出版；1974.
4) 笹沼澄子，伊藤元信，綿森淑子，他．失語症鑑別診断検査（老研版）．千葉テストセンター；2000.
5) 上智大学 SALA プロジェクトチーム．SALA 失語症検査．千葉：エスコアール；2004.
6) 竹内愛子，中西之信，中村京子，他．重度失語症検査．東京：協同医書出版；1997.
7) 綿森淑子，竹内愛子，福迫陽子，他．実用コミュニケーション能力検査；CADL 検査．東京：医歯薬出版；1990.
8) 藤田郁代，三宅孝子，他．失語症構文検査（試案 II A）．日本聴能言語士協会，失語症検査法委員会；1984.
9) DeRenzi E, Vignolo LA. The token Test: A sensitive test to detect receptive disturbances in aphasics. Brain. 1962; 85: 665-78.
10) 失語症語彙検査委員会．失語症語彙検査．千葉：エスコアール；2000.
11) Schull H, Jenkins JJ, Jimenez-Pabon E. Aphasia in Adults-Diagnosis, Prognosis and Treatment. New York: Harper & Row; 1951.
12) Weigl E. The phenomenon of temporary deblocking in aphasia. Zeitschrift fur Phonetik, Sprachwissenschaft und Kommunikationsforschung. 1961; 14: 337-64.
13) Luria AR. Traumatic aphasia: its syndromes, psychology and treatment. The Hague: Mouton; 1970.
14) Davis GA, Wiilcox MJ. Incorporating parameters of natural conversation in aphasia treatment. In: Chapey R, editor. Language intervention strategies in adult aphasia. London: Williams & Wilkins; 1981.
15) Darley Fl, Aronson AE, Brown JR. Motor speech disorders. Philadelphia: WB Saunders: 1975.
16) 紺野加奈江．失語症言語治療の基礎－診断法から治療理論まで．東京：診断と治療社：2001.

〈藤原加奈江〉

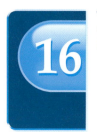

16 読み書き障害のアセスメント，リハビリテーション

A 読みの障害

1 臨床神経心理学的分類

ここでは，失語症に伴う失読（失語性失読），純粋失読，失読失書の3つについて述べる．純粋失読と失読失書は失語症を伴わないという点で，解離性失読とよばれることもある．失語性失読について参考にしたのは，主に文献1）と2）である．

a）失語症に伴う失読[1, 2]

Wernicke は，言語の本質は話し言葉であり，読み書きは話し言葉から派生した付随的能力であると考え，読み書きの機構についての詳細な考察は行わなかった．実際，失語症では，読み書きの障害が共存しているのが普通であり，失読や失書を呈する患者のほとんどは，失語症の患者であったからである[3]．Goodglass らも書き言葉の音読と読解のための神経基盤は，話し言葉の理解のための神経基盤の，少なくとも一部を含み，その上に作られていると想定しうると考えた[4]．このような仮定から帰結されることは，読みの障害は話し言葉の障害とほぼ平行して現れるということであり，この予想は，ほとんどの失語症患者にあてはまると述べている．全失語や Wernicke 失語のような重篤な話し言葉の理解障害を有する患者は，書かれた語を語音や語義に連合する障害を，話し言葉の理解障害と対応した程度で有している．そしてこれらを失語性失読とよんだ[4]．また，失語性失読の重症度は軽度から重度までのスペクトラムを覆い，なにがしかの読解能力が残された患者では，その読みの障害に，話し言葉の理解障害との類似点が多々あると述べている[4]．ただし，失語性失読を聴覚的言語システムの障害に帰着させるというのは，原理として不完全であるともいっている．ここで確認しておくと，読字には音読と読解がある．通常読字が障害される場合，音読と読解はどちらとも障害されることが多いが，時に音読だけの障害や読解だけの障害にみえることもあるため，それぞれを検査することが必要である．

1）全失語

音声言語と同様に文字言語も重度に障害されているが，イメージしやすい（心像性の高い）漢字単語の意味理解が他に比べて保たれている場合がある．

2）Broca 失語

音読より読解が良好である．音韻性の錯読が目立つが，漢字では意味性錯読が出現することもある．

3）Wernicke 失語

音読より読解の障害が強い．漢字と仮名の系統的な差は認められず，症例差が大きい．時に話し言葉の理解障害に比べ，読解の障害が軽微に止まる症例があり[5, 6]，報告によれば漢字の方が理解しや

すいようである.

4）伝導失語

読解は良好だが，音読では音韻性の錯読が多い．音節が多くなるほど音韻性錯読の頻度が増えるのは，特に音声言語の障害の特徴と一致している．

5）超皮質性感覚失語

一部では音読が比較的良好なのに対し，読解が伴っていないことがある．この失読を Brown は超皮質性失読とよんだ[7]．これは，Wernicke が定義した超皮質性失読とは異なる[2]（Wernicke の超皮質性失読は文字の模写のみが保たれ，読字と書字が障害される．現在では失読失書に近い）．読解はされなくても，漢字単語を1つの単位として正しく音韻に変換などが行われる場合があり，漢字単語の形態は認知されていることが示唆される．

混合型超皮質失語や超皮質性運動失語でも音読が比較的良好な場合が多い．

6）語義失語

最大の特徴は漢字の音読障害で，漢字1文字の音読は正しいが，単語としての意味は失われてしまう．つまり漢字単語を音読することは可能だが，読解は障害される．雪崩を「セツホウ」，海老を「カイロウ」と音読する例が代表的である．これは漢字単語を意味のある1つの単位として認知する能力が失われているためと考えられる．そのため，音読みと訓読みの混同が目立つ．この点は，漢字単語を1つの単位として正しく音韻に変換する機能は保たれている超皮質性感覚失語と異なる．

b）失語を伴わない失読（解離性失読）

1）純粋失読

読み書きの機能を大脳神経機構として本格的に研究したのは Dejerine[8-13] である．彼は，左後頭葉内側部の損傷により生じた純粋失読例と，角回の損傷により生じた失読失書例について長期にわたり診察し，その後報告した．

純粋失読では，自発話・聴覚による言語理解・復唱といった音声言語は正常であるにもかかわらず，文字言語の読解だけが障害される．読字の障害は高度であり，典型例では自分の書いた文字さえしばらくすると読めなくなる．アルファベットを使用する欧米では，純粋失読患者は単語に含まれる文字の名称を1文字ずつ呼称し終えてから単語認知に至る，という逐次読み（letter-by-letter reading）をするので，長い単語の読みに時間がかかり（語長効果），似かよった文字に読み誤り（視覚性錯読，たとえば"bone"を"done"もしくは"bore"など[14, 15]）を生じる．

読めない文字を（字画数の少ない文字であれば）指でなぞらせると，読みに成功することが多い（なぞり読み/Schreibendes Lesen）．これは運動覚から文字心像を喚起できるからである．また検査者が文字を書いているのをみていれば，検査者の文字の筆跡から書かれた文字を患者が読める場合もある．これは間接的ななぞり読みともいえるかもしれないが，これらの現象から純粋失読の読字障害は「視覚」に限定されていることが示唆される[1, 14]．アラビア数字の読みは比較的保たれる．多くの場合右同名半盲を伴う．病変の広がりによっては，半盲に加え呼称障害（健忘失語）と色名呼称障害が合併する[16, 17]．色名呼称障害とは言語要因を介さずに色認知を調べると正常であるが，名前と色の対応になると異常が生じる状態である[2]．

純粋失読を生ずるメカニズムはいまだ不明であるが，いくつかの説明仮説はある．ここでは離断説

16. 読み書き障害のアセスメント，リハビリテーション

によるものを紹介する．Dejerine[8,9]（図16-1左）が初めて記載した剖検報告例では，左後頭葉内側下部（舌状回および紡錘回の白質）と脳梁膨大部に病巣が認められたため，彼は視覚心像中枢である左角回と視覚中枢を結ぶ線維が，両者の間の病変で離断されてしまうことが失読の原因と説明した．

これをもとにGeschwindは，純粋失読で病巣が左後頭葉内側下部と脳梁膨大部の複合病巣をもつことに注目し，若干異なる説を唱えた[18,19]（図16-1右）．彼によると左後頭葉視覚領は機能せず，文字を含め視覚情報は右半球の視覚領に到達することになる．健常者では文字についての視覚情報はこより右半球視覚領から脳梁膨大部を介して左半球言語領へ伝えられ，文字形態と音韻が連合して，文字として成ることになるが，純粋失読患者では，脳梁膨大部の損傷のためこの連合が成立しない．そのために失読を生ずる．

純粋失読の中には稀に右同名半盲を合併しない症例，左後頭葉視覚領域が機能しているはずの症例が報告されている．このような症例も，左角回直下で左右の後頭葉視覚領域に由来する線維束があわせて破壊されたと考えれば，離断説でうまく説明できるとし，Greenblattは，Geschwindの離断説を補強した[20]．

また，Greenblattは失読を4つのsubgroupに分けた[14,21]（図16-2）．半盲を伴う脳梁膨大部後頭葉型，半盲を伴わない脳梁膨大部後頭葉型，後頭葉型，下角回性失読の4つである．半盲を伴う脳梁膨大部後頭葉型の病巣は，左半球の鳥距皮質と脳梁膨大部の障害が必要最低限である．脳梗塞によることが多い．半盲を伴わない脳梁膨大部後頭葉型は鳥距皮質と視放線は損傷を免れている．脳腫瘍や脳動静脈奇形によることが多い．

2）失読失書

音声言語はほぼ正常であるのに，読字と書字が著しく障害される．純粋失読と最も異なる点はなぞり読みに効果がないことである．つまり，視覚だけでなく，触覚などの体性感覚による文字の認知も障害されている．詳細は書字の障害のところで述べる．

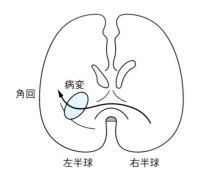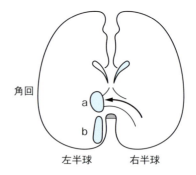

図 16-1　純粋失読の説明[14]
左：Dejerineによる純粋失読の説明．右：Geschwindによる純粋失読の説明．
aは脳梁膨大部病変，bは後頭葉内側病変．

16. 読み書き障害のアセスメント，リハビリテーション

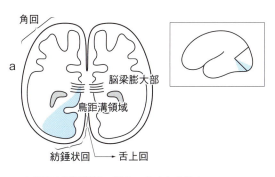

左後頭大動脈領域の閉塞による古典的な
脳梁膨大部型の純粋失読の病巣

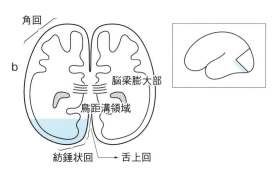

半盲を伴わない脳梁膨大部後頭葉型の
純粋失読の病巣

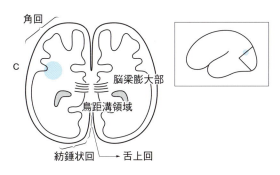

下角回性の純粋失読の病巣

図 16-2　Greenblatt による失読の分類[14, 21]

＊日本語の場合の純粋失読・失読失書

　日本語話者の読み書きは仮名と漢字があるため，アルファベットを使用する欧米とは事情が若干異なる．仮名と漢字の読み書きのメカニズムについては，岩田が側頭葉後下部病変での漢字の失読失書に対して「読み書きの二重回路仮説」を提唱した[22, 23]（図16-3a）．

　「読み書きの二重回路仮説」によれば文字の視覚情報が後頭葉からWernicke領域に至るには2つの経路があり，1つは角回を経由する背側路，もう1つが側頭葉後下部を経由する腹側路である．背側路は仮名読みに中心的な役割を果たす音読みに，腹側路は漢字読みすなわち意味的処理に，それぞれ必須と考えられた．その後，この仮説はさらに深められ，「重みづけされた読みの二重回路説」として櫻井により提唱されている[24]（図16-3b）．

　この仮説では角回は外側後頭回に修正されており，背側路は文字を継時的に音に変える音韻経路で，腹側路は文字または単語全体の形を認知する形態路ととらえられている．つまり，背側路の終点である上側頭回後部にはPで示した単語の音韻情報が蓄えられて，腹側路の終点である紡錘状回・下側頭回にはOで示した単語の形態情報が蓄えられている．この回路では，仮名は音韻経路と形態経路の両方で処理され，漢字は主に形態経路で処理されると説明する．また，読みに対して背側路と腹側路は平行しておらず，未知語の読みには背側路と腹側路の両方が関与するが，その単

● 16. 読み書き障害のアセスメント，リハビリテーション

語が既知語になるに従って，腹側路の終点である紡錘状回・下側頭回に意味と結びついた単語全体の形態情報が貯蔵され，最終的に腹側路が主体となって単語の読みが成立する可能性も考えられている．

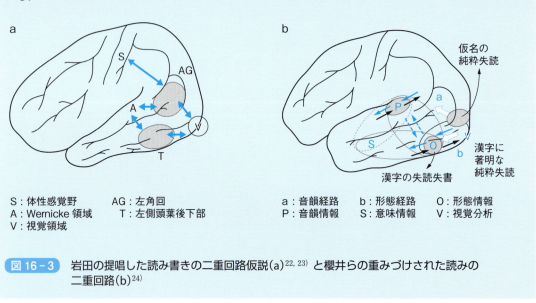

図 16-3　岩田の提唱した読み書きの二重回路仮説(a)[22, 23]と櫻井らの重みづけされた読みの二重回路(b)[24]

2　認知神経心理学的分類

認知神経心理学的アプローチでは単語の認知に至るまでの視覚分析に障害がある末梢性失読と単語認知以後の処理に問題がある中枢性失読に分ける[25]．

末梢性失読には注意性失読，無視性失読，逐次読み（letter-by-letter reading）が含まれる[1, 26]．

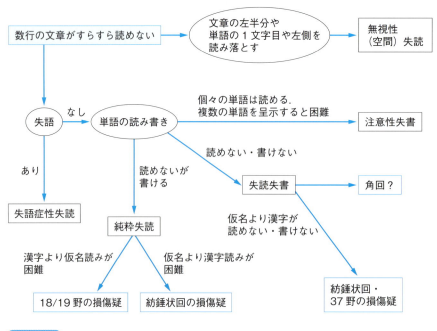

図 16-4　読みの障害の診察手順

逐次読みは臨床神経心理学的な純粋失読の離断仮説では上手く説明できないため，逐次読みに対する認知神経心理学的アプローチが考え出された．

中枢性失読には主に2つのタイプが認められており[25]，1つは患者がすでに獲得した視覚的語彙に頼っているようにみえるもので，音韻を介して読むことができない．これには音韻失読と深層失読がある．1つは患者が文字と音韻との間の最も一般的な規則に従って読むもので，音韻を介しての読みである．これには表層失読がある．

a) 末梢性失読

1) 注意性失読

個々の単語は読むことが可能だが，複数の単語が呈示されると困難となる．たとえば，"pot big hut" が "but big hut" と読まれたという報告がある[27]．しかしこのような報告はこの他にはあまりみられない．

2) 無視性失読

一般的に無視性失読には，右頭頂葉病変と左側の無視を呈する患者にみられるもの，ほかの無視の症状を伴わず単語中の置換の誤りだけを示すもの，単語の空間的方向にかかわらず単語の最後の部分を無視するものの3つがある[27]．このうち典型的なのは，右頭頂葉病変もので，ページの左半分にあたる単語全体を省略，または左半分を無視する．たとえば "yellow" を "pillow"，"clock" を "block" など，単語の長さは変わらず，置換が生ずる．単語の左半分の読み誤りは単語の空間方向に鋭敏で，たとえば縦方向に単語を呈示してみると読み誤りはみられない．

右半側空間無視を示す左側の無視性失読の報告もある[28]．

3) 逐次読み

逐次読み（letter-by-letter reading）のメカニズムについて，Warrington と Schallice による語形態失読（word form dyslexia）という説がある[29]．この説では音韻処理ルートと意味処理ルートの読みの2つのルートが過程されており，2つに分かれる前に word form system というシステムが存在する．このシステムは，文字の系列を，整えられたよく知った単位に解剖し，それらの単位を視覚的にカテゴリー化するという．そして純粋失読は word form system の障害と仮定すれば，説明可能であると述べている．しかし，この説は1文字の処理は正常であることが前提である．最近では，純粋失読の1文字処理自体に障害が存在するために逐次読みが生ずるという見解もある[30, 31]．

b) 中枢性失読

認知神経心理学的アプローチをする際には，用いるモデルや用語についてあらかじめ，知っている必要がある．二重経路モデルについては，囲み記事に詳細を記載している．分類については文献1）と文献25）を参考にした．

＊二重経路モデルとは？

　読字の情報処理過程を考える際に認知神経心理学的モデルとして，語彙経路と非語彙経路の2つの経路を想定する二重経路モデルがある．このモデルは単語を読むのに，読み方の「規則」と単語の文字情報や音韻情報に関する「辞書」を仮定している．Coltheart らによりコンピュータ上にシュミレーションモデルとして構築されているものは，特に DRC モデル（Dual-Route Cascaded model）とよばれておりその代表的なものである[31, 32]（図 16-5）．

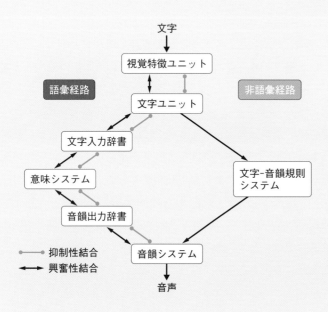

図 16-5 読みの二重回路モデル（DRC モデル）[31]

　まず，文字が呈示されると，文字の形態・視覚的特徴を検出し，それに基づいてその文字ユニットがどういう文字かを同定する．そして文字入力辞書において入力された文字列に合う単語があると，その辞書項目が活性化し，意味システムを通って音韻出力辞書へ伝達されるか，もしくは意味システムを経て音韻出力辞書に至る．音韻出力辞書で音韻情報が活性化されると音韻システムに伝達される．ここに発音に関する情報が保持されている．これらの辞書や意味システムを通る経路を語彙経路としている．語彙経路は，文字-音韻対応が規則的でも不規則でも単語であれば処理ができる．

　非語彙経路は抽象的文字同定から文字素-音韻変換を経る経路で，文字-音韻対応規則が適応されて単語・非語にかかわらず文字列を音韻変換する．非語彙経路では文字-音韻対応規則に従って文字を音韻変換するので，規則語や非語は処理できるが，不規則語は誤りを生じる[3, 14, 33-35]．アルファベットを用いる欧米の研究で構築された二重経路モデルであるが，笹沼[36]以降，日本語の漢字・仮名処理にも適用されている．

1）音韻性失読

　文字と音韻との対比ではほとんど読むことができない失読で，これらの患者は視覚性語彙を用い

16. 読み書き障害のアセスメント，リハビリテーション

場合にのみ読むことができる．そのため，非語の読みは障害され，既知の単語の読みは保たれる．ただし非語の音読は不能になるのは稀で，語彙化による読み誤りが多い（nint を mint など）．日本語話者の音韻失読では，漢字・仮名とも単語の音読成績は良好で仮名1文字の音読もある程度保たれるが，仮名非語の音読に選択的な障害を示すとされていた．しかし「応演」や「争脱」などの同音疑似語は読めても「応躍」や「争選」などの非同音比語はほとんど読むことができないなど漢字でも非語の音読に困難を示すと報告され[32]，表記に依存しない非語の音読障害であることがわかってきた．

2）深層失読

非語の読み障害と意味性錯読（ill を sick，bush を tree など誤りが目標語と意味的に多少関連しているような読み誤り）が特徴的である．音韻失読とは意味性錯読の有無で鑑別される．また非語の音読障害は音韻失読より高度で，ほぼ音読不可能である例が多い．意味性錯読の他に視覚性錯読（wife を life など目標語と視覚的に似ていて単語の形や文字の特徴についての情報が一部保たれている誤り）や視覚性錯読と意味性錯読の混合型の錯読を呈する．また，単語からの心的イメージのイメージしやすさである心象性の高い・低いにより成績が異なる．心象性の高い具象語は心象性の低い抽象語に比べると成績はよい．また，名詞に比べて動詞や形容詞が読みにくいという品詞効果なども認められる．

3）表層失読

Marshall と Newcombe は綴りと音韻の対応に頼りすぎるだけでなくそれを誤用したりもする2例について報告した[37]．患者は綴りとの関係についての不十分な知識に基づいて，継ぎはぎ的な発音をしているかのようにみえた．たとえば，lace は lake と読まれたが，これは患者が c＋e を s と発音するという一般的な規則を適応できなかったことが原因である．患者は読みあげた単語を理解することができ，誤って発音した場合は元々の単語より間違えた発音の方で解釈するようにみえた（listen → Liston／その当時の有名ボクサーの名前）．そしてこれらの患者が苦労して行っている音を介しての読みを表すため，表層失読という語をはじめて用いた．

患者が音を介して読んでいるとすると，その言語の一般的な発音規則によらない不規則語（aunt, aisle, chord）の読みは困難である．Warrington は規則語の読みは保たれているが，不規則語の読みだけが選択的に障害されている例をはじめて報告した[38]．彼女の記載した2人の患者では規則語（たとえば classification）の読みが，一般的な発音規則から逸脱する不規則語（たとえば nephew）よりやさしかった．

表層失読患者は単語が規則的であるかぎり，個々の単語も文章も流暢に読むことができる．実際，彼らの読み書きの早さは1単語あたり1秒以下で，完全に正常である．不規則語はその言語の最も一般的な文字と音の関係を適用され，あたかも未知の規則語であるかのように読まれる．つまり，sew は sue，busy は buzzy，ache は atchey と読まれ，このタイプの誤りは規則化とよばれている．これらの患者は，彼らが文字と音との対応を用いて読む能力を有することから予測されるように，人工的に作り出された非実在語（nin, dold, blean, sust）を発音するには何の困難もなかった．

以上のことより，表層失読では非語彙経路は比較的保たれているといえる．また不規則語の読みに選択的な障害を示す．

日本語話者の表層失読では，漢字単語の中でも特に低頻度非典型語の音読に強い障害が出る．

● 16. 読み書き障害のアセスメント，リハビリテーション

3 読み障害のリハビリテーション

a) 失読の評価法

実際に診察室や検査室で，患者に失読があるかどうかを調べるには，数行の文章（昔話や童話，新聞の記事など）を音読させるのがよい[14]．

数行の文章がすらすらと音読でき，読解も良好であるなら失読の可能性はないと予測できる．文章の左半分や単語の左側，特にはじめの1文字を読み落としたり，省略したりするようなら無視性失読を疑い，半側空間無視の評価が必要となる．

物語の音読がたどたどしく時間がかかる場合には，失語症性失読を除外するためにも，自発話をきちんと評価する必要がある．

その結果，失語はないのに数行の文章がすらすら読めない場合には，課題を短くし，1行の文章（たとえば「目を閉じて下さい」もしくは，鉛筆を患者の前に置いておき，「鉛筆をもって，それで机の上を3回たたいて下さい」など）を音読させ，次いで文章の指示通りに実行できるかどうかを調べる．

1行文の課題もよく読めない際には，さらに課題を短くし，単語で調べる．この時の単語はたとえば，失語症標準バッテリーであるWAB失語症標準検査で用いられる「時計」「鉛筆」「毛糸」「新聞」「鉛筆」「灰皿」などである．単語では仮名と漢字で別々に音読させる．読解の評価には，仮名だけでいくつかの単語が書かれたカードを患者の目の前に置き，検者が実物の物品を黙って呈示し，患者に読ませ，その物品の単語をカードの中から指し示させる．漢字だけのカードも用意し，同じように検査する．同じ単語で漢字と仮名の両方を，それぞれ書き取りもさせる．

臨床神経心理学的アプローチでは，失語がなくて読字と書字に問題がある場合，失読失書を考える．この時仮名より漢字に障害が強い場合には，紡錘状回・下側頭回（37野）の病変が示唆される．失語がなくて書字の障害がないか，ごく軽度で読字の障害だけの場合は，純粋失読が疑われる．この場合，仮名より漢字の方が読めない場合には紡錘状回病変が，仮名の方が漢字より読めない場合には後頭葉（18/19野）病変がそれぞれ示唆される．

仮名1文字の読みも困難な場合には，その文字をなぞらせたり，検者が目の前でその文字を書いたりし，視覚以外による文字入力がわかるかどうかを確かめる．

認知神経心理学的アプローチでは有意味語と無意味語（非語）の音読の差の有無が重要になる．有意味語の音読で意味性錯読が目立ち，非語が読めなければ深層性失読が示唆される．有意味語の音読で意味性錯読はあまり目立たないが，非語は読めない場合には音韻性失読を疑う．

性質別に単語を調べることも必要である．親密度（なじみ深い単語かどうか），心像性（具体的な単語かどうか），表記の妥当性（漢字，ひら仮名，カタカナのどれで表記されることが多いか），画数（画数が多いか少ないか），語長（文字数が多いか少ないか）などについて調べ，低頻度の不規則語に当て字読みのような誤りが目立つなら，表層失読を考える．

b) リハビリテーション報告例

ここでは特になぞり読みを用いて効果が認められた純粋失読のリハビリテーション2例と認知神経心理学的アプローチがリハビリテーションすべき語の選択に有用であった1例を紹介する．

16. 読み書き障害のアセスメント，リハビリテーション

■**症例1　右同名半盲を伴う純粋失読**（綿森ら[39]）

72歳，右利き，男性，脳梗塞（左後頭葉内側～側頭葉）発症後2カ月．

その他の症状：漢字の軽度の失書，物品の視覚性呼称障害，色名呼称障害，色名認知障害．

失読の程度：1文字レベルの音読が困難．高頻度漢字の音読は80％の正答で，誤った漢字は，なぞり読みにより音読できた．仮名単語では語長効果が認められた．右手での写字は時間がかかり誤りもあったが，左手では躊躇なく可能だった．文レベルの書字が可能だったが，時間をおくと自分の書いた文章が読めなかった．

リハビリテーション：発症2カ月～26カ月にわたり，はじめは小学生用，その後は中学生用の読み書きドリルを用いて文の音読と漢字の書字訓練が行われた．音読の際にはなぞり読みが利用された．併行して新聞の音読や漢字の読みにくい文字はカードにするなども行われた．訓練評価として，仮名だけの270文字程度の物語り1と2を作成し，それを音読する課題でそれぞれの音読時間が定期的に測定された．物語り1と2の音読でそれぞれ，なぞり読みをした場合としなかった場合（視覚性音読）の音読時間を測定した．

結果：訓練開始当初は，明らかになぞり読みをした場合が視覚性音読の場合より，音読時間が速かった．しかし経過とともにどちらの音読時間も短縮し同程度となり，なぞり読みの効果も少なくなった．26カ月目に物語り1と2を別の新しい3と4にかえ，視覚性音読にて音読時間を測定したところ，初見にもかかわらず，物語り1の視覚性音読時間とほぼ同じ時間であり，なぞり読みが有効であった．

考察：視覚性音読時間の短縮は，病前の機能への復旧ではなく，運動覚を媒介とした新たな学習，すなわち機能再編成によるものである．

■**症例2　右同名半盲とBroca失語**（PattersonとWilson[40]）

71歳男性，右利き，脳梗塞（左後大脳動脈領域と左側視床と被核）発症後1年．

その他の症状：右同名半盲，それ以外に無視症候群や記憶障害はなし．

視覚および視空間機能で，右目の鼻側の視野内では視力はよく，文字の認知や同定をするのに問題はなかった．検者が患者の手の上にしたなぞり書きは，両手ともその文字を認識可能だった．行動性無視検査での反応は正確だった．

既往歴：左側虚血性網膜黄斑損傷により左眼視力は明暗判別のみ可，心筋梗塞．

失読の程度：診察時には言語了解良好で複雑な課題もこなし，言語表出も流暢で広範な文法構造も扱うことが可能だったが，単語の語頭文字を認識するのが困難だった（たとえばFRIGHTをBROGHTというような置換，POUTをSPOUTというような付加）．また短い単語よりも長い単語が，規則性単語よりも不規則性単語が比較的よく読めるという特徴が認められた．

リハビリテーション：患者に単語を読む前に語頭音文字を指でなぞるように指示し，この方法での単語の読みを2音節の50語セットを用いて評価した．

結果：ベースライン期には32個の誤答が認められたが，語頭音文字を指でなぞってから読むリハビリテーションの評価では誤答は8個に減った．

考察：なぞり読みという，保たれている認知システムに的を合わせた訓練，つまり視覚処理過程に相互作用を及ぼす方向で訓練したことが読みの改善につながった[40, 41]．

■**症例3　表層失読**（ColtheartとByng[33, 42]）

40歳，左利き，男性．外傷による右側頭葉出血性挫傷と左側頭葉・頭頂葉の血腫受傷後4カ月．

認知神経心理学的にみた失読の機能的な障害について：不規則語より規則語の方がよく読め，規則化の誤りがあり，非語の読みは比較的保たれていた．読み違える時には一般にその語を理解できなかった．聴覚理解は良好で読みの理解よりよかった．同音異義語を読む際には「I」を「2つある」といって自分の目（eye）を指した．これにより，書字単語が音韻的に再符号化されたあとでのみ理解が生じたことが示唆された．

リハビリテーション：「south」「rough」「though」など綴りのパターンが一貫しない語を24語選択し，訓練を行った．24語のうち12語は治療語で（第1群の12語と第2群の12語が用意された），12語は対照語だった．

書字単語をその意味と連想で結びつけるのを助けるために，語の意味を表現している絵と実験語を

171

16. 読み書き障害のアセスメント，リハビリテーション

対にした．絵の助けを借りながらまず第1群の治療語と対照語を，次に第2群の治療語と対照語を毎日15分間，患者に音読させた．

結果：5週間の訓練の最後に患者は24語すべてを読むことができた．

考察：認知モデルを使用したことにより，ColtheartとByngは正書法入力語彙の段階で機能障害を正確に局在化できた．その結果，リハビリテーションすべき語（同音異義語と不規則語）の選択が可能になった．ただし絵と書字単語を対にすることは，書字単語理解の治療としては新しいアプローチではない．記憶を助ける象徴のより新しい利用法の発展が望まれる．

B 書字の障害

1 臨床神経心理学的分類

文献43）を参考に報告例の多い代表的なもの5つについて述べる．失語症性失書の記述については文献44）を，純粋失読，失読失書の記述については文献2）を参考にした．

a）失語症性失書

ほとんどの失語で書字障害は認められる．多くは自発話の障害と同じ誤りの特徴をもつ．

1）Broca 失語

自発書字は努力性で表出が低下する．書き取りでは文字形態が想起しにくく，仮名では音韻性錯書が生じる．単語では文字の欠落，文では失文法が目立つ．

2）Wernicke 失語

書字速度や文字形態に問題はなく，流暢な書字が可能である．しかし単語の選択を誤り，意味性の錯書を生じやすい．重症例では新造語や意味の通らないジャルゴン失書となる．

3）伝導失語

単語の選択は正しく，文法的にも保たれているが，漢字の形態想起障害がみられる．仮名では音韻性錯書が目立ち，文字の欠落，負荷が生じる．長い単語になるほど誤りやすく，語長効果が認められる．文字の置換がみられる．

4）超皮質性感覚失語

意味性失書を示すことが多い．特に漢字で意味性失書が目立つ．自発書字より書き取りの方が良好である．

5）語義失語

漢字の音韻を万葉仮名のように用いる類音的錯書が特徴的である．

b）純粋失書

「純粋」とは他の高次脳機能障害をまったく伴わずに失書を生じる場合，もしくは他の高次脳機能障害があってもそれの部分症状やそれから二次的に由来する失書とは考えられない場合を指している．

病巣としては，Exnerが書字中枢として報告した左前頭葉の中前頭回脚部[45, 46]と，左上頭頂小葉の損傷[47, 48]が知られている．

左前頭葉の中前頭回脚部の損傷で生じる失書は文字選択および文字配列の障害が中核である．左上頭頂小葉損傷の失書では失読失書の特徴と類似する．

大槻らは純粋失書例において口頭で形態イメージ形成を指示し，それがどんな文字のイメージとな

172　　JCOPY 498-22805

るかを答える課題で，頭頂葉の純粋失書群では有意に成績が低下していることを報告し[49]，頭頂葉損傷では想起した文字形態の操作や書字運動につなげるまでの把持に問題がある可能性を示した．

純粋失書には理論的問題もある[2]．書字能力は言語能力のうちでは最後に獲得されるものであり，その習熟には教育や努力が必要である．したがって知能の低下や注意能力の低下はすぐに書字に影響する．Chédru らは孤立性の失書は大部分が汎発性大脳機能障害（つまり意識障害などの非病巣性異常）の結果であって，言語表出の特異的な異常ではないと主張した[50]．しかしこの意見は必ずしも，賛成されていない[51]．

c) 失読失書

自発話，話し言葉の理解，復唱はほぼ正常であるのに，読み書きができない．書字障害は書字スピードが遅くなり，書き直しが多い．形態は拙劣になるが，判読は可能である．写字では見本を確かめた後は自分の字体で模写ができる．さらに書字だけでなく読みにも障害が強い．読みについては純粋失読と異なり，なぞり読みが無効である．

Dejerine[8, 9] により報告された例は読み書きがまったくできなかった．この症例はその後解剖され，左角回の病巣が認められた．これにより Dejerine は，左角回が文字の処理に重要であると述べた．また，Geschwind も角回が体性感覚，視覚，聴覚の連合野の中央部に位置する「連合野の連合野」であることを指摘した．

失読失書の場合には，視覚経由の文字形態情報と視覚経由の音韻情報の連合がこの領域の病変で阻害され，読字の異常を生じると述べている[19, 52]．

山鳥は自分の字体が書けること，なぞり読みが無効であることから，visual-manual system には問題なく保存されている可能性が高く，また音声言語に障害のない点からみて auditory-verbal system も正常に機能していることは確実で，したがって失読失書を visual-manual system と auditory-verbal system の機能的離断と考えることができると述べている[2, 53, 54]．

日本語話者での純粋失読と失読失書については，囲み記事の岩田，櫻井による二重回路仮説を参照されたい．

随伴症状としては，軽度の呼称障害（健忘失語），軽度の流暢性失語，計算障害，構成障害がみられることがある．

d) 失行性失書

頭頂葉の中でも特に上頭頂小葉の限局損傷では，頭頂葉の運動的側面の障害に限局される．これは狭義には失行がないにもかかわらず，書字動作でだけ失行のような運動障害を呈する症候として定義される．この症候では，自発書字，書き取りとも筆順障害や文字形態の不良を認める．書字スピードは低下し，運筆は努力様である．障害が重度の場合には判読が不可になることもある．写字による障害改善は認めない．報告例では上頭頂小葉とその皮質下の梗塞で書字障害が目立った[55]．書字は努力様の運筆で，書字スピードは低下し．筆順はその度変わり，文字形態不良のため判読不能であった．これらの症状は左右どちらの手の書字でも認められた．

e) 空間失書

書くためには空間分析能が必要である．右半球の後方の病変は視空間障害を引き起こし，純粋に機械的な非失語性のさまざまな書字障害を生じうる．

2 認知神経心理学的分類

認知神経心理学的分類では，二重経路モデルを用いた深層失書，表層失書，音韻失書の3つが知られており，この3つについて主に述べる．分類については文献32）を参考にした．

図16-6は語彙-意味経路と変換を伴う書字モデルを図示したBassoの書字モデルである[33]．語彙-意味経路は音韻的入力辞書，意味システム，正書法的表出辞書を通る．未知語を書き取る際には，聞こえた音素の系列は，その言語における音素-文字素の系列に変換されなくてはならない．

a) 音韻失書

非語の書字は障害されているか，不可能である．既知の単語を書く場合は，その単語が理解され得る場合には規則的，不規則的どちらも可能である．ある単語を知らなかった時には，意味システムによる正書法的表出辞書の活性化は起こらないため，音韻失書の患者はその単語を書くことができない．

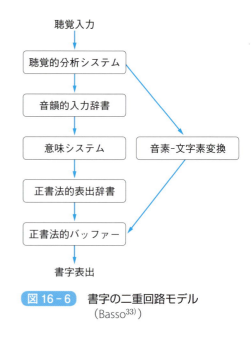

図16-6 書字の二重回路モデル
（Basso[33]）

b) 深層失書

深層失読と対応している．非語彙経路の障害は，非語の書字に困難を生じる．意味のシステムの障害は，単語の書字に障害を引き起こし，意味性錯書が特徴的である．比較的稀な症候群である．

c) 表層失書

語彙経路の障害と解釈されている．非語の書字は単語の書字より保たれており，規則語の書字も同様である．不規則語の書字で音韻的な誤りが最も目立つ．

3 書き障害のリハビリテーション

a) 書き障害の評価法

まず，書字障害について調べるために，鉛筆と白紙を用意する．ボールペンやマジックより，書字の際に握りやすく，ペン先に力が伝わりやすく，インクがにじんだりしない鉛筆が望ましい[14]．

次に実際に書字してもらうが，この時，麻痺のない側の手（右手に麻痺があれば左手）で握ってもらって，「時計」など（読みの検査をした時に用いた6つの単語でもよい）を書いて下さいと，口頭で指示し，書き取りを促す．もしくは，物品をみせてその名前を書かせることもある．この時，漢字と仮名それぞれを書き取りさせる．健常人は，左手で書字を書いたことがなくても，正しく書字できる．

書字障害のある患者では，文字の脱落や置換などの誤り，つまり「錯書」を示す．

臨床神経心理学的アプローチでは，運筆のスピード（努力様かどうか），文字形態が保たれているか，漢字と仮名に差があるかなどもポイントとなる．

認知神経心理学的アプローチには「時計」などの高頻度で高心像性の単語だけでなく，低頻度や低

16. 読み書き障害のアセスメント，リハビリテーション

心像性の単語，非語の書字成績についても調べる必要がある．

　さらに，住所を書いてもらったり，どこが悪くて病院にかかっているのかを書いてもらったり，絵をみせてその中で起こっていることを文章で説明してもらったり，など自発的に文章を書いてもらうことも重要である．助詞の使用誤りなどの文法障害がある時には失文法が示唆される．

　時に自分の名前を書くよう指示し，これが書けると「書字障害はない」と評価される場合があるが，これだけでは不十分である．自分の名前は，通常最も頻繁に書いている文字であるため，書字障害が重度であっても，名前だけは誤りなく書ける症例も稀ではない．

　自発書字の後には，写字の検査を行う．これは，見本をみせて，この通りに書き写す課題である．純粋失書では見よう見まねで，その文字の筆順など無視し，あたかも図形を模写するように書き写す例が多いが，失読失書では，見本を一度みれば，後は自分の字体で書字することが可能である．また，失行性失書の報告例では，写字の際「見本があると，かえって混乱する」といって，書き取りよりさらに努力様書字になった[55]．この例のように必ずしも書き取りに比べ写字が良好になるとは限らない．

b）リハビリテーション報告例

　書字リハビリテーションの時期については，発症後長期間経過してから始めたものでも，書字が改善したという報告が多い．改善が得られたセッションの頻度はさまざまであるが，書字障害が持続的に改善するには，日々の練習が重要で，かつ，長期にわたってリハビリテーションを継続する必要がある[56]．

　ここでは，純粋失書のリハビリテーション2例と認知神経心理学的アプローチによる1例を紹介する．

■**症例1　純粋失書**（小嶋ら[57]）
　60歳女性，青果業自営，尋常小学校卒．両手利き傾向あり（鉛筆は右手，はさみ・包丁は両手）．
　脳梗塞（左前頭葉〜側頭葉〜頭頂葉）発症後8カ月．
　その他の症状：右不全片麻痺（運動感覚両方），右同名半盲，音声言語と読字は日常生活に支障のない水準，WAIR VIQ 76，PIQ 82．
　失書の程度：書字の誤反応はほとんどが無反応で稀に錯書が認められたが，反応直後に誤りに気がついた．写字に問題はなかった．日常的な単語の書き取りでは漢字の正答率70％に対して仮名4％と著しく差を認めた．同じ単語を用いた漢字仮名の音読や聴覚理解の正答率はいずれも100％だった．
　リハビリテーション：訓練材料仮名39文字を13文字ずつ3グループに等分し，2つを訓練に使用し，残りの1つを非訓練文字とした．漢字をキーワードにして目標の仮名とキーワードの漢字の両方を書き写し，直後にその仮名と漢字を音読させた（「い」に対して「石」など），キーワード法訓練を行った．1回の訓練は30分，毎回訓練が終了し約1時間後にその日に訓練した文字に関して書き取りテストを施行した．キーワード法訓練は，キーワードの漢字とそれに対応する仮名文字を並べて写字し，直後に「いしのい」「うしのう」というように写字した漢字と仮名を音読するという方法で行った．キーワード法訓練，写字訓練ともに1回の訓練時間内に，仮名1文字につき平均13回の写字が可能だった．
　結果：ベースライン期に続くキーワード法訓練期に正答率は20％から100％に達し，中間の非訓練期，続く写字訓練期を通じてその正答率はほぼ維持された．
　考察：キーワード法による仮名書字訓練は，音韻と音韻，音韻と形態などいくつかの連合を形成し，比較的保存されている漢字想起の処理過程を利用して仮名文字を想起させようとするものと考えられる．したがってキーワード法訓練の適用の前提条件は，音韻の想起が保たれていることである．漢字を利

175

用するキーワード法訓練を行うためには，さらに漢字の書字および音読が良好でなければならない．
本例は純粋失書であり，音韻の想起および読みのモダリティーについてはもとより問題がなく，さら
に純粋失書のなかでも漢字の書字能力が仮名に比べ良好であったため，キーワード法訓練によって仮
名書字能力が実用水準まで改善したと考えられる．

■症例2　純粋失書（池上ら[58]）
53歳男性，矯正右利き，大学中退，飲食店経営．1年前に左穿通枝領域脳梗塞既往．脳出血（左視床背
側〜内包後〜一部放線冠）発症4カ月後．

その他の症状：右片麻痺，右下1/4盲，複視，WAIS-R VIQ 82，PIQ 86，FIQ 83．聴覚理解はToken
Test 96.4%，呼称17/20の正答，復唱，音読は問題なく，文レベルで可能，仮名理解10/10で可能．

失書の程度：仮名1文字の書き取りが4/10不良．自発字と書き取りに差はなく，「字が出てこない」
と発言した．仮名と漢字の書字に差は認められなかった．漢字単語は「犬」を「太」と誤るなどの形
態的に類似した文字と誤ることがあった他は無反応だった．

リハビリテーション：形態想起困難は漢字，仮名ともに認められた．実質的な書字能力を獲得するため
に仮名書字へのアプローチを先行した．仮名は音韻と文字が1対1の対応の関係にあり，本例は音韻
の分解・抽出に問題がなかったためである．書字に対しては，拒否的だったものの，ワープロには興
味を示した．読字に問題はなくキーを入力することは可能と考え，ワープロを用いた訓練から始めた．
訓練は1回45分，週4〜5回行った．ワープロのキーボードはJIS配列で，ローマ字入力ではなく仮
名入力を用いた．訓練は3段階に分けられ約2カ月，計42回施行された．

　第1段階（1〜4回）ではワープロ未経験の患者に慣れてもらうこと，キーの位置を覚えることが目
的だったため，「ターゲットの文字を語頭にもつ単語の入力」を行った．第2段階（5〜17回）は「文
レベルの入力」を行った．動作絵を呈示しその説明分をヒントなしで仮名入力させた．仮名入力後漢
字に変換させ，文完成後音読させた．7回目から100文字程度の文章のワープロ入力が可能となった．
第3段階（18回〜42回）では書字に対する拒否がなくなってきたため，「書字訓練」を導入した．動
作絵の説明分を仮名文字で書き，漢字に変換して漢字まじりの文として完成させた．漢字が想起困難
な際はヒントとして形態的に類似した文字や偏（へん）や旁（つくり）を口頭で伝え，それでも困難
な際はワープロで漢字変換した後，模写させた．27回目ころから口頭のヒントで漢字を想起する割合
が増え，形態想起が改善してきた．36回目からは1回の訓練で使用した動作絵カードは最初4〜5枚
だったが8〜9枚に増え，書字能力の改善を示した．42回の訓練終了時には数文字の誤りは認められ
るものの，簡単なメモが可能となった．

結果：1文字の書き取りでは仮名が初回の32.3%から，1カ月後80.6%，2カ月後87.1%に，漢字は，
初回37.3%から1カ月後47.5%，2カ月後52.5%に改善した．SLTAの漫画の説明は段階4になった．
文になると4〜5文字あたりに1文字誤るため，段階4もしくは5に止まったが，文意は十分，把握でき
き，書字は実用的となった．

考察：1文字の形態想起は困難であるが，分解・抽出のレベルには問題はなく，配列障害とは異なって
いた．したがって，コンピュータを用いた訓練ではあるが，1文字の形態想起を目的とした．これは
用いたコンピュータキーがJIS配列だったため，次第に空書しながらキーを探すようになり，形態を
想起する過程を賦活する一因になったのではないか．ワープロが書字障害の代用手段として有用なの
は周知の事実であるが，本例は訓練手段に用い，書字能力の改善につながったことから，訓練手段に
用いることの有用性は示唆された．

■症例3　正書法表出辞書，正書法的表出バッファー，音素-文字素変換メカニズムの障害
（Aliminosaら[33, 59]）
64歳男性，右利き，高卒，刑務所職員．左頭頂葉脳梗塞発症後3年．

その他の症状：重度の非流暢性失語（復唱は1単語のみ可能）と右不全片麻痺．

認知神経心理学的にみた失書の機能的な障害：語の頻度効果がみられたことから正書法的表出辞書の障
害が示唆された．語長効果がみられたこと，語のはじめや終わりに比べ中ほどで誤りやすかったこと，
主な誤りは置換・削除・挿入・転位だったことから正書法的表出バッファー障害が示唆された．また
非語が何も書けなかったことから音素-文字素変換障害が推測された．

16. 読み書き障害のアセスメント，リハビリテーション

リハビリテーション：正書法的表出辞書の障害とバッファー障害に対して，プログラムを考案した．

　頻度・長さ・品詞・音節数をマッチさせた 2 セットの 18 語を用意し，セット A を訓練に，セット B を対照として用いた．最初のリハビリテーションでは，セット A を用い，遅延性複写を行った．患者が綴りを誤った時にはその語を再度呈示し，患者に一定時間の後でそれを写すように指示した．第 2 段階のリハビリテーションでは，書き取りを行った．綴りを誤った時は，正しい綴りをみせ，そのカードを隠した後，患者にその語をもう一度書かせた．すべての語が 5 施行連続で 100％正確に書けた時を訓練終了時とした．

　各段階のリハビリテーションをそれぞれ 2 週間行い，1 週間で 2 つのリハビリテーションセッションと 4 つの独立した練習セッションが行われた．

結果：ベースライン期ではセット A で 14％，セット B で 11％の正解だった．セット A とセット B の語を無作為に書き取るようにして評価したところ，1 週間後の評価でセット A の語は 100％，セット B の語は 17％の正解だった．つまり，正書法的出力辞書障害は改善したが，正書法的表出バッファーの改善（非訓練語への汎化）は認められなかった．

考察：本研究の重要性は，2 点ある．1 つは書字障害のリハビリテーションの治療方法の有効性を示した点である．もう 1 つは認知神経心理学的にみた失書の機能的な診断が正しいかを確かめるために，治療的手順をどのように用いればよいかを示した点である．

■文献

1) 松田　実．読字の障害　失読症．In: 鹿島晴雄，他編．よくわかる失語症と高次脳機能障害．大阪：永井書店；2003. p.121-31.

2) 山鳥　崇．神経心理学入門．東京：医学書院；1985. p.157-250.

3) 岩田　誠．脳と言葉-言語の神経機構．東京：共立出版；1996. p.128-46.

4) 波多野和夫，藤田郁代，監訳．Harold Goodglass 著．失語症の理解のために．東京；創造出版：2000. p.199-222.

5) Heilman KM, Rothi L, Campanella D, et al. Wernicke's and global aphasia without alexia. Arch Neurol. 1979; 36: 129-33.

6) Yamadori A. Dissociation of visual and auditory language comprehension capacity in aphasia. Folia Psychiatr Neurol Jpn. 1978; 32: 553-61.

7) Brown JW. Aphasia, Apraxia and Agnosia. Springfield: Charles C Thomas; 1972.

8) Dejerine J. Sur un cas de cecite verbale avec agraphie, suivie d'autopsie.Compt Rend Seances Mem Soc Biol. 1892; 3: 197-201.

9) Dejerine J. Contribution à létude anatomopathologique et clinique des différentes variétés de cécité verbale. Mem Soc Biol. 1891; 44: 61-90.

10) 鳥居方策，訳．デジェリーヌ J．異なる 2 種類の語盲に関する解剖病理学的ならびに臨床的研究への寄与．In: 秋元波留夫，他編．神経心理学の源流　失語編（上）．東京：創造出版；1982. p.331-54.

11) 鳥居方策．純粋失読について．In: 秋元波留夫，他編．神経心理学の源流　失語編（上）．東京：創造出版；1982. p.355-76.

12) 岩田　誠，訳．デジェリーヌ J．失書を伴う語盲症とその剖検所見について．In: 秋元波留夫，他編．神経心理学の源流　失語編（上）．東京：創造出版；1982. p.213-16.

13) 岩田　誠，訳．デジェリーヌ J．解説．失書を伴う語盲症とその剖検所見について．In: 秋元波留夫，他編．神経心理学の源流　失語編（上）．東京：創造出版；1982. p.217-30.

14) 武田克彦．ベッドサイドの神経心理学．2 版．東京：中外医学社；2009. p.80-104, p.168-93.

15) Parkin AJ. Explorations in cognitive neuropsychology. Oxford: Blackwell Publishers; 1996.

16) Damasio AR, et al. The anatomic basis of pure alexia. Neurology.1983; 33: 1573-83.

17) Damasio AR, et al. Hemianopia, hemichromatopsia and the mechanisms of alexia. Cortex. 1986; 22: 161-9.

18) Geschwind N. The organization of language and the brain. Science. 1970; 170: 940-4.

19) Geschwind N. Disconnexion syndromes in animals and man. I. Brain. 1965; 88: 237-94.

19)' Geschwind N. Disconnexion syndromes in animals and man. II. Brain. 1965; 88: 585-644.

20) Greenblatt SH. Subangular alexia without agraphia or hemianopsia. Brain Lang. 1976; 3: 229-45.

21) Greenblatt SH. Localization of lesions in alexia. In: Kertesz A, editor. Localizations in Neuropsychology. New York: Academic Press; 1983. p.323-56.

22) Iwata M. Kanji versus Kana- neuropsychological correlates of Japanese writing system. Trends Neurosci. 1984; 7: 290-1.

23) 岩田　誠. 読字と書字の神経機構. 神経心理学. 2002; 18: 49-50.

24) 櫻井靖久. 読字の神経機構. In: 岩田　誠, 他編. 神経文字学―読み書きの神経科学. 東京: 医学書院; 2007. p.93-112.

25) 相馬芳明, 本田仁視, 監訳. 認知神経心理学（McCarthy, Warrington EK. Coginitive Neuropsychology. A Clinical Introduction）. 東京: 医学書院; 1996. p.182-222.

26) 杉下守弘, 監訳. 臨床神経心理学（Kenneth M. Heilman, Edward Valenstein, editors. CLINICAL NEUROPSYCHOLOGY 3rd ed）. 東京: 朝倉書店; 1995. p.24-41.

27) Shallice T, Warrington EK. The possible role of selective attention in acquired dyslexia. Neuropsychologia. 1977; 15: 31-41.

28) Costello AD, Warrington EK. The dissociation of visuospatial neglect and neglect dyslexia. J Neurol Neurosurg Psychiatry. 1987; 50: 1110-6.

29) Warrington KE, Schallice T. Word-form dyslexia. Brain. 1980; 103: 99-112.

30) Coltheart M. SEVEN QUESTIONS ABOUT PURE ALEXIA（LETTER-BY-LETTER READING）. Cognitive Neuropsychology. 1998; 15: 1-6.

31) Coltheart M, Rastle K, Perry C, et al. DRC: A dual route cascaded model of visual word recognition and reading aloud. Psychol Rev. 2001; 108: 204-56.

32) 伏見貴男, 伊集院睦雄, 辰巳　格. 漢字・仮名で書かれた単語・非語の音読に関するトライアングル・モデル（1）. 失語症研究. 2000; 20: 115-26.

33) 武田克彦, 他訳. 失語症-治療へのアプローチ（Anna Basso 著）. 東京: 中外医学社; 2006. p.114-35, p.169-201.

34) 伊集院睦雄. 単語の読み書き障害への認知神経心理学的アプローチ. In: 笹沼澄子, 編. 言語コミュニケーション障害の新しい視点と介入理論. 東京: 医学書院; 2005. p.131-56.

35) 今井眞紀, 新貝尚子, 金子真人. 読字. In: 鹿島晴雄, 他編. よくわかる失語症セラピーと認知リハビリテーション. 大阪: 永井書店; 2008. p.276-94.

36) 笹沼澄子.（補稿）脳損傷に起因する読みの障害. 認知科学選書. 読むということ. 東京: 東京大学出版会; 1987. p.175-221.

37) Marshall JC, Newcombe F. Patterns of paralexia: A psycholinguistic approach. J Psycholinguis Res. 1973; 2: 175-99.

38) Warrington EK. The selective impairment of semantic memory. Q J Exp Psychol. 1975; 27: 187-99.

39) 綿森淑子, 鈴木　勉. 純粋失読と失読失書のリハビリテーション. In: 江藤文夫, 他編. 臨床リハ. 別冊　高次脳機能障害のリハビリテーション Ver. 2. 東京: 医歯薬出版; 2004. p.269-72.

40) Patterson KE, Wilson BA. A ROSE is a ROSE or a NOSE; A deficit in intial letter identification. Cognitive Neuropsychology. 1990; 7: 447-77.

41) Patterson KE. イギリスと日本, 読み障害の比較を通して＜カラリン・パターソン博士に聞く＞. In: 綿森淑子　監修. 純粋失読-書けるのに読めない. 東京: 三輪書店; 2002. p.139-49.

42) Colteart M, Byng S. Atreatment for surface dyslexia. In: Seron X, et al, editors. Cognitive approaches in neuropsychological rehabilitation. Hillsdale, NJ: Lawrence Erlbaum Associates; 1989. p.159-74.

43) 宮崎裕子, 武田克彦. 頭頂連合野の機能と障害. 失読・失書. Clin Neurosci. 2009; 27: 445-7.

44) 毛束真知子. 書字障害の種類. In: 岩田　誠, 他編. 神経文字学―読み書きの神経科学. 東京: 医学書院; 2007. p.127-48.

45) Exner S. Untersuchungen uber Lokalisationder Functionen in der Grosshirnrinde des Menschen.

Wien: Wilhelm Baumller; 1881.

46) Gordinier HG. A case of brain tumor at the base of the second left frontal convolution, with autopsy; the only positive localizing symptom was agraphasia. Am J Med Sci. 1899; 117: 526-35.

47) Basso A, Taborielli A, Vignolo LA. Dissociated disorders of speaking and writing in aphasia. J Neurol Neurosurg Psychiatry. 1978; 41: 556-63.

48) Auerbach SH, Alexander MP. Pure agraphia and unilateral optic ataxia associated with a left superior parietal lobule lesion. J Neurol Neurosurg Psychiatry. 1981; 44: 430-2.

49) 大槻美佳, 木下葉子, 宮下光太郎, 他. 文字想起困難の機序-純粋失書の検討. 臨床神経. 1999; 39: 129-38.

50) Chédru F, Geschwind N. Writing disturbances in acute confusional states. Neuropsychologia. 1972; 10: 343-53.

51) 杉下守弘. 純粋失書. 神経内科. 1979; 10: 420-7.

52) Geschwind N. The development of the brain and the evolution of language. In: Stuart CIJM, editor. Monograph series on languages and linguistics. Vol. 17. Washington: Georgetown University Press; 1964. 155-69.

53) Yamadori A. Ideogram reading in alexia. Brain. 1975; 98: 231-8.

54) Yamadori A. Ikumura G. Central (or conduction) aphasia in a japanise patient. Cortex. 1975; 11: 73-82.

55) 宮崎裕子, 松本典子, 井口保之, 他. 左頭頂葉梗塞により書字障害を呈した1例. 川崎医学会誌. 2007; 33: 333-8.

56) 佐藤睦子. 書字. In: 鹿島晴雄, 他編. よくわかる失語症セラピーと認知リハビリテーション. 大阪: 永井書店; 2008. p.287-94.

57) 小嶋知幸, 宇野 彰, 加藤正弘. 純粋失書例における仮名書字訓練; シングルケーススタディによる訓練法の比較. 失語症研究. 1991; 11: 172-9.

58) 池上加奈子, 小島千枝子, 前田弘士, 他. 書字訓練にワープロが有効であった純粋失書の一例. 言語聴覚研究. 2006; 3: 116-24.

59) Aliminosa D, MacCloskey M, Goodman- Schulman R, et al. Remediation of acquired dysgraphia as a technique for testing interpretations of deficits. Aphasiology. 1993; 7: 55-69.

〈宮﨑裕子〉

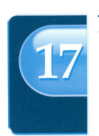

17 高次脳機能障害のリハビリテーションの遂行などに影響を与える精神症状

要点

脳損傷の急性期から回復期には，さまざまな神経行動障害（neurobehavioral disorder）が出現する．これらの症状は，自然回復する場合や，リハビリテーションによって，記憶や注意，遂行機能などの認知機能の改善とともに回復する場合も多い．薬物療法や環境調整も症状の改善のためには必要である．本人が障害に気づき，適切に対処することで社会参加も可能となる．しかし，回復期に精神運動性興奮が強くなりリハビリテーション介入が困難な時期や，認知機能障害や神経行動障害に対して適切に診断・介入されることがなく経過し，慢性期に適応障害をきたす場合がある．適応できないことからさらに抑うつ的になり，周囲に対して攻撃性が強くなる場合がある．就労や復学など社会参加を促進し，生活の質を向上するためには，症状の改善だけを目標とするのではなく，患者の受傷・発症前の性格や個人の特性（個人因子）や社会心理的背景，脳損傷によってひきおこされた認知機能障害と神経行動障害，患者や家族をとりまく環境の変化（環境因子）を統合的に評価したうえで，患者とその家族が症状を適切に理解し対応できるような指導が必要となる（図17-1）．

臨床場面では米国精神医学会によるDSM-5精神疾患の診断・統計マニュアル[1]とICD-10（第10回国際疾病分類）精神および行動の障害[2]が，精神医学的診断基準として広く用いられている．現時点（H27年11月現在）では，ICD-11の改訂作業がWHOで進められ，その草案が発表されている

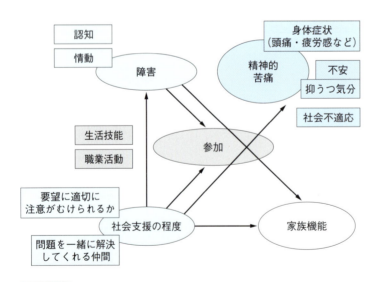

図 17-1 障害により参加が制約され家族機能にも変化が生じる．患者の精神的苦痛は，認知や情動などの障害の程度，生活技能や職業活動を通してどの程度参加ができるか，社会支援や家族の理解と協力がどの程度受けられるか，などと関係する．

17. 高次脳機能障害のリハビリテーションの遂行などに影響を与える精神症状 ●

が，臨床応用には至っていない[3].

　ここでは急性期から回復期にかけて出現する症状を概説し，リハビリテーションの経過における治療や対応方法についてのべる.

A　急性期の意識障害の症状の評価と治療

1　症状

　意識（consciousness）はすべての精神機能の基盤となるものである．意識は a〕覚醒度の障害（意識の清明度の障害，意識混濁 clouding of consciousness といわれる）と b〕複雑な意識の内容や広がり（意識狭窄や変容）とに分けられる．意識の混濁と意識の変容は混在することが多い.

　a) 意識が清明であることを示す指標は，見当識（ヒト，時間，場所），注意（容量・配分・集中が維持できること），理解（質問の内容を正しく理解できる），記銘力がある，その時のことを思い出せる，などで判断できる．臨床の場面で意識を定量化できる評価尺度として，Japan Coma Scale（JCS），Glasgow Coma Scale（GCS）がある．JCS は痛覚刺激に対する反応で意識障害を 3 段階に分け，さらに 3 段階に分け，全体を 9 段階で評価する．GCS は呼びかけ，痛覚刺激に対する運動反応，言語反応を評価するもので，意識清明は総得点 13 点，意識混濁が最重度ならば 3 点である.

　b) 意識の変容は，以下の 5 つのように分類される.

　b-1）もうろう状態：意識狭窄に意識混濁が加わり，錯覚，幻覚，徘徊，不安などを伴う．注意の範囲が限局するため，抑制が欠如し集中できず，的外れなようにみえる.

　b-2）せん妄：意識混濁に錯覚・幻覚，精神運動性興奮・不安などが加わった意識障害である．"急に起こり全般的な認知機能障害と，注意，睡眠・覚醒サイクル，精神運動行動の障害による器質性脳症候群"[4] 一過性の認知機能障害とも考えられている．せん妄の原因は，アルコール，薬物中毒，離脱，急性感染症，代謝性疾患，外傷性脳損傷，脳血管障害，脳腫瘍，低栄養，高齢者などさまざまである.

　b-3）アメンチア：軽い意識混濁に思考のまとまりのなさ，周囲の状況を理解できずに困惑する状態，見当識障害が強い．せん妄からの経過や，通過症候群でみられる.

　b-4）夢幻状態：周囲を夢のように認識，まとまりなく，疎外感，幻覚，不安を伴う.

　b-5）通過症候群：意識障害が回復する過程で一過性，可逆性にみられる，健忘，幻覚・妄想，錯乱，発動性低下，気分障害，などの精神症状群である．意識混濁から通過症候群を経過して正常状態に復する場合や，逆に通過症候群から意識混濁に至る場合など可逆的な場合と，器質性精神病から認知症に至る不可逆な場合がある.

2　対応（management）[5]

a) 非薬物的介入

　急性期には，意識変容を引き起こしている原因の治療（電解質の補正，原因となる薬物の中止，感染症の治療）が優先されるが，非薬物的介入として大事なことは，患者と他者への安全性を確保することである．患者は焦燥し，徘徊し，転落，点滴やカテーテルをひきぬく，自傷，自殺企図，医療者や他患への暴力などの危険性がある．症状には変動あり，突然危険行為に至る場合があるため，個別に対応することが望ましい．集中治療室や，静かな薄暗い部屋で過ごすのが望ましいが，患者は混乱

JCOPY 498-22805

181

● 17. 高次脳機能障害のリハビリテーションの遂行などに影響を与える精神症状

し見当識障害があるため，いきなり，注射針や管を持って入室すると興奮し驚愕，恐怖反応を示すことがある．患者にはその都度，場所や時間，目的をわかりやすく説明する．少しずつ落ち着いてきた段階から，睡眠-覚醒リズムを維持し，日中の活動性を上げるために，注意・集中できる簡単な認知訓練や運動療法を導入する．経過に応じて，家族にこれらの精神症状の説明や予後の見通し（可逆的な場合があること）を説明することで，家族の心理的負担が軽減される．

　回復期のリハビリテーションにおいても，脳損傷によるせん妄から通過症候群の間の意識混濁から意識変容による症状（興奮，幻覚妄想）に対しては薬物療法を，意識障害，睡眠覚醒スケジュール障害，記憶・注意などの認知機能障害や対人技能拙劣などに対しては非薬物的介入を，環境調整や家族指導とともに早い段階から並行して行うことは，社会参加を促進するうえで治療的意義が高い[6]．

b) 薬物療法

　せん妄の間に出現する焦燥，幻覚，不安，恐怖などは薬物療法の対象となる．ドーパミン遮断効果のある抗精神病薬が推奨されるが，QT延長症候群には禁忌である．急速に鎮静が必要な場合はハロペリドール3〜5mgとロラゼパム0.5〜1mgの経静脈内注射を行う．副作用の錐体外路症状の少ない非定型抗精神病薬，リスペリドン（0.25〜2mg），オランザピン（2.5〜10mg），クエチアピン（12.5〜50mg）も推奨されるが，経静脈内注射を行うことができない．ベンゾジアゼピン系薬剤は最小限の使用が望ましい．アルコールやベンゾジアゼピン系薬剤の離脱の治療の場合や，患者の焦燥が強い場合には，抗精神病薬と併用して少量を用いる場合がある．

B　情動と認知機能の神経基盤

　大脳辺縁系は大脳半球の内側部にあり，海馬，扁桃体，帯状回を含み，情動や記憶に関連する脳の古い部分である．海馬は，脳幹部から視床下部に投射される脳幹網様体賦活系と大脳皮質からの高次機能を結びつけることで，記憶の記銘や保持に関連している．扁桃体は側頭葉極や下部側頭葉皮質，前頭葉腹側部，眼窩面皮質など情動と関連する皮質と強く相互に結合している．海馬と扁桃体は，快・不快などの感覚刺激の評価や条件づけ，情動体験によるエピソード記憶の定着にかかわり，帯状回は意欲ともかかわっている．海馬記憶系（Papez回路）と扁桃体情動系（Yakoblev回路）は，回路としては独立しているが，皮質，基底核，間脳において相互に交流があり密接に連携している（図17-2）[7]．大脳基底核は，大脳新皮質，大脳辺縁系，中脳との密接な結びつきがあることから，認知，情動，運動，意欲などの「精神機能」を統合するうえで重要な役割を果たしている．脳内のドーパミン作動性ニューロンは，主に中脳の黒質緻密部と腹側被蓋野に存在し，運動機能のみならず，意欲や自発性，快の情動（喜びや興味）などと関連する．腹側被蓋野のドーパミン作動性ニューロンの中脳辺縁系の投射経路は，情動や記憶の調節にかかわり，行動の実行や判断に寄与する．

　アセチルコリン作動性ニューロンは，①マイネルト基底核を含む前脳基底部，②脚橋被蓋核を含む橋被蓋背外側部，③線条体内の介在ニューロンとして分布し，注意，記憶，感情などの機能をつかさどる．このようにドーパミン系とアセチルコリン系の機能低下と関連する神経徴候が症状の形成に関与し，その機序にもとづいた薬物療法の対象となることがある．

182

17. 高次脳機能障害のリハビリテーションの遂行などに影響を与える精神症状

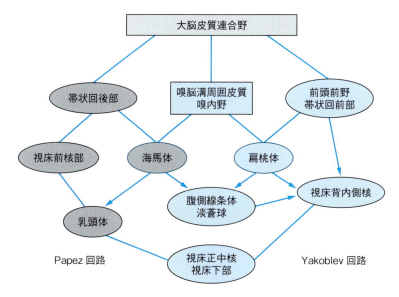

図 17-2 海馬記憶系（Papez 回路）と扁桃体情動系（Yakoblev 回路）は，回路としては独立しているが，皮質，基底核，間脳において相互に交流があり密接に連携している．

C 脳損傷による情動と認知機能の変化

　ヒトは，外界の刺激に適切に注意を向け，環境を認知し，状況を判断し，その中で動機づけ（motivation）が起こり，自分の意志を決定し，とるべき行動を計画，実行する．行動を効率よく起こし制御するためには，遂行機能が働き，同時に自分の感情を適切に制御し，相手の情動を読み取って行動する社会的行動をとることが要求される．

　脳損傷後にはこのような情動と行動の神経基盤そのものに障害が生じる．脳損傷により，①情動の起こり方，②相手の情動を理解できず，社会的な交流ができない，③情動や行動を制御することができないなどの障害が出現する．①情動の起こり方の障害には，情動が過度に起こる場合と適切な情動が起こらない場合とがある．過度に起こる場合とは，日常生活の些細な刺激や状況で，過剰な情動反応として出現し（話しかけただけで突然怒り出すなど），眼窩前頭皮質との関連が想定されている．一方，側頭葉内側部の障害では，誘因なく突然大声を出し，ものを投げつけ，一定時間持続するものの，突然平静になることがある．わずかな刺激で過剰に泣いたり笑ったりする感情失禁といわれる病態もある．

　逆に外界の刺激に対して適切な感情が起こらず無気力で，発動性が低下したようにみえる場合がある．前頭葉帯状回，視床内側部，中脳辺縁系との関連が示唆されている．

　②扁桃体や前頭葉下面を中心とする情動系の障害では，相手の表情から情動に気づくことができず，場に合った言動をとることができないために対人関係を良好に保つことができなくなる．自分の感情を適切に処理し，相手の情動を読みとって行動するいわゆる社会的行動をとることも難しくなる．③注意や遂行機能障害と関連して，情動や行動を制御できずに，衝動性，脱抑制，攻撃性などといった症状であらわれる場合がある（E参照）．

● 17. 高次脳機能障害のリハビリテーションの遂行などに影響を与える精神症状

D 回復期にしばしば出現する精神症状: 評価と治療

　脳損傷後の薬物療法は，精神疾患に対する薬物療法に準じたものになる．脳の脆弱性から少量の薬剤でも副作用が発現する場合があるため，通常の使用量の1/2程度から開始することが望ましい．少量の薬剤でも副作用が発現する場合があるため，通常の使用量の1/2程度から開始し，患者の訴えがそのまま気分状態を反映しないことが多く，環境調整やリハビリテーションを並行して行うことで症状の緩和につとめ，薬物量が過量にならないような配慮が必要である．

1 精神症状

a) うつ

　気分障害の中には，うつ病性エピソードと躁病性エピソードがあり，どちらか一方だけが出現する場合，交互に出現する場合とがある．脳損傷後にもしばしは出現する症状であり，この症状のためにリハビリテーションがうまく進まないことがある．うつの臨床症状は，ほとんど1日中の抑うつ気分であり，興味，喜びの低下，体重減少，不眠，精神運動性制止，易疲労感，無価値観，自殺念慮などがあげられる．診断基準はICD-10[2]では，「器質性気分障害」，DSM-5[1]では，「他の医学的疾患による抑うつ障害」と定義され，抑うつと脳血管性障害や頭部外傷は密接な関係があることが示されている．悲観的言動が多く，リハビリテーションへの参加意欲が低下し，日常生活活動や認知機能が低下する．

　評価尺度には，日本語版POMS（Profile of mood states），Hamilton Depression Scale，脳卒中情動障害スケール（JSS-E）[8]，脳卒中うつスケール（JSS-D）[8]などがある．脳卒中うつスケールでは，①気分，②罪悪感，絶望感，悲観的考え，自殺念慮，③日常活動（仕事，趣味，娯楽）への興味，楽しみ，④精神運動抑制または思考静止，⑤不安・焦燥，⑥睡眠障害，⑦表情の7項目を3段階で評価する．

　非薬物的介入として，脳卒中治療ガイドライン[8]の中では，脳卒中後のうつは日常生活動作（ADL）や認知機能の改善を阻害し，健康関連QOLが低くなるため，十分な評価を行い，リハビリテーション治療を行うことが勧められている（グレードB）．運動やレジャーも脳卒中後のうつの発生を減少させられるので勧められている（グレードB）．

　脳損傷によるうつ症状を「障害による当然の反応」と過小評価せず，①記憶や注意，遂行機能障害，失語などの認知機能障害を，神経心理学的検査を用いて評価し，リハビリテーション治療を行うこと，②参加を促進するための生活技能や職業訓練を行うこと，③社会的な支援（仲間，障害手帳，自立支援医療，社会福祉資源など）を活用できるように支援すること，④患者と家族教育を行うことなどをリハビリテーションの中で積極的に取り入れることが必要となる．

　うつに対する薬物としては，選択的セロトニン再取り込み阻害薬（SSRI），セロトニン・ノルアドレナリン再取り込み阻害薬（SNRI），ノルアドレナリン作動性・特異的セロトニン作動性抗うつ薬（NaSSA）などの効果が報告されている．脳卒中ガイドラインでも，うつに対して三環系抗うつ薬，SSRIなどの抗うつ薬の早期の開始が推奨されている（グレードB）．

b) アパシー（無気力）

　アパシー（無気力）は動機づけ（motivation）が低下した状態であり，意欲が低下し，自発性に乏

184

しく，自ら行動を起こすことができない．適切な感情が起こらず，自分の状態に無関心で悩まない．うつとの相違は，うつは気分の障害であり，ネガティブな気分が主となり自分の症状に悩むところにある．

　動機づけには，腹側淡蒼球からのドーパミン作動系ニューロンを介在した回路が関与する．たとえば一酸化炭素中毒では淡蒼球が障害されやすく，記憶・注意・遂行機能障害などの認知機能障害に加えて，重度な意欲発動性低下を引き起こす[9]．淡蒼球は，腹側被蓋野を介して，側坐核，視床背内側，扁桃体とドーパミンやグルタミン，GABA を介して連絡があり，前帯状回とも連絡している．動機づけの回路と，記憶系，情動系の神経回路は密接に連携していることから，記憶障害に対するリハビリテーションを行うことも動機づけの向上，アパシーの改善には役立つ可能性がある．

　評価尺度には，やる気スコア（脳卒中スケール）[8]，標準意欲評価法（CAS）[10] などがある．CAS は，面接による意欲評価，質問紙による意欲評価，日常生活行動の意欲評価，自由時間の日常行動観察など 4 つの評価スケールをもとに，臨床的総合評価を行い，意欲低下の程度を判定する．

　非薬物的介入としてのうつ状態への基本的な対応は，患者に共感し支持的な態度で接し，休養を指示することであるが，うつ状態が重度でなければ，適度な有酸素運動も効果がある．これに対して，アパシーには，休養よりも本人の興味のある刺激を提示し，意欲がもてるような課題や集団訓練の中に誘導するような行動療法的なアプローチが奏効する場合がある．

　アパシーに対する薬物療法のエビデンスは少ないが，ドーパミン拮抗薬，中枢刺激薬，SNRI などの有効性が示されている．脳卒中慢性期の自発性低下には脳代謝改善薬ニセルゴリンやアマンタジンの効果も推奨されている．

c）躁

　気分が異常かつ持続的に高揚し，開放的で，またはいらだたしい，いつもとは異なる期間持続し，自尊心の誇大，多弁，観念奔逸，注意散漫，目的志向性の活動の増加，精神運動性の焦燥などの症状で定義される．脳損傷後には，注意障害（注意が持続せず，転導しやすい）により，多弁で落ち着きがないように見える場合や，前頭葉機能障害，脱抑制的で攻撃的，興奮しやすいという症状が，脳損傷以外の精神疾患による躁状態と似た症状となる．多幸感は少ない．抗躁薬（リチウム），抗てんかん薬（バルプロ酸ナトリウム，カルバマゼピン），抗精神病薬（クエチアピン）などが効果がある．これらの薬物療法に加えて，回復期では注意や遂行機能障害などに対する直接的訓練，環境調整を試みる．

d）不安

　不安とは，漠然とした不快で恐怖，覚醒，緊張を伴う情動である．不安は，現実を適切に認識し，理解し，解決方法を見出すことで改善する場合がある．しかし脳損傷患者は，記憶や注意の障害から環境を適切に認識できないことで，さらに不安が増強する．病的になると，全般性不安障害（多数のできごとまたは活動についての過剰な不安と心配が少なくとも 6 カ月以上続く），パニック障害（予期しないパニック発作が繰り返し起こり，さらに発作が起こるのではないかという不安が連続し，回避行動につながる）などの障害となる．治療には，ベンゾジアゼピン系薬剤や SSRI などを用いる．並行して記憶・注意・遂行機能障害に対する直接的訓練，代償手段の指導，環境調整，行動療法などを試みる．

● 17. 高次脳機能障害のリハビリテーションの遂行などに影響を与える精神症状

e) 強迫性障害

　脳損傷後には，反復行動（同じ行動や言葉を繰り返す，ゴミを集め続ける）がしばしばみられる．これは記憶障害（行動を忘れてしまうため，同じ行動を繰り返す）や保続や固執が原因である場合があり，環境調整や行動療法が推奨される．これは，他の精神疾患に出現する強迫性障害，繰り返し侵入する不合理な考え，衝動（強迫観念）と儀式的で常同的な行動（手洗い，確認行動）精神活動（数える，単語を繰り返す）（強迫行動）を特徴とするものとは異なり，本人に強い不安や苦痛を伴うことは少ない．治療には，強迫性障害との関連は明らかではないが，強迫性障害に効果があるとされるSSRI が効果あるとされている．

f) 心的外傷後ストレス障害

　脳損傷が心的外傷的出来事（たとえば，外傷を負わせる事故，爆風，減速または加速による外傷）に関連して起こった場合，心的外傷後ストレス障害の症状が出現することがある．頭部外傷を引き起こす出来事はまた，心的外傷的出来事の構成要素となる．頭部外傷に関する悪夢，驚愕反応が亢進し，そのできごとが再び起きているように突然感じ（flash back），関連する対象や刺激を避ける回避行動となる．脳外傷の逆行性健忘で事故当時のことは正確に覚えていないものの，忘却されていた記憶が回復する場合や，後から事故に関する情報を入手することで病的な記憶が形成され心的外傷が形成される場合もある．扁桃体には恐怖を伴う記憶が選択的に取り込まれる．これが適切に強化されると恐怖を回避する行動を起こすための条件づけになるが，病的に処理されてしまうと外傷性記憶となる．心的外傷後ストレス障害では，第3者には何でもない刺激が，事故にあった本人には予想外の心理的反応を引き起こす場合があるため，留意が必要である．脳震盪後といわれる症状（頭痛，めまい，光または音への過敏性，いらいら，集中困難）は脳損傷の有無にかかわらず出現しうるものであり，これによって心的外傷後ストレス障害を呈する人もいる．

　頭部外傷後の心的外傷後ストレス障害による症状と，神経認知症状とは重なりあうことが多いため，厳密な鑑別は難しい．しかし，「再体験」「回避」は心的外傷後ストレス障害に特徴的であるのに対し，「持続性の失見当識」は頭部外傷後の神経認知症状として特徴的であり，これらの鑑別は可能である．

　薬物療法は，SSRI，非定型抗精神病薬やアドレナリン阻害薬が効果あるが，著効するわけではない．心的外傷によるイメージや記憶に焦点をあてた認知行動療法も試みることが必要である．

g) 認知症

　認知症とは，一度正常に発達した知的機能が後天的な脳の器質的障害によって持続的に低下し日常生活や社会生活に支障をきたした状態である．ICD-10精神および行動の障害では，「通常慢性または進行性の脳疾患によって生じ，記憶，思考，見当識，理解，計算，学習，言語，判断などの多数の高次皮質機能の障害からなる症候群」と定義されている．老年期に認知症をきたす可能性がある疾患として，脳血管性認知症や脳炎・脳症・脳腫瘍などがあげられている．認知症の大半は変性によるもの（アルツハイマー型）と脳血管性病変によるもの，混合型に分類されている．薬物療法は，アルツハイマー型の中核症状（記憶障害，失見当識）には抗認知症薬（コリンエステラーゼ阻害薬やNMDA受容体拮抗薬）が，周辺症状の抑うつ，攻撃的行為，幻覚・妄想に対しては，抗精神病薬，抗うつ薬，抗不安薬などが必要に応じて使われている．抗認知症薬はアルツハイマー型認知症を対象

としており，治療の目的は病状の進行遅延である．認知機能の回復を目的としたものではない.

2 社会的行動障害という考え方

リハビリテーションの過程でしばしば出現し，対応が必要な脳損傷後の行動障害は高次脳機能障害モデル事業の診断基準[11] の中で，社会的行動障害として以下のように定義された.

①意欲発動性の低下：意欲が低下することで自発的な活動に乏しい．行動を起こし始める動機づけの低下が関与している場合もある.

②情動コントロールの障害：些細なことで過剰に興奮し攻撃的な行動にエスカレートし，患者は感情や行動を制御することができない．自己認識の障害から，訓練などを拒否する．突然大声を出し，怒鳴り散らし，暴力などの反社会的行為がみられる.

③対人関係の障害：情動の障害により相手との適切な情動的交流がとれないこと，認知や言語能力の低下により適切なコミュニュケーションがとれないことと関連する．適切な情動交流がもてないことから，過度に親密であったり他罰的であったりする．脱抑制的な発言などがみられる．相手の言外にこめられた意図を理解できず，場の雰囲気を理解することができない.

④依存的行動：発動性や人格機能の低下により退行を示す．自分で行動を決められず他人に依存的な生活を送る.

⑤固執：遂行機能障害の結果としてあらわれる場合，新たな問題に対応することができず，認知や行動を修正転換することができずに，従来の行動を続け，固執する．手順を確立し，決められたとおりに生活の問題を解決できるように行動を援助する.

3 器質性精神障害という考え方

脳損傷により記憶や注意などの高次脳機能，情動や気分，意欲などが変容し様々に影響しあい，周囲の状況や対人行動反応に持続的な変化が生じる．生来のパーソナリテイが変化し，周囲から「人柄が変わった」といわれる状態になるが，受傷前の性格が先鋭化する（もともと頑固だったのがさらに頑固になる）場合，受傷前と全く変わってしまう場合（攻撃的だったひとが穏やかになる）などがある.

ICD-10 精神および行動の障害では，F0 症状性を含む器質性精神障害のコードの中に分類される．下位分類では，F04 器質性健忘症候群，F06.0. 器質性幻覚症，F06.3 器質性気分障害，F06.4 器質性不安障害，F07.0 器質性パーソナリティ障害などとされている（表 17-1）.

パーソナリティとは特徴的な情動的，動機づけが形成する行動様式であり，個人の生涯を通じて形成されるものである．DSM-5 精神疾患の診断・統計マニュアルではパーソナリテイ機能の構成要素を，自己および対人関係機能と定義している．自己は，1. 同一性（ただ一つだけの存在として自己と他者との間の明らかな境界をもって自分自身を体験すること，自尊心の安定性および自己評価の正確さ，さまざまな情動体験への適応力およびそれを制御する力），2. 自己志向性（一貫性がありかつ有意義な短期および人生の目標の追求，建設的かつ行動の内社会的な内的規範を活用，建設的に内省する能力）である．対人関係は，1. 共感性（他者の体験および動機の理解と尊重，異なる見方の容認，自分自身の行動が他者に及ぼす影響の理解），2. 親密さ（他者との関係の深さおよび持続，親密さに対する欲求および適応力，対人行動に反映される配慮の相互性）と定義されている．しかし脳損傷による認知行動の変化は，DSM-5 精神疾患の診断・統計マニュアルでは，神経認知症候群に

17. 高次脳機能障害のリハビリテーションの遂行などに影響を与える精神症状

表 17-1 ICD-10 精神および行動の障害−臨床記述と診断ガイドライン−
（高次脳機能障害と関連する項目を抜粋）

F0		症状性を含む器質性精神障害
F04		器質性健忘症候群，アルコールおよび他の精神作用物質によらないもの
F05		せん妄　アルコールおよび他の精神作用物質によらないもの
F06		脳損傷，脳機能不全および身体疾患による他の精神障害
	F06.0	器質性幻覚症
	F06.1	器質性緊張症
	F06.2	器質性妄想性（統合失調症様）障害
	F06.3	器質性気分障害
	F06.4	器質性不安障害
	F06.5	器質性解離性障害
	F06.6	器質性情緒不安定性障害
	F06.7	軽度認知障害
F07		脳損傷，脳機能不全および身体疾患によるパーソナリティおよび行動の障害
	F07.0	器質性パーソナリティ障害
	F07.1	脳炎後症候群
	F07.2	脳震盪後症候群
	F07.8	脳疾患，脳損傷による他の器質性のパーソナリティおよび行動の障害
	F07.9	脳疾患，脳損傷による特定不能の器質性のパーソナリティおよび行動の障害

分類され，パーソナリティ障害の中には分類されていない．神経認知症候群の中のせん妄，認知症，軽度認知症の病因別下位分類の症候群の中に，「外傷性脳損傷による認知症」または「外傷性脳損傷による軽度認知障害」として分類されている．診断基準を表17-2に示す．

人格障害による行動様式そのものは薬物療法で変えることはできないが，以下の情動不安定や攻撃性，妄想などは薬物療法により改善する場合がある．

a）情動不安定（affective lability）

気分が容易に変わり，環境や刺激と無関係に気分に変化が生じ，行動にあらわれる．SSRI，ドーパミン拮抗薬，三環系抗うつ薬の効果が知られている．

b）攻撃性（aggression）

衝動的（無計画で自発的）であり，破壊的，驚異的で相手を脅かす行動である．興奮，怒り，易刺激性ともいわれる．攻撃性を引き起こす原因やその行動に関連する心理社会的要因にアプローチすることが大切である．うつ状態を併発する場合もある．βブロッカー，三環系抗うつ薬，SSRI，抗てんかん薬（バルプロ酸ナトリウム，カルバマゼピン），抗躁薬，漢方薬（抑肝散）などが効果ある．

c）幻覚・妄想（delusion）

幻聴と被害関係妄想があるが，統合失調症のように確固とした妄想体系ではない．抗精神病薬，リチウム，βブロッカーなどが効果がある．

4 障害認識とかかわる症状

a）自己意識性（self-awareness）[12, 13]

脳損傷により意識的な経験や自己の認識（perception of the self）に障害が生じる．障害された意識性（awareness）とは片麻痺の病態失認が代表的なものである．患者が洞察を欠いているようにみ

17. 高次脳機能障害のリハビリテーションの遂行などに影響を与える精神症状 ●

表17-2 外傷性脳損傷による認知症（DSM-5）または外傷性脳損傷による軽度認知障害（DSM-5）

診断基準

A　認知症または軽度認知障害の基準を満たす.

B　外傷性脳損傷の証拠がある. つまり頭部への衝撃や, 頭蓋内で脳が速く動くか移動するような機序に関する証拠があり, 以下のうち1つ以上を伴う.
　　（1）意識喪失
　　（2）外傷後健忘
　　（3）失見当識および錯乱
　　（4）神経学的徴候（例: 損傷を示す神経画像, てんかん発作の新たな出現, 既存のてんかん性障害の顕著な増悪, 視野欠損, 嗅覚脱出, 片麻痺など）

C　神経認知障害が外傷性脳損傷の発生後すぐ, または意識の回復後すぐに認められ, 急性の受傷後過程が終わっても残存する.

参考　認知症

診断基準

A　1つ以上の認知領域（複雑性注意, 実行機能, 学習および記憶, 言語, 知覚－運動, 社会的認知）において, 以前の行為水準から有意な認知の低下があるという証拠が以下に基づいている.
　　（1）本人, 本人をよく知る情報提供者, または臨床家による, 有意な認知機能の低下があったという懸念, および
　　（2）可能であれば標準化された神経心理学的検査に記録された, それがなければ他の定量化された臨床的評価によって実証された認知行為の障害

B　毎日の活動において, 認知欠損が自立を阻害する（すなわち, 最低限, 請求書を支払う, 内服薬を管理するなどの, 複雑な手段的日常生活動作に援助を必要とする）

C　その認知欠損は, せん妄の状況でのみ起こるものではない.

D　その認知欠損は, 他の精神疾患によってうまく説明されない（例: うつ病, 統合失調症）

▶　以下によるものか特定せよ
　　アルツハイマー病, 前頭側頭葉変性症, レビー小体病, 血管性疾患, 外傷性脳損傷, 物質・医薬品の使用
　　HIV感染, プリオン病, パーキンソン病, ハンチントン病, 他の医学的疾患, 複数の病因, 特定不能

〔日本精神神経学会（日本語版用語監修）, 髙橋三郎・大野　裕（監訳）. DSM-5 精神疾患の診断・統計マニュアル. 東京: 医学書院; 2014. より許可を得て転載〕

えるのは, 脳機能不全の結果なのか, 障害を認めることに対する心理的防衛（否認）なのかは, 人間の意識（consciousness）に関する機序と関連する. 脳機能に障害が加わると記憶だけではなく, 過去に学習した知識や自己を客観的に理解する能力にも障害が起こる.

Ben-Yishay の神経心理ピラミッドでは, 自己意識性（自己の気づき）は頂点に位置しており, 2008年9月以降の改訂版では, 自己意識性は, 「受容（acceptance）」「自己同一性（ego identity）」の2つの階層に分けられた. 受傷による「自己の変容や制限を受け入れた」うえで, 「それでも以前と同じように自分を好きでいられる」, あるいは「新しい自分を自分として認められる」といった自己同一性を確立することを頂点としている[13].

b）動機づけ（motivation）

脳損傷による動機づけの低下は, 器質的障害に加えて機能的障害も生じるために, 受動的態度を取りやすくなり, 残存能力を活用する努力をしなくなるもの（Lashley KS）と論じられてきた[13].

17. 高次脳機能障害のリハビリテーションの遂行などに影響を与える精神症状

Prigatano は，パーソナリティは，有機体の生涯にわたって発達する感情的応答および動機づけ応答のパターンと定義した[13]．情動は，進行中の目標探索の行動と並行する複雑な感情状態であり，対照的に動機づけは，階層構造の目標探索行動に並行する複雑な感情状態である．知的機能には，情動と動機づけの両方の問題が複雑に影響を及ぼす．

遂行機能とはヒトが目的をもった行動を効率よく行うために必要な機能であり（Lezak）[14]，行動の立案には，動機づけと意図（intention）が必要となる．動機づけは，脳損傷後の心理的な適応のためには必要であり，特殊な技能を向上し，新規に学習を行ううえで必要な覚醒度，注意，努力を提供する．が，逆に脳損傷後には，障害への気づき，行動を起こすための意図と動機づけ，情動，これらにすべてに機能不全が起こり，心理的，社会的に不調和が起こり適応困難となる．動機づけが過度で，適切な気づきが欠けていても不調和が起こる．障害への気づきを高める訓練とともに，動機づけを失わないような環境を整備し，自己に生じた問題を解決する努力をすることで「尊厳」を保つ働きかけが必要である．

E リハビリテーションの考え方と対応

1 認知機能障害の一部として生じる場合

脳損傷による認知行動障害は複雑な症状を呈するが，記憶や注意，遂行機能障害などの要素的認知機能障害と密接に関連する．外界からの刺激に対して適切な行為が選択されるためには，注意機能に対して制御作用（Supervisory Attentional Control: SAC）が働く[15]．脳損傷後の行動障害を注意の制御機能の障害によって出現するものととらえ，注意障害に対するアプローチを行うことで行動障害が改善する場合がある．

社会生活の中で適応的な行動をとるためには，行動自体が効率よく制御される必要がある．脳損傷の遂行機能障害により，以下のような行動障害としてあらわれることがある．遂行機能障害の機序に基づいた対応が効果あることがある．

①衝動性：事前に計画し，結果を予測せずに行動するなど，遂行機能の中でも「目的のある行動，計画の実行」の障害による．誘発となる因子を取り除くこと，自己抑制を促すような教示「行動を起こす前に待つ，他の方法はないか考える」などが効果がある．

②脱抑制：行動制御・修正ができず，社会的に受け入れられない行動や言動となる．行動にどのような背景があるのか，対応した結果はどうであったのかを考慮したうえで，行動修正することが原則である．その場で直接，受け入れられない行動であることを指摘し，変えていけるように言葉で伝える．

③攻撃性：「問題解決できない，目的を伝えられない」ことがストレスになり，攻撃的になることがある．通常の行動調整のプロセスで対応しきれない場合は薬物療法の適応となる．反社会的行動を意味のある拘束力（報酬を得ることができなくなる）でしばることも効果ある．

2 包括的に対応することの重要性

リハビリテーションは，患者の動機づけを重視し，患者が自分の障害の特性と障害がどのような事柄に影響を及ぼすのかを理解することから始まる．認知機能障害全体に多専門職種による直接的，代償的アプローチを行うことによって機能は相互的に代償しながら改善することが多い．同時に患者が

17. 高次脳機能障害のリハビリテーションの遂行などに影響を与える精神症状

　周囲の理解や援助を受けながら障害を代償し，受容し，自己同一性を確立する過程で，患者みずからが意思や行動を決定できるようになることを目標として，社会参加を支援するものである[16].

　精神症状を単独でとらえるのではなく，患者や家族のおかれている社会的な背景を理解し，医学的診断，リハビリテーション介入，薬物療法，患者・家族教育を行い，必要な社会的支援（介護保険，自立支援医療，精神障害福祉サービス，生活訓練や職業リハビリテーションなど）が得られるように環境調整を行うことが基本である．患者・家族教育として，現在の患者の状態や治療，再発予防を含めた疾病に関連する知識，障害をもってからのライフスタイル，リハビリテーションの内容，介護方法やホームプログラム，利用可能な福祉資源などについて，発症・受傷の早期からリハビリテーションチームにより，患者・家族の状況に合わせて情報提供をすることが推奨されている（グレード B）[7].

　脳損傷者に包括的にアプローチすることとは，「自己受容」と「自己同一性」を再構築し，「尊厳」を確立し，価値観を転換し，「新しい人生」を作っていくことでもある．患者が脳損傷を負っても何かを達成できる可能性と自分の力を信じ，困難に耐える力を養い，学ぶ姿勢を忘れず，より良い明日を目指してあきらめないよう，つねに寄り添って考えていく態度が医療者には求められる．

　注: グレード B: 脳卒中の推奨のグレードに関する脳卒中治療ガイドライン 2015 の分類では「行うよう勧められる（1 つ以上のレベル 2 の結果）」．レベル 2: 一貫した参照基準と盲検化を適用した個別の横断的研究によるエビデンス．

■文献
1) 日本精神神経学会（日本語版用語監修）．DSM-5 精神疾患の診断・統計マニュアル．東京: 医学書院; 2014.
2) 融　道男，中根允文，小宮山実，他監訳．ICD-10 精神および行動の障害－臨床記述と診断ガイドライン－新訂版．東京: 医学書院; 2005.
3) 丸田敏雄．ICD-11 の直近の動向－線形構造（Linear Structure）草案を中心に－．特集 ICD-11 と DSM-5 の最新動向と国際的な診断基準の問題点．精神神経誌．2014; 116: 46-53.
4) Lipowski ZJ. Delirium. Acute Brain Failure in Man. 1980. CC Thomas, Springfield.
5) Coffey CE, McAllister TW, Silver JM. Guide to Neuropsychiatric Therapeutics. Philadelphia: Lippincott. Williams & Wilkins; 2007. p.14-23.
6) 浦上裕子，富岡純子，有馬早苗．脳外傷による通過症候群に対して薬物療法と早期非薬物的介入を用いて就労となった 1 症例－治療から社会参加支援まで－．精神科治療学 2012. 27（2）; 225-31.
7) 川村光毅．視・聴覚機能と芸術．芸術する脳．特別号．2012. 54 頁．東京芸術大学．http://www.geidai.ac.jp/art-brain/
8) 日本脳卒中学会脳卒中ガイドライン委員会，編．脳卒中治療ガイドライン 2015. 東京: 共和企画; 2015.
9) 浦上裕子．低酸素脳症者の実態，生活支援，社会支援についての多施設共同研究．文部科学省研究費補助金．平成 23〜26 年度分担研究報告書．2015.
10) 日本高次脳機能障害学会編集．標準意欲評価法（CAS: Clinical Assessment for Spontaneity）
11) 厚生労働省社会・援護局障害保険福祉部，国立身体障害者リハビリテーションセンター．高次脳機能障害者支援の手引き．平成 20 年 7 月
12) George P. Prigatano 著　中村隆一監訳．神経心理学的リハビリテーションの原理．東京: 医歯薬出版社; 2002.
13) Yehuda Ben-Yishay/大橋正洋監修．前頭葉機能不全その先の戦略．Rusk 通院プログラムと神経心理ピラミッド．東京: 医学書院; 2010.
14) Lezak. MD, Howieson. DB, Loring DW. 16. Executive Functions and Motor Perfoemance. In

17. 高次脳機能障害のリハビリテーションの遂行などに影響を与える精神症状

Neuropsychological Assessment. Fourth Edition. Oxford. Oxford: University Press; 2004. p.611-46.

15) Shallice T, Burgess DF, Schon F, et al. The origins of utilization behavior. Brain. 1989; 12: 1587-98.

16) Stuss DT, Winocur G, Robertson IH. editors. Cognitive Neurorehabilitation. London: Cambridge University Press; 1999.

〈浦上裕子〉

索 引

■あ
アパシー	184
アミタールソーダ法	16
誤りなし学習	131
アルツハイマー型認知症	140
アルツハイマー病	55

■い
イェフダ・ベン-イシャイ	12
医学的リハビリテーション プログラム	33
医学モデル	7
意識障害	181
意識状態	21
意識の変容	181
一過性全健忘	120
一過性てんかん性健忘	120
一過性脳虚血発作	45
一般雇用	43
意味記憶	116
意味性錯読	169
意味性認知症（SD）	55, 108
インテーク面接	152

■う
ウィスコンシンカード分類検査	138
ウェクスラー記憶検査改訂版	126
ウェクスラー成人知能検査	125
うつ	184

■え・お
遠隔記憶	115
重みづけされた読みの 二重回路説	165
音韻失書	174
音韻性失読	168

■か
カール S. ラシュレー	11
外傷性くも膜下出血	52
外傷性脳内血腫	51
回想記憶	119

（き列左）
概念系	96
概念失行	105
解離性失読	163
拡大代替コミュニケーション	159
下肢検査	103
仮性球麻痺	94
家族機能	180
下頭頂小葉	63
感覚検査	81
間隔伸張法	132
感覚性失音楽	87
感覚伝導路	80
感覚特異性	86
環境音失認	87
環境調整	40, 131
観念運動失行	108
観念失行	108
間脳	116
鑑別診断検査	152

■き
キーワード法仮名文字訓練	157
記憶錯誤	119
記憶障害	38, 130
器質性精神障害	187
規則化	169
基底外側回路	117
機能再編成法	157
逆向性健忘	119
急性硬膜外血腫	49
急性硬膜下血腫	50
鏡映描写課題	126
強迫性障害	186
局在	1
局在論	3
近時記憶	115

■く
空間失書	173
くも膜下出血	46
グループ訓練	134
クルト・ゴールドシュタイン	11
訓練時間	34

（け列右上）
訓練の期間	34
訓練の進め方	34

■け
血管性認知症	48
幻覚・妄想	188
顕在記憶	116
見当識	122
見当識訓練	134
見当識障害	143
健忘	143
健忘症候群	119

■こ
語彙経路	168
行為樹	107
行為の imagery	106
行為の知識	105
行為の理解	106
攻撃性	188
高血圧性脳症	49
高次脳機能障害	14, 144
高次脳機能障害支援モデル事業	13, 28, 44
高次脳機能障害診断基準	13
高次脳機能障害標準的訓練 プログラム	13
高次脳機能障害標準的社会復帰 ・生活・介護支援プログラム	13
構成失行	63
抗精神病薬	182
後頭葉	60
行動療法的対応	40
国際生活機能分類	7, 8
語形態失読	167
呼称障害	86
個人的意味記憶	125
語長効果	163
骨相学	1
古典的な高次脳機能障害	28
誤反応	95
コミュニケーションの障害	39
コルサコフ症候群	120

193

■さ

サービスへの連携	28
在宅就労	43
作話	119
作動記憶	115
左脳	2
産生系	96

■し

視覚イメージ法	132
視覚情報処理	88
視覚性錯読	163, 169
視覚性失認	87
視覚性抹消課題	71
時間的勾配	119
色彩失認	87
色名呼称障害	163
刺激促通法	156
自己認識	63, 188
肢節運動失行	108
持続性注意	70
失語	23
古典的分類	152
失行	94
鑑別診断	97
検査	94, 97
水平図式	98
失行性失書	173
失語症鑑別診断検査	153, 154
失語症語彙検査	126, 154, 155
失語症構文検査	154
失語症性失書	172
失語症に伴う失読（失語性失読）	
	162
失語タイプ	152
失語を伴わない失読	163
失読失書	162, 164, 173
失認	85
実用コミュニケーションの訓練	
	159
自伝的記憶	116
自伝的記憶インタビュー	125
自伝的出来事記憶	125
社会生活技能	41
社会的記憶	116
社会的行動障害	40, 187
社会的自立度	29
社会の出来事記憶検査	125
重度失語症検査	154, 155

純粋語聾	88
純粋失書	172
純粋失読	87, 162, 163
障害尺度	29
障害の自己認識	41
障害部位	97
障害モデル	7, 8
消去現象	21
衝動性	190
情動	182
情動不安定	188
職種	33
職能訓練	42
職能訓練プログラム	33
触覚失認	81
触覚性失認	87
神経画像研究	18
神経行動障害	180
神経心理学	14
神経心理学的検査一覧	36
神経心理学的診察	20
進行性核上性麻痺	56
進行性非流暢性失語	55
深層失書	174
深層失読	169
心的外傷後ストレス障害	186
振動覚閾値	82
深部感覚	79

■す

遂行機能障害	39, 137, 140, 144
数唱	23, 72

■せ

生活管理能力	41
生活訓練	41
生活訓練プログラム	33
生活リズム	41
前向性健忘	119
潜在記憶	116
全体論	3
選択性注意	69
前頭側頭型認知症	55
前頭側頭葉変性症	55
前頭葉	59
前頭葉機能障害	137
前頭葉背外側損傷	144
前脳基底部	117
全般的刺激	73

線分二等分検査	147
せん妄	181

■そ

相貌失認	87
即時記憶	115
側頭葉	60
側頭葉内側部	116

■た

第三（下）前頭回	2
対人技能の向上	41
体性感覚誘発電位	81
タウ蛋白遺伝子異常	56
タキストスコープ	5, 25
多系統萎縮症	57
多数例の検討	18
脱抑制	187
単一症例	17
短期記憶	115

■ち

知覚型失認	88
知覚記憶	115
逐次読み	163, 166, 167
地誌的障害	63
着衣失行	63
注意	69
注意障害	21, 38, 69
注意性失読	167
注意の転動性	70
抽象語理解検査	154, 155
中枢性失読	167
聴覚性失認	87
聴覚性抹消課題	71
長期記憶	115
陳述記憶	115

■て

低酸素脳症	54
低周波刺激	81
ティンカートーイテスト	
	138, 140
手がかり消去法	133
出来事記憶	116
手続き記憶	115
電気刺激法	16
典拠記憶	119
伝導失行	112

索引

展望記憶	119

■と

動機づけ	189
統合型失認	88
頭頂葉	59
頭頂連合野	80
頭部外傷	49
トークンテスト	155
トップダウン	149

■な・に

なぞり読み	163
二重経路モデル	168, 174
日常コミュニケーション能力検査	155
日常生活活動訓練	150
日常生活場面	147
入力系	17
認知神経心理学	16
認知神経心理学的アプローチ	158
認知神経心理学的分類	166, 174

■の

脳炎	16, 53
脳血管攣縮	46
脳梗塞	16, 47
脳挫傷	52
脳出血	15
脳腫瘍	16
脳底動脈解離	64
脳梁膨大部後域	117

■は

パーペッツ回路	117
背側経路	60, 88
背背側経路	89
半側空間無視	146
機能予後	148
検出法	146
責任病巣	148
発現機序	149
パントマイム失認	112

■ひ

引き算の仮定	17
非語彙経路	168
皮質感覚	79

皮質基底核変性症	56
左角回	173
左半側空間無視	63
左半側身体失認	63
非陳述記憶	115
ピック病	56
びまん性脳損傷	53
びまん性レビー小体病	57
ヒューリング・ジャクソン	11
評価	35
表在感覚	79
病職欠落	39
病識低下	62
標準言語性対連合学習検査	123
標準高次動作性検査	98
標準失語症検査	153, 154
標準注意検査法	71
病巣研究	15
表層失書	174
表層失読	169
品詞効果	169

■ふ

不安	185
フィルター機能の障害	62
福祉的就労	43
腹側経路	60, 88
腹背側経路	89
ブシュケの選択的想起検査	124
物体失認	87
物品の知識	108
普遍性の仮定	17
プライミング	115
プリズム眼鏡	150
ブロードマン	59
プログラニュリン	57
分離脳患者	5

■へ

ペグ法	133
辺縁系	116
ベントン視覚記銘検査	125
弁別訓練	82

■ほ

保護雇用	43
ボトムアップ	149
掘り下げ検査	154

■ま

街並失認	87
末梢神経損傷	82
末梢性失読	167
慢性硬膜下血腫	50

■み

右前頭葉背外側損傷	140
右半球損傷	146
三宅式言語記銘力検査	123

■む

無気力	184
無視性失読	166, 167
無症候性脳血管障害	44

■め・も

メモリーノート	134
モーラ分解・音韻抽出検査	155
文字抹消試験	147
模写課題	147
モジュール	17
モダリティ特異的失行	112
モデル	7
モデル事業	28

■よ

| 容量性注意 | 70 |
| 読み書きの二重回路仮説 | 165 |

■ら・り

ラクナ梗塞	45, 47
離断症候群	67
離断説	163
リバーミード行動記憶検査	126
リハビリテーション	112, 149
臨床神経心理学的分類	172
臨床的注意評価法	71

■る・れ

類音的錯書	172
レオナード・ディラー	12
連合型失認	88
連合野の連合野	173

■A

| AAC（Augmentative and Alternative Communication） | 159 |

195

索 引

A
action disorganisation
　syndrome　　111
amnesic syndrome　　119
anterograde amnesia　　119
APT (attention process
　training)　　74
autobiographical memory　　116

B
basal forebrain　　117
basolateral circuit　　117
Basso の書字モデル　　174
Benton Visual Retention Test
　(BVRT)　　125
BIT 行動性無視検査日本版　　147
Body Part as Object (BPO)　　96
Broca　　2
Brodmann　　59
Buschke's Selective Reminding
　Test (BSRT)　　124

C
CADL　　154, 155
CAT　　70
confabulation　　119

D
DD 検査，老研版　　153, 154
declarative memory　　115
diencephalon　　116
DRC モデル (Dual-Route
　Cascaded model)　　168

E
EBM　　77
environmental adaptation　　131
episodic memory　　116
errorless learning　　131
explicit memory　　116

F
Florida Apraxia Battery-
　Extended and Revised
　Sydney (FABERS)　　99
Florida Apraxia Screening
　Test-Revised (FAST-R)　　99

G
Gall　　1

Glasgow Coma Scale (GCS)　　21

I
immediate memory　　115
implicit memory　　116

J
Jackson　　4
Japan Coma Scale (JCS)　　21

L
letter-by-letter reading
　　163, 166
Liepmann　　4
limbic system　　116
long-term memory　　115
Luria の失語症分類　　152

M
MAPT (modified attention
　process training)　　74
Marie　　3
medial temporal lobe　　116
memory for public events　　116
method of vanishing cues　　133
mirror tracing task　　126

N・O・P
non declarative memory　　115
orientation　　122
PACE (Promoting Aphasics'
　Communicative
　Effectiveness)　　159
Papez circuit　　117
PASAT (paced auditory
　addition test)　　72
peg-type mnemonics　　133
PQRST 法　　133
procedural memory　　115
prospective memory　　119

R
recent memory　　115
remote memory　　115
retrograde amnesia　　119
retrospective memory　　119
Rey Auditory Verbal Learning
　Test (RAVLT)　　124

Rey-Osterrieth Complex
　Figure　　125
Rey-Osterrieth Complex
　Figure Test (ROCFT)　　125
Rey 聴覚性言語記銘検査　　124
Rey 複雑図形記銘検査　　125
Rivermead Behavioral
　Memory Test (RBMT)　　126

S
SALA 失語症検査　　154
Schreibendes Lesen　　163
Schuell の失語症分類　　152
SDMT (Symbol Digit
　Modalities Test)　　71
semantic memory　　116
short-term memory　　115
SLTA　　153, 154
spaced-retrieval technique　　132
Sperry　　4
SPTA　　98

T
Tan 氏　　2
TDP-43　　57
Test of Upper Limb Apraxia
　(TULIA)　　103
time gradient　　119
TLPA　　155
TTT　　138, 140

V
van Heugten らの検査　　102
visual imagery technique　　132

W・Y
WAB 失語症検査 (WAB)
　　98, 153
Wechsler Adult Intelligence
　Scale III (WAIS III)　　125
Wechsler Memory Scale-
　Revised (WMS-R)　　126, 127
Wechsler の知能検査　　24
Wernicke　　2
Wisconsin Card Sorting Test
　(WCST)　　138
working memory　　115
Yakovlev 回路　　65

高次脳機能障害
その評価とリハビリテーション　　　　　©

| 発　　行 | 2012 年 9 月 15 日 | 1 版 1 刷 |
| | 2016 年 5 月 20 日 | 2 版 1 刷 |

| 編著者 | 武　田　克　彦 |
| | 長　岡　正　範 |

| 発行者 | 株式会社 中外医学社 |
| | 代表取締役 青　木　　滋 |

〒 162-0805　東京都新宿区矢来町 62
電　　話　　(03) 3268-2701 (代)
振替口座　　00190-1-98814 番

印刷・製本/三和印刷 (株)　　＜ MS・SH ＞
ISBN978-4-498-22805-4　　Printed in Japan

JCOPY　＜ (社) 出版者著作権管理機構 委託出版物＞

本書の無断複写は著作権法上での例外を除き禁じられています.
複写される場合は, そのつど事前に, (社) 出版者著作権管理機構
(電話 03-3513-6969, FAX 03-3513-6979, e-mail: info@jcopy.
or. jp) の許諾を得てください.